MANUEL
de
SECOURISME

COLLECTION DES MANUELS D'ENSEIGNEMENT
DE LA CROIX-ROUGE FRANÇAISE

MANUEL
DE
SECOURISME

par

Norbert VIEUX et Pierre JOLIS

Avec la collaboration de Serge DESCLOS de la FONCHAIS
Illustrations de Dieter WAGNER

Agréé par le Ministère de l'Intérieur
et le Ministère de la Santé

1975

FLAMMARION MÉDECINE-SCIENCES
20, rue de Vaugirard - 75006 PARIS

Ce manuel est conforme aux programmes du Brevet de Secourisme de la Croix-Rouge Française et du Brevet National de Secourisme de la Protection Civile.

Il contient les éléments nécessaires aux enseignements suivants :

— « 4 gestes pour une vie » ;
— « Gestes d'urgence » ;
— « Sauveteur-Secouriste du Travail » ;
— « Monitorat et Instructorat de secourisme ».

ISBN 2-257-60903-4

Printed in France.

TABLE DES MATIÈRES

Ce livre est dédié à nos amis Instructeurs et Moniteurs de secourisme.

Partout dans le monde, la Croix-Rouge participe à l'éducation sanitaire et enseigne le secourisme. En France, depuis 1941, la Croix-Rouge a formé 1 200 000 secouristes ; des techniques originales ont été mises au point, enseignées et perfectionnées par les Médecins Instructeurs Nationaux, car le secourisme est une réalité vivante.

Ce manuel tient compte de l'évolution des techniques et de la pédagogie. Puisse-t-il faciliter la tâche des Instructeurs, des Moniteurs, des Secouristes et favoriser la diffusion des gestes d'urgence.

Plusieurs Médecins Instructeurs Nationaux, Instructeurs et Moniteurs nous ont apporté l'expérience de leur pratique quotidienne.

Madame Josette Novarina, Secrétaire Générale de Flammarion Médecine-Sciences, a animé l'équipe de rédaction avec discrétion et efficacité.

Dieter Wagner a illustré ce manuel avec son talent original.

Les auteurs tiennent à leur témoigner leur gratitude.

Le Secourisme

Être secouriste c'est d'abord savoir porter secours efficacement et éviter l'aggravation d'un accidenté ; c'est un rôle primordial, limité, temporaire.

C'est un rôle primordial : en présence d'un blessé, le secouriste garde son sang-froid, il fait à temps les gestes d'urgence pour remettre aux médecins un blessé vivant, non aggravé ; il apporte à ce blessé le secours psychologique dont il a tant besoin ; il empêche un comportement néfaste de témoins incompétents. C'est le premier et irremplaçable maillon de la chaîne des secours.

C'est un rôle limité et temporaire : le secouriste intervient grâce à ses connaissances et à sa technique ; il ne dispose souvent que d'un matériel improvisé ; son action s'arrête quand le spécialiste intervient.

Être secouriste, c'est avoir l'esprit de prévention : le secouriste est averti des risques d'accidents, d'intoxications, de maladies en vue de leur prévention. Il participe dans la mesure de ses connaissances et de ses moyens à l'éducation sanitaire.

Le secourisme est donc à la fois une technique et un état d'esprit.

Une technique : le secouriste se forme par des exercices pratiques répétés : il apprend à ramasser correctement un accidenté, à faire la ventilation artificielle, à arrêter une hémorragie, à installer un blessé en bonne position. *Il entretient régulièrement ses connaissances*, il répète les geste d'urgence pour les posséder presque par réflexe. Mieux encore, *il se perfectionne* en apprenant les techniques plus élaborées : la ranimation, le secourisme routier, le secourisme nautique, le secourisme de montagne.

Un état d'esprit : le secouriste a le désir de servir, d'être utile. Son efficacité est accrue par sa participation à une équipe animée par un idéal commun et désintéressé.

Ainsi le secourisme s'exerce partout, dans la vie quotidienne, pendant le travail, sur la voie publique, pendant les activités de loisirs, les calamités de paix ou de guerre.

Le secourisme fait partie de la formation de l'homme.

Chapitre I

CONDUITE A TENIR EN PRÉSENCE D'UN ACCIDENTÉ

Le secouriste présent sur les lieux de l'accident agit en gardant son sang-froid. Il évalue la situation rapidement, sans précipitation. S'il y a des témoins, c'est lui qui prend l'initiative en se faisant aider. Ainsi il peut agir efficacement et empêcher les gestes néfastes de témoins bien intentionnés mais incompétents.

1

PRÉVENTION DE L'AGGRAVATION DE L'ACCIDENT

Il faut d'abord soustraire l'accidenté au danger sans y succomber soi-même. Prenons l'exemple d'un accidenté de la route : un motocycliste gît sur la voie publique, il risque d'être écrasé par d'autres véhicules, les témoins également.

Baliser

Le secouriste demande à 2 témoins d'aller se placer au moins à *100 mètres*, l'un en avant, l'autre en arrière de l'accident, pour faire des signaux de ralentissement et *poser les triangles réflectorisés* que tout automobiliste doit posséder. Le blessé est alors en sécurité ainsi que les sauveteurs ; le plus urgent est fait.

Dégager

En règle générale, *on ne déplace pas, on ne remue pas, on ne touche pas à un accidenté de la route.*

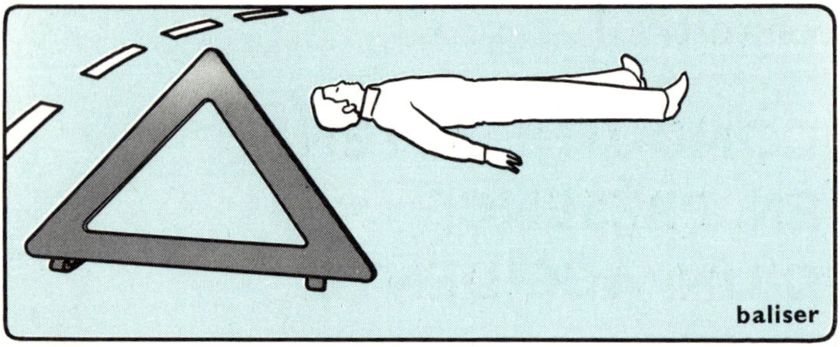

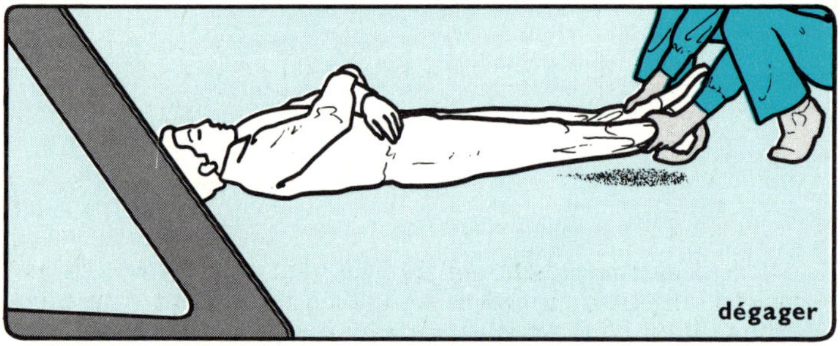

dégagement d'urgence à 2

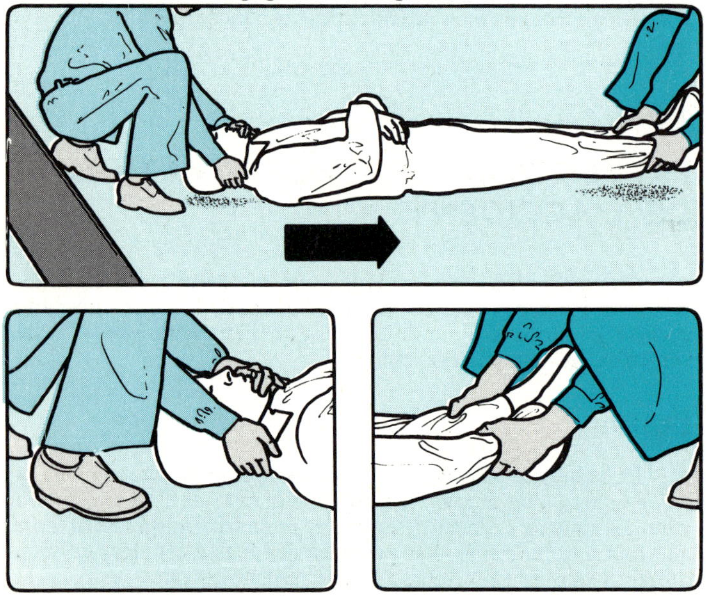

Cependant le dégagement d'urgence s'impose, malgré ses dangers, s'il y a risque de suraccident. Il faut *faire franchir au blessé les quelques mètres qui le mettront en sécurité :* on le glisse sur le sol, en le tirant par les pieds dans l'axe du corps. Si le secouriste dispose d'un aide, il lui demande de tirer les pieds, tandis qu'il tient lui-même la tête du blessé dans l'axe du corps, légèrement détachée du sol, en évitant toute torsion ou toute flexion du cou.

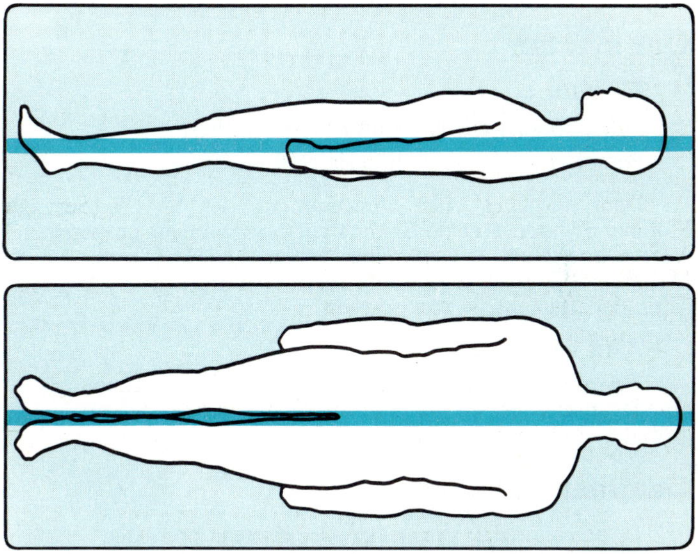

bloc rigide tête-cou-tronc-jambes

Il faut dès maintenant souligner la nécessité de manipuler l'accidenté en *respectant le bloc tête-cou-tronc-jambes.* Éviter toute flexion ou torsion, le transporter toujours droit comme un I, pour préserver sa moelle épinière en cas de fracture de la colonne vertébrale.

Protéger les biens

Le secouriste demande à des témoins de protéger les biens de la victime épars sur la voie publique.

Autres accidents

S'il s'agit d'un asphyxié par gaz, on le sort de l'atmosphère toxique ; s'il s'agit d'un électrocuté, on coupe le courant... La conduite à tenir dans les divers cas est précisée dans les chapitres correspondants.

2

ALERTE DES SECOURS PUBLICS

Le secouriste doit rester auprès du blessé pour faire les gestes d'urgence nécessaires ; *il demande à un témoin d'alerter les secours publics.* Il le choisit calme, pour être sûr que l'alerte sera donnée correctement. Il lui indique qui alerter et comment alerter.

Qui alerter

En ville :

Police secours tél. 17 ou un n° à six chiffres.

Pompiers tél. 18 ou un n° à six chiffres.

Dans certaines villes, fonctionnent des SMUR (Services Mobiles d'Urgence et de Ranimation), comprenant un personnel médical spécialisé, et coordonnés par un SAMU (Service d'Aide Médicale d'Urgence), relié aux services d'urgence des hôpitaux (d'un département, le plus souvent).

A la campagne :

Toujours la gendarmerie (tél. voir plus haut). On trouve sur les grandes routes et sur les autoroutes des bornes téléphoniques gratuites, indiquées par des panneaux.

Comment alerter

La personne doit s'exprimer avec clarté et précision.

1. Dire d'où on appelle (n° du poste) ;
2. Localiser exactement l'accident :
   - devant le n° ... de la rue ...,
   - sur la route n° ... après la borne n° ... ou près du village de ...,
   - au carrefour des routes n° ... et n° ... ;
3. Préciser l'état des lieux :
   - nombre de véhicules en cause, leur état, s'il existe des blessés incarcérés, un incendie ;
   - obstacle éventuel au trafic : obstruction partielle ou totale.
4. Indiquer le nombre de blessés et leur gravité apparente, exemple : un blessé dans le coma, un blessé du thorax qui étouffe et 3 blessés légers.
5. *Souligner les circonstances particulières :* par exemple : un camion s'est renversé en répandant sur la chaussée sa cargaison d'essence ; ou bien, accident dans un carrefour sans visibilité.
6. *Faire répéter le message.*
7. Attendre la répétition et la phrase « bien reçu » pour raccrocher.

Si l'alerte est donnée correctement, des secours efficaces pourront arriver rapidement sur les lieux.

3

EXAMEN DE L'ACCIDENTÉ

Le premier examen de l'accidenté est d'une importance primordiale : le secouriste s'approche du blessé et regarde : un premier coup d'œil permet de *faire immédiatement le geste qui sauve* (ventilation artificielle en cas d'arrêt ventilatoire, compression sur une plaie qui saigne beaucoup) ; dans les autres cas, une fois la ventilation spontanée rétablie ou l'hémorragie arrêtée, tout de suite, le secouriste fait *le bilan des lésions* ; les renseignements recueillis sont indispensables à l'efficacité de l'action du secouriste et seront très utiles aux médecins qui doivent connaître l'état de l'accidenté au moment même de l'accident, et son évolution.

Le secouriste regarde le blessé, il l'interroge, il l'écoute.

Le blessé respire-t-il ?

Le secouriste regarde et écoute les mouvements du thorax et de l'abdomen. La ventilation est-elle régulière, profonde ou au contraire difficile, superficielle, irrégulière, encombrée (gargouillements) ?

Si le thorax et l'abdomen ne se soulèvent pas, *c'est l'arrêt respiratoire* nécessitant la ventilation artificielle immédiate (chap. II).

Le blessé saigne-t-il ?

L'hémorragie n'est pas toujours évidente, car les vêtements peuvent parfois camoufler l'écoulement de sang. Il peut s'agir de plaies superficielles ou au contraire de plaies profondes ayant lésé un gros vaisseau (voir chap. III).

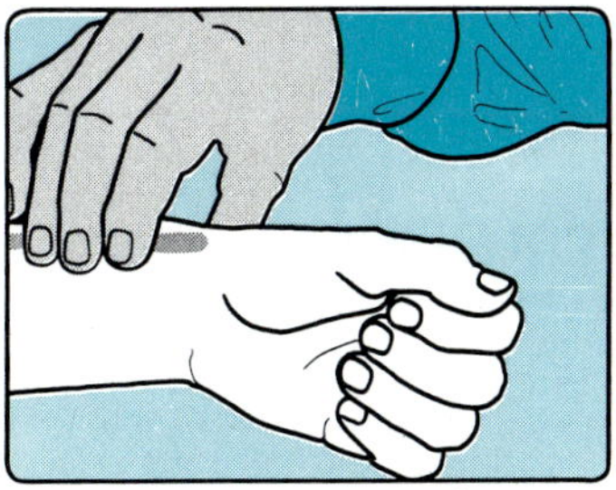

prise du pouls au poignet

Le secouriste prend le pouls. Si le pouls n'est pas perçu au poignet, il le cherche au cou ou à l'aine (voir p. 72). Il note sa fréquence, sa force.

Le blessé est-il conscient?

Le secouriste l'interroge : « Comment se sent-il? où souffre-t-il? est-il gêné pour respirer? » En parlant à l'accidenté, le secouriste lui tient la main, le rassure. Il apprécie *son état de conscience :* l'accidenté peut-il encore serrer la main? remuer les paupières?

Ainsi on se rend compte si le sujet est conscient ou s'il a perdu connaissance. *Attention aux commentaires qu'on peut faire auprès d'un blessé :* dans une demi-inconscience il peut parfaitement entendre.

A-t-il des fractures?

Redouter *une lésion de la colonne vertébrale chez tout accidenté, surtout s'il est inconscient* (voir chap. VII).

Existe-t-il des déformations évidentes des membres? Palper avec douceur pour détecter des fractures sans déplacement.

A-t-il d'autres lésions?

Rechercher s'il y a des contusions, des brûlures.

Est-il en état de choc?

Le blessé est alors angoissé, pâle, refroidi. Il a soif, son pouls est rapide et faible.

Il faut toujours craindre des lésions multiples (polytraumatisés*) *ou des lésions inapparentes :* hémorragie interne, fracture de la colonne vertébrale.

Le secouriste a évalué les lésions, il peut maintenant faire ou compléter les gestes d'urgence (rappelons que la ventilation artificielle et la compression d'une hémorragie se font *avant* le bilan complet).

4

GESTES D'URGENCE

Si la victime est en arrêt respiratoire, on pratique immédiatement la ventilation artificielle par le bouche à bouche ou le bouche à nez, la tête de l'accidenté basculée en arrière avec prudence, les vêtements étant dégrafés (voir chap. II).

---

* Sur 100 accidentés de la route : 33 ont *une* lésion, 33 ont *deux* lésions, 33 ont *trois* lésions ou plus. Donc, un accidenté de la route doit être considéré comme un polytraumatisé.

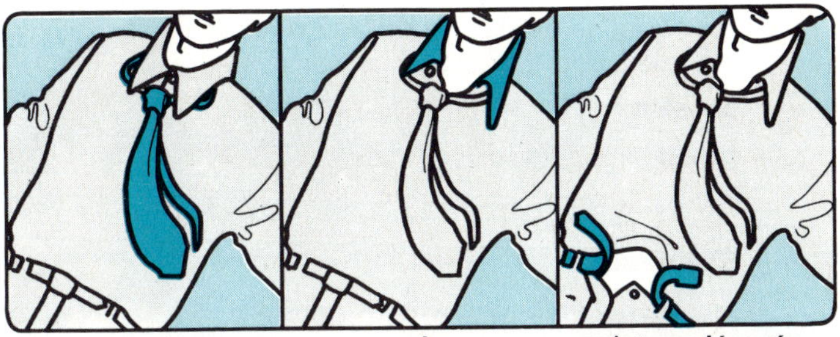

cravate, col, ceinture dégagés

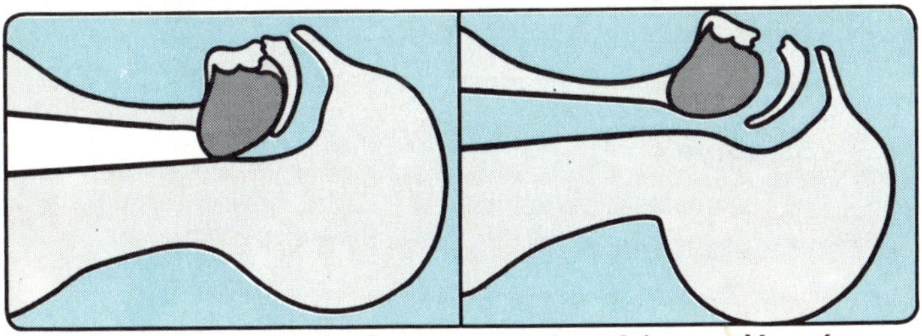

voies aériennes obstruées voies aériennes dégagées

Si la victime est inconsciente : on l'installe immédiatement en *position latérale de sécurité.*

Si la victime saigne : faire une pression manuelle locale sur la plaie puis poser un pansement compressif. Si cela ne suffit pas, appuyer au point de compression (voir chap. III).

Si la victime a des fractures : les immobiliser avant tout déplacement (voir chap. VII).

Dans tous les cas on évite l'état de choc.

Ne pas oublier les premiers secours psychologiques.

État de choc

Tout accidenté peut être en état de choc. Dans les minutes ou les heures qui suivent un accident, l'état général du blessé peut se détériorer progressivement et insidieusement ; non traité, cet état de choc aboutit à la mort.

L'état de choc peut apparaître à retardement. Il peut survenir au cours de certaines maladies, cardiaques par exemple (infarctus), ou lors d'un accouchement.

■ L'ÉTAT DE CHOC

est dû à une défaillance de la circulation du sang, qui conduit à la mort.

Se voit :

pâleur
sueurs

S'entend :

sensation de malaise : « Je me sens mal »
angoisse : « J'ai peur »
refroidissement : « J'ai froid »
soif : « J'ai soif »

Se palpe :

nez et mains froids
pouls faible et rapide (normal : 70 par minute)

■ QUE FAIRE ?

Le blessé :

allongé sur le dos, horizontal et au calme
couvert
rassuré
transporté avec douceur

Surveiller

Ne pas donner à boire

Penser que tout accidenté peut faire un état de choc

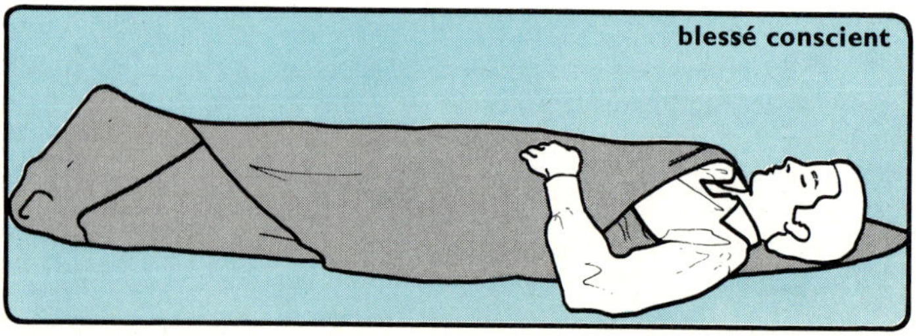

Inconscient : position latérale de sécurité (P.L.S.)

Tout inconscient doit être placé en P.L.S. Toute personne qui perd connaissance, après un accident ou au cours d'une maladie, doit être couchée sur le côté. En effet, si elle reste étendue sur le dos, le relâchement des muscles et en particulier la chute de la langue bouchant l'arrière-gorge risquent d'entraîner une difficulté ventilatoire aboutissant à la mort parce que l'air (donc l'oxygène) n'entre plus dans les poumons.

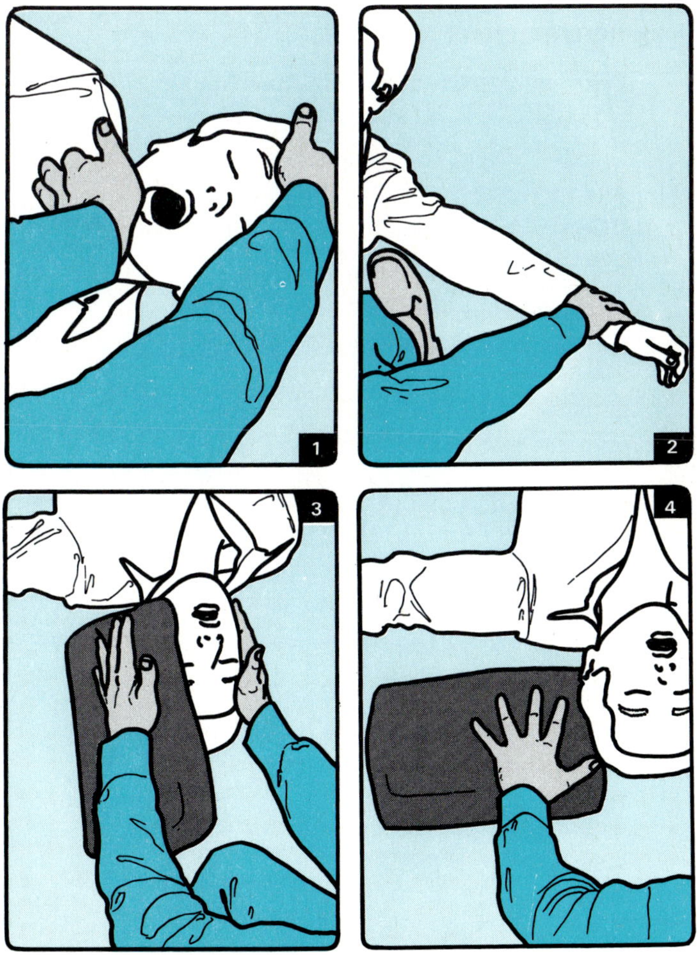

POSITION LATÉRALE DE SÉCURITÉ :

POUR TOUT SUJET INCONSCIENT

■ DÉFINITION :

Latérale :
car sujet couché *SUR LE COTÉ*
De sécurité :
car libère les voies aériennes

■ POURQUOI ?

Permet la ventilation en empêchant :

la chute de la langue en arrière
l'encombrement par sang, vomissements, mucosités

■ COMMENT ?

Préparation du sujet inconscient :

libérer les voies aériennes supérieures (p. 48 et ①)
mettre un bras perpendiculaire au corps du côté du retournement ②
fléchir la cuisse opposée
préparer le coussinet, demi-épaisseur de l'épaule ③ et ④

Préparation du sauveteur :

se place du côté du retournement
un genou à terre, bras tendus, dos droit
une main sur le genou fléchi ⑤
une main sous le coude ⑥

Mise en P.L.S. :

pivoter lentement *le bloc tête-cou-tronc* ⑦
basculer doucement la tête en arrière, bouche ouverte et tournée vers le sol ⑧
caler le dos et le genou ⑩
couvrir ⑪
surveiller ventilation et pouls
dégager éventuellement l'épaule au sol ⑨

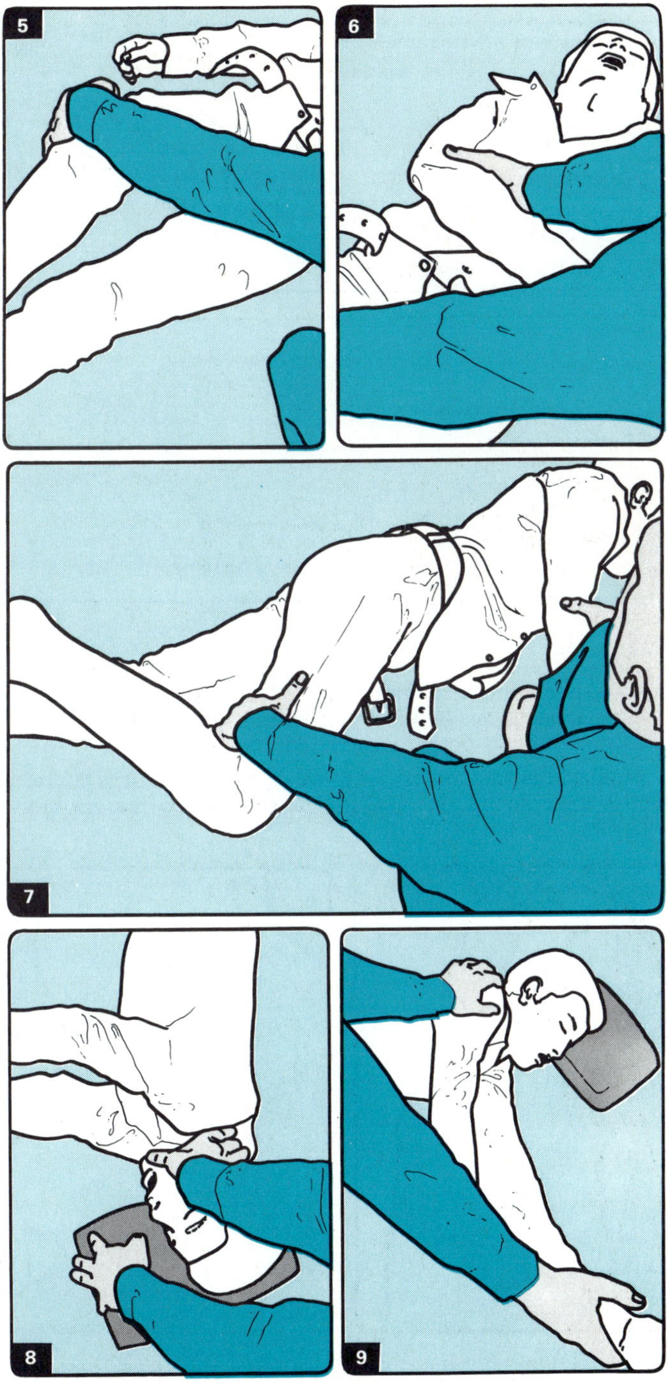
5
6
7
8
9

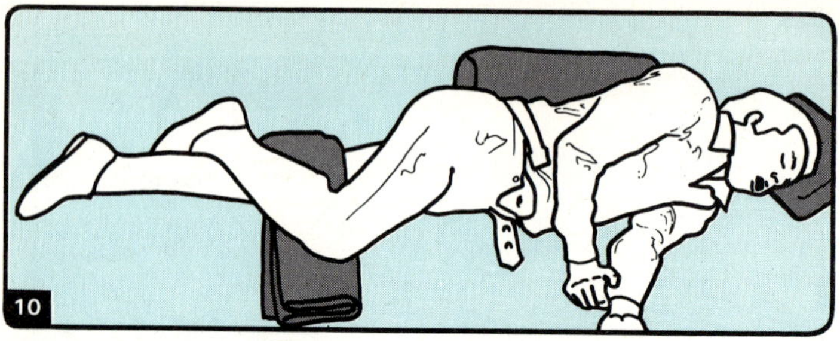

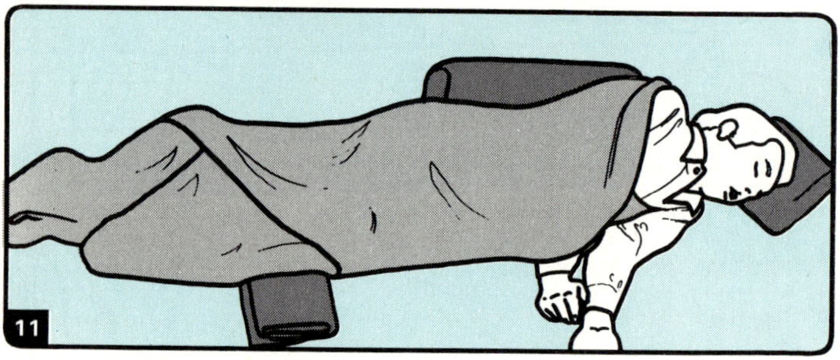

Si le secouriste dispose d'un aide, celui-ci effectuera le mouvement de rotation, tandis que le secouriste maintient la tête et commande la manœuvre : « Attention pour vous préparer... prêt », « Attention pour tourner... tournez ».

Lorsque la rotation est terminée, le secouriste dégage doucement la main au sol « en cuiller » sans remuer la tête du blessé.

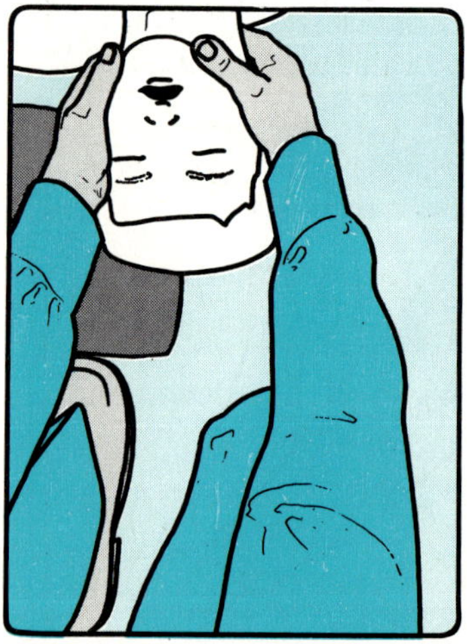

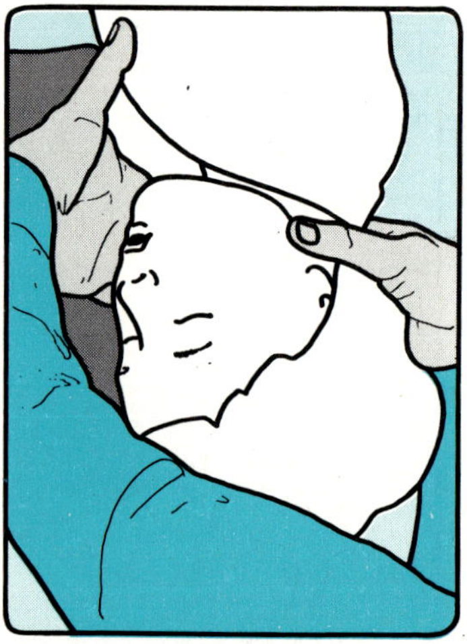

Autres positions d'attente et de transport.

Si l'accidenté est blessé au thorax ou gêné pour respirer, on l'installe en position demi-assise, tête et épaules surélevées, ou couché sur le côté dans la position où il se sent le mieux.

S'il est blessé à l'abdomen, on l'installe sur le dos horizontal, on fléchit les genoux et l'on glisse un vêtement plié ou une couverture sous le creux des genoux pour relâcher les muscles.

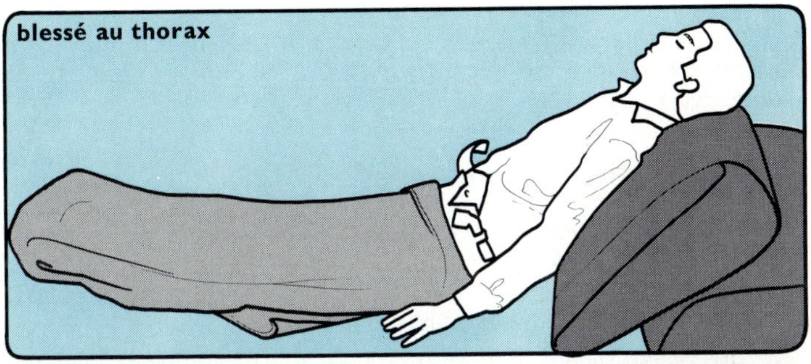

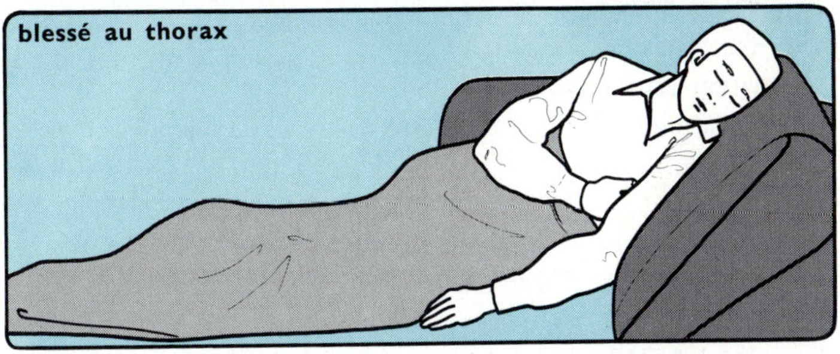

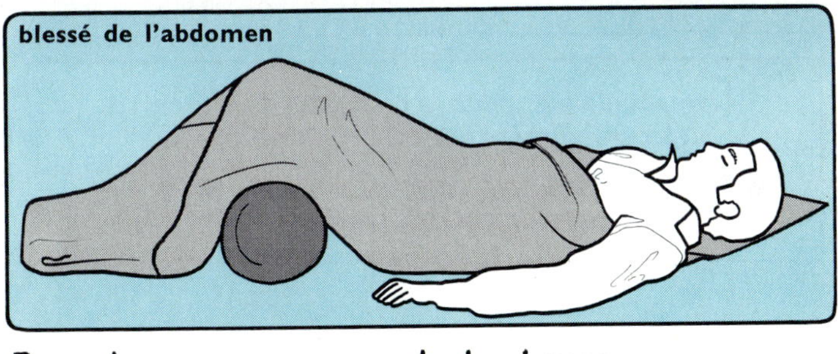

Premiers secours psychologiques

L'accidenté a peur

Lors d'un accident, *les gestes d'urgence comportent toujours un important aspect psychologique.* Il faut parler au blessé car il est angoissé : le cours de sa vie a été brutalement perturbé, il a peur pour ceux qui l'accompagnaient. *Il faut donc le rassurer*, lui dire qu'il a auprès de lui des gens qui s'occupent de lui, que les secours publics sont prévenus et vont arriver rapidement. Ces premiers secours psychologiques représentent une part irremplaçable de l'action du secouriste auprès d'un blessé.

Attention : en présence d'un accidenté abattu, toujours craindre une hémorragie interne. S'il est excité, penser à un traumatisme du crâne ou du thorax.

Les témoins ont peur

Ils sont parfois paniqués, surexcités. *Il faut éloigner les inutiles, utiliser les excités.* Le secouriste donne toujours l'exemple du calme (voir chap. X).

Cas de plusieurs blessés

Le secouriste examine rapidement chaque blessé : quel est celui qui a besoin de soins en priorité ? Le blessé le plus impressionnant, parce qu'il a une plaie du cuir chevelu ou parce qu'il fait le plus de bruit n'est pas toujours le plus urgent.

Le blessé inconscient étouffera s'il n'est pas mis rapidement en position latérale de sécurité, tête en arrière.

Tel autre, en arrêt respiratoire, a besoin d'urgence d'une ventilation artificielle.

Le secouriste ne peut pas être partout à la fois, *il va donc au plus urgent.*

Un accidenté apparemment mort est peut-être seulement en arrêt ventilatoire :

- **TOUJOURS FAIRE LA VENTILATION ARTIFICIELLE**

Un accidenté peut avoir une fracture de la colonne vertébrale :

- **TOUJOURS LE DÉPLACER D'UN BLOC : TETE-COU-TRONC-JAMBES RIGIDES**

5

SURVEILLANCE

Les soins d'urgence faits, le blessé installé en bonne position, *le secouriste continue à le surveiller.*

Il peut ainsi compléter son interrogatoire

L'accidenté suit-il un traitement pour une maladie (cœur, nerfs, diabète)? Quels médicaments prend-il régulièrement (anticoagulants)? Est-il allergique à un médicament? A-t-il une carte médicale sur lui?

Ressent-il une douleur dans la tête, dans le dos, à la poitrine, au ventre? Cela permet de soupçonner une lésion interne.

A-t-il des fourmillements, des « décharges électriques », un engourdissement des jambes? Dans ce cas, il peut exister une lésion de la colonne vertébrale.

Il note les signes qui apparaissent secondairement

Perte de conscience à retardement après intervalle libre : cette notion est primordiale pour les traumatismes crâniens (voir chap. VII).

Apparition progressive d'un état de choc : elle peut faire suspecter une hémorragie interne (voir chap. III).

Le secouriste rédige la fiche d'évacuation sur le modèle imprimé s'il le possède, à défaut sur une feuille de papier; il mentionne l'heure de l'accident, les renseignements qu'il a pu obtenir, ce qu'il a constaté (fréquence du pouls, de la respiration, etc.), ce qui a été fait et l'évolution de l'accidenté.

Le secouriste propose ensuite l'ordre d'urgence d'évacuation, car il ne dispose pas toujours immédiatement du nombre de places d'ambulance correspondant au nombre de blessés. Certains doivent être évacués en priorité parce qu'ils sont en danger vital, d'autres peuvent attendre.

Enfin l'ambulance arrive, ayant parfois à son bord un personnel médical spécialisé. De toute façon, si les secours doivent arriver vite, ils *doivent repartir sans hâte ni excès de vitesse. Le transport d'un blessé se fait en douceur à allure modérée*, en évitant les brusques accélérations ou freinages, les virages brutaux. Un transport *confortable* est un élément important dans la prévention de l'état de choc, donc dans la survie d'un accidenté : donc, pas d'évacuation hâtive; attendre le moyen d'évacuation alerté.

Conclusion

OBLIGATION DE PORTER SECOURS

Obligation légale

L'article 63 alinéa 2 du Code Pénal fait obligation à tout citoyen témoin d'un accident de prévenir les secours publics; il prévoit des peines d'emprisonnement et d'amende pour « quiconque s'abstient volontairement de porter à une personne en péril l'assistance que, sans risque pour lui ou pour des tiers, il pourrait lui prêter, soit par son action personnelle, soit en provoquant un secours ».

Obligation morale

La morale impose *de prendre en charge l'accidenté :* le rassurer, le secourir, donc être compétent. Porter secours est une obligation morale pour tout citoyen.

Au terme de ce chapitre, le secouriste a appris la conduite à tenir en présence d'un accident : protéger, alerter, secourir. *Dans l'infinie variété des circonstances, le secouriste sait adapter sa conduite.* S'il est seul, il doit d'abord protéger, ensuite secourir, enfin alerter. S'il peut disposer d'aide, il est préférable de faire ces trois actions en même temps, car d'une part, *rien ne doit retarder les gestes d'urgence* (ventilation artificielle, position latérale de sécurité, arrêt d'hémorragie) et d'autre part, *les secours spécialisés doivent être le plus tôt possible sur place :* les moyens modernes de ranimation sont d'autant plus efficaces qu'ils sont plus précoces. Seule *une action cohérente des sauveteurs* évite l'aggravation de l'accidenté.

1. PRÉVENTION DE L'AGGRAVATION

SOUSTRAIRE L'ACCIDENTÉ AU DANGER SANS Y SUCCOMBER SOI-MÊME

- **BALISER POUR PROTÉGER :**
  - **la victime**
  - **les autres**
  - **soi-même**
  - **le trafic**
- **DÉGAGER d'urgence la victime si risque de suraccident**
- **PROTÉGER les biens**

2. ALERTE DES SECOURS PUBLICS

■ QUI ALERTER ?

En ville :

Police Secours tél. 17
Pompiers tél. 18

A la campagne

Gendarmerie
Bornes téléphoniques sur route ou autoroute
Postes de secours : panneaux

■ COMMENT ALERTER ?

Avec précision :

1. Indiquer le numéro d'appel
2. Localiser l'accident
3. Indiquer : le nombre de véhicules et si gêne à la circulation
4. Indiquer le nombre de blessés et la gravité apparente des blessures
5. Souligner les circonstances particulières

Faire répéter le message

3. EXAMEN DE L'ACCIDENTÉ

■ TOUJOURS FAIRE UN EXAMEN COMPLET :

respire-t-il?
saigne-t-il?
est-il conscient?
a-t-il des fractures?
a-t-il d'autres lésions?
Est-il en état de choc ?

■ CRAINDRE DES LÉSIONS INAPPARENTES

lésions multiples
hémorragie interne
fracture de la colonne vertébrale

4. GESTES D'URGENCE

Si arrêt respiratoire :
ventilation artificielle

Si hémorragie :
pression manuelle locale ou point de compression

Si inconscient :
position latérale de sécurité

Si fracture :
immobilisation

Inconscient :
position latérale de sécurité

Blessé du thorax :
1/2 assis ou sur le côté, tête haute, comme il se sent le mieux

Blessé de l'abdomen :
horizontal, jambes demi-fléchies

Choqué :
horizontal

Premiers secours psychologiques

5. SURVEILLANCE

Observer l'évolution du blessé

Rédiger une fiche d'évacuation

Déterminer l'ordre d'urgence de transport

Chapitre II

LES DÉTRESSES RESPIRATOIRES

1

LA RESPIRATION

L'air que nous respirons est indispensable à la vie ; en effet, il contient de l'oxygène (20 pour 100). L'oxygène est un aliment essentiel à la vie de chacune des centaines de milliards de cellules de notre corps.

Pour parvenir jusqu'aux cellules, l'oxygène de l'air doit : entrer dans notre corps, grâce à la *ventilation* ; être distribué dans toutes les parties de notre corps, grâce à la *circulation.*

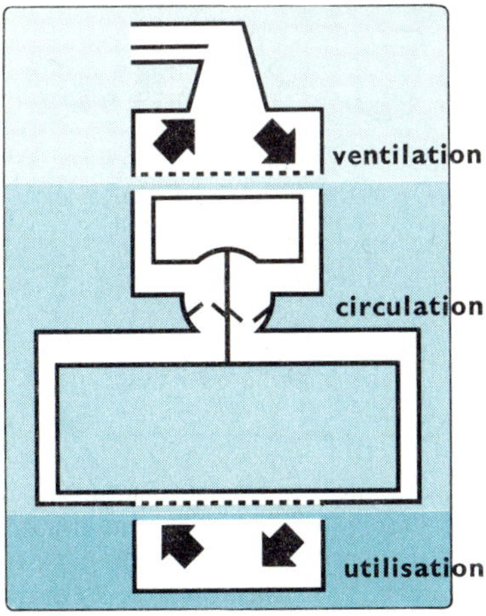

Parvenu dans les cellules, l'oxygène est utilisé ; la cellule produit un déchet, le gaz carbonique, que la circulation transporte jusque dans les poumons.

De là, le gaz carbonique est rejeté vers l'extérieur par la ventilation ; l'air expiré contient donc 4 pour 100 de gaz carbonique, et seulement 16 pour 100 d'oxygène (4 pour 100 de l'oxygène entré ayant été utilisés).

La respiration est donc l'utilisation de l'oxygène par notre corps et le rejet de gaz carbonique. Elle comprend trois étapes visibles sur le schéma :

- la ventilation des poumons, qui fait entrer l'air frais riche en oxygène et rejette à l'extérieur le gaz carbonique ;
- la circulation, qui assure la distribution de l'oxygène et le « ramassage » du gaz carbonique ;
- l'utilisation par les cellules, dont la vie est assurée par des phénomènes chimiques très compliqués, impossibles sans oxygène.

Privées d'oxygène, les cellules meurent en quelques minutes ; les plus fragiles sont les cellules nerveuses situées dans notre cerveau qui sont définitivement détruites après 3 minutes de privation totale d'oxygène.

Comment est constitué l'appareil respiratoire

L'appareil respiratoire est formé de plusieurs éléments :

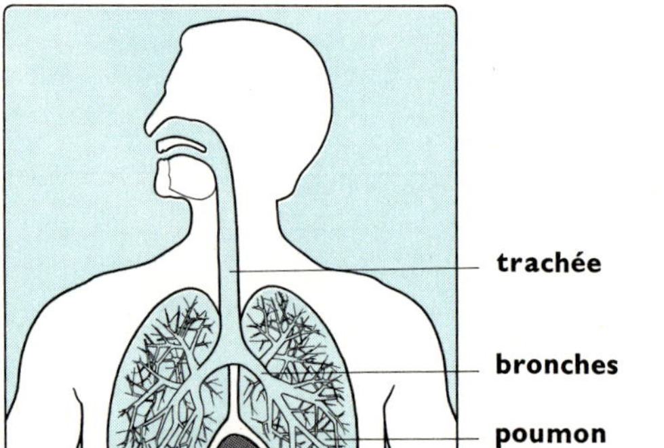

Les voies respiratoires ou voies aériennes permettent la communication entre l'air extérieur et les poumons. L'air entre par les fosses nasales et aussi par la bouche ; c'est surtout dans le nez qu'il se réchauffe, s'humidifie, et se débarrasse de ses poussières. L'air passe ensuite dans le pharynx, carrefour de la voie respiratoire (fosses nasales, larynx) et de la voie digestive (bouche, œsophage). Puis il pénètre dans le larynx et la trachée, tube vertical qui descend à travers le cou jusque dans le thorax.

La trachée se divise en deux grosses bronches-souches : une droite et une gauche. Chaque *bronche-souche* se divise à son tour en deux ou trois bronches se ramifiant elles-mêmes en bronches de plus en plus fines ; les derniers rameaux, très fins, aboutissent aux alvéoles pulmonaires.

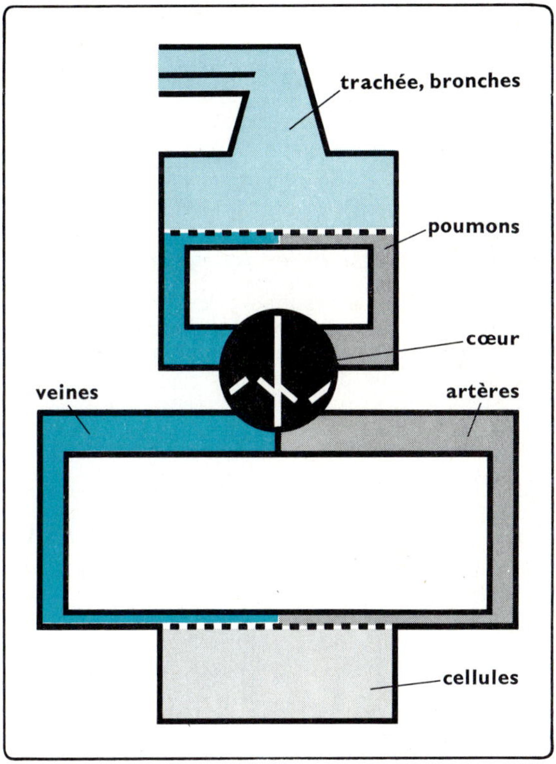

Les alvéoles pulmonaires constituent le lieu d'échange entre le sang et l'air. Ce sont de petits sacs. Leurs parois sont très minces, tapissées de capillaires sanguins. Les alvéoles sont très nombreux ; leur surface totale est très importante.

Les poumons sont formés de l'ensemble des alvéoles, des bronches et des vaisseaux sanguins, réunis entre eux par du tissu élastique.

Les vaisseaux pulmonaires emmènent le sang du cœur aux poumons et l'y ramènent.

La plèvre enveloppe le poumon. Chaque poumon est entouré d'une enveloppe, la plèvre, formée de deux feuillets. Le glissement des deux feuillets l'un sur l'autre est facilité par quelques gouttelettes de liquide ; ce liquide peut augmenter de volume au cours des pleurésies, gênant ainsi le fonctionnement du poumon.

Une plaie peut y faire entrer de l'air ou du sang, qui comprime le poumon et empêche son fonctionnement.

L'ensemble des poumons et du cœur est enfermé dans une sorte de cage articulée, la *cage thoracique*, formée par les côtes, qui sont réunies en avant par le sternum et s'articulent en arrière avec la colonne vertébrale.

Des muscles assurent les mouvements de la cage thoracique :

- le plus important est le *diaphragme*, en forme de coupole, fermant en bas la cage thoracique ;
- d'autres muscles agissent sur les côtes : les *muscles inspirateurs* élèvent et écartent les côtes ; *les muscles expirateurs* abaissent et rapprochent les côtes.

Comment fonctionne la ventilation

Les poumons sont élastiques ; les côtes sont mobiles ; le diaphragme et les autres muscles vont donc provoquer entre l'air extérieur et l'intérieur des poumons un mouvement de va-et-vient qui va renouveler l'air des poumons : c'est la ventilation, qui comprend deux temps :

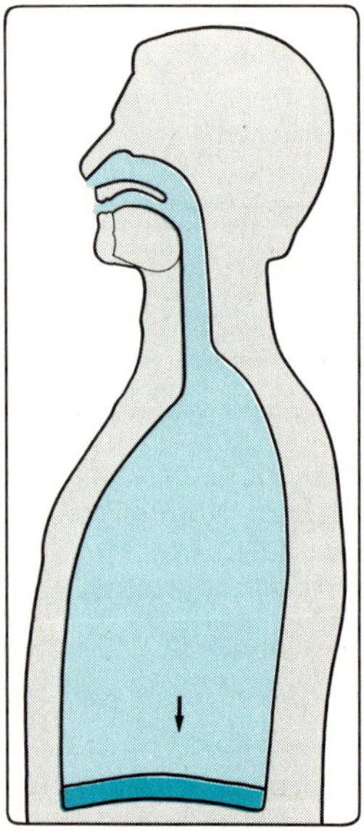

inspiration

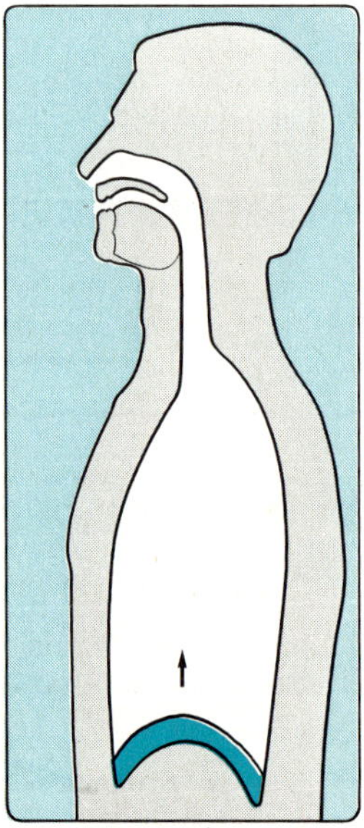

expiration

- l'entrée de l'air (ou *inspiration*) : le diaphragme se contracte et s'aplatit, les côtes s'écartent et se soulèvent ;
- la sortie de l'air (ou *expiration*) : le diaphragme se relâche, les côtes retombent.

La fréquence des mouvements ventilatoires est de 12 à 20 mouvements du thorax et de l'abdomen par minute chez l'adulte. Il y a une *ventilation normale*, qui fait entrer et sortir à chaque mouvement environ 1/2 litre d'air, et une *ventilation forcée* qui va jusqu'à 3 ou 4 litres.

Cette ventilation forcée augmente l'absorption d'oxygène et l'élimination de gaz carbonique au cours d'un effort physique, d'où l'intérêt d'alterner, pendant l'éducation physique, les exercices violents et de profonds mouvements ventilatoires.

Ce qui se passe dans les alvéoles

A chaque inspiration, l'alvéole se remplit d'air pur, riche en oxygène ; cet oxygène passe dans le sang à travers la mince paroi de l'alvéole. En même temps, le gaz cabonique passe du sang dans l'alvéole.

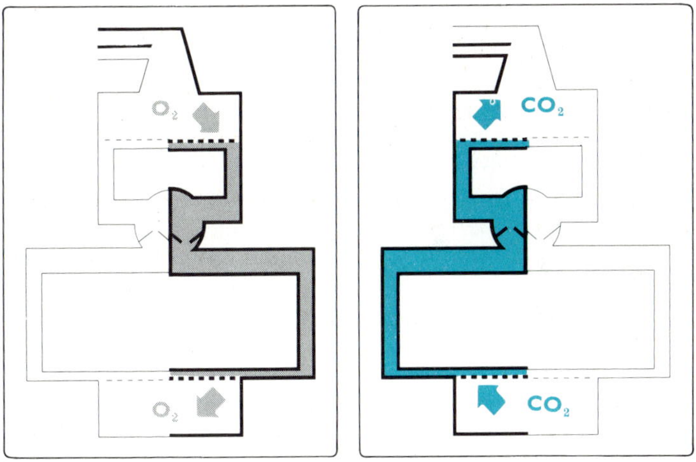

A l'expiration l'alvéole se vide ; un air appauvri en oxygène (16 pour 100) et riche en gaz carbonique (4 pour 100) sort du poumon.

Comment est réglée la ventilation

Les mouvements ventilatoires sont commandés par des centres nerveux situés à la base du cerveau et tout en haut de la moelle épinière (bulbe rachidien).

Le fonctionnement détaillé de ces centres est très compliqué ;

il faut seulement savoir que les cellules nerveuses qui les constituent peuvent être incapables d'assurer leur fonction, dans un certain nombre de circonstances :

- lorsqu'elles sont elles-mêmes privées d'oxygène ;
- lorsqu'elles sont empoisonnées par des substances toxiques (cyanure...) ou des médicaments pris en excès (calmants, médicaments « pour dormir »...), ou des microbes ;
- lorsque le cerveau ou la partie supérieure de la moelle ont été heurtés violemment (coup sur la tête ou le cou, avec ou sans fracture du crâne ou de la colonne vertébrale).

Dans ces cas, l'arrêt de la ventilation peut survenir, immédiatement ou après un délai plus ou moins bref, aggravant la privation d'oxygène du cerveau et de tout l'organisme, et entraînant la mort.

Les réflexes de sécurité

Chez le sujet normal, les voies aériennes sont protégées par des « réflexes de sécurité », c'est-à-dire des mouvements automatiques, commandés par le cerveau, même pendant le sommeil :

- *réflexe de déglutition :* la salive sécrétée est avalée chaque fois qu'elle devient abondante ;
- *réflexe de toux :* si une goutte de salive ou une particule d'aliment avalée « de travers » tombe dans la trachée, un mouvement de toux se déclenche, et libère la trachée de ce qui risquait de l'obstruer.

Ces réflexes de sécurité fonctionnent mal ou sont totalement arrêtés chez des personnes inconscientes à la suite d'une intoxication, d'un coup sur la tête, etc. (voir « Causes des détresses respiratoires »).

C'est pourquoi une personne qui n'est pas consciente et qui ventile encore doit toujours être mise en Position Latérale de Sécurité afin de :

- permettre l'écoulement de la salive, du sang ou d'un vomissement qui, autrement, risquerait de descendre dans la trachée et les poumons ;
- éviter la chute de la langue en arrière.

Les différentes circonstances où l'oxygène parvient mal, ou ne parvient pas à toutes les cellules de notre organisme, sont nombreuses.

Elles aboutissent à des situations, toujours graves, regroupées sous le nom de « détresses respiratoires », où l'action du secouriste est essentielle, et doit être immédiate.

Le secouriste doit donc connaître :

- les *causes* des urgences respiratoires ;

- les *signes* auxquels on reconnaît ces urgences ;
- les *gestes à faire* pour assurer ou préserver l'arrivée d'oxygène jusqu'aux cellules de notre corps.

2

LES CAUSES DES DÉTRESSES RESPIRATOIRES

Ces causes sont nombreuses. Il est important de les connaître :

- d'une part pour savoir dégager la victime sans succomber soi-même ;
- d'autre part dans un but de prévention.

L'air n'arrive plus aux poumons parce qu'il y a un obstacle

- eau (noyade) ;
- terre ou sable (éboulement) ;
- neige (avalanche) ;
- sac en plastique (où un enfant met sa tête) ;
- drap ou oreiller mou, obstruant le visage d'un bébé ;
- corps étrangers dans le pharynx ou la trachée (surtout chez les jeunes enfants ou les personnes inconscientes) ;
- sang ou vomissement (personne inconsciente, blessé du crâne, du visage) ;
- corde, écharpe ou cravate serrée autour du cou (pendaison, écharpe ou cravate prise dans un moteur ou une courroie de transmission...).

L'air n'arrive plus aux poumons ou y arrive mal parce que les muscles ventilatoires ne sont plus commandés ou sont mal commandés par les centres nerveux du cerveau

- hémorragie dans le cerveau ;
- coup sur la tête ou le cou ;
- intoxication par des médicaments (calmants, tranquillisants, comprimés « pour dormir »...) ;
- absorption d'alcool en quantité excessive ;
- intoxication par certains gaz ou vapeurs (propane, butane, vapeurs de solvants industriels...) ;
- piqûres venimeuses (vipères) ;

- absorption de poisons végétaux ;
- inhalation de cyanure ou de certains gaz de combat ;
- électrocution.

Ce qui entre dans les poumons ne contient pas ou pas assez d'oxygène

- atmosphère confinée, où la respiration des personnes diminue peu à peu la proportion d'oxygène et augmente celle de gaz carbonique (personnes restées coincées dans une cave, sous un éboulement, dans un local clos et étroit, dans un ascenseur sans ventilation) ;
- atmosphère où l'air a été en partie ou totalement remplacé par un gaz (propane, butane...) ou une vapeur (solvants industriels volatils...) ;
- hautes altitudes où l'oxygène est « raréfié « (accident d'avion ou de parachute).

La ventilation se fait mal, parce que les mouvements de l'air et de la cage thoracique sont gênés

- fractures de côtes ;
- plaie « soufflante » du thorax ;
- encombrement de la trachée, des bronches et des alvéoles (par des sécrétions, de la mousse, du sang), provoqué par la privation d'oxygène, l'excès de gaz carbonique ou des gaz ou vapeurs toxiques (vapeurs de chlore, certains gaz de combats...) ;
- maladies atteignant l'appareil respiratoire (crise d'asthme).

Le sang contient des produits qui empêchent le transport de l'oxygène

- oxyde de carbone : poison violent, même à très faible dose, contenu dans le gaz d'éclairage et produit par les poêles qui tirent mal, les moteurs d'automobiles (ne pas confondre avec le gaz carbonique) ;
- hydrogène sulfuré (fosses d'aisance, industrie) ;
- autres produits industriels toxiques (dans les cuves, les bacs, les réservoirs) ;
- certains gaz de combat.

L'oxygène n'est plus distribué dans l'organisme parce que le cœur est arrêté

- sujet atteint d'une maladie cardiaque ;
- épuisement physique ;
- coup violent à l'abdomen, au cou ou à la tête ;
- séjour ou plongeon dans l'eau froide ;
- électrocution.

3
SIGNES DES DÉTRESSES RESPIRATOIRES ET PRINCIPES D'ACTION DU SECOURISTE

Les urgences respiratoires peuvent se présenter de différentes façons. Quelle qu'en soit l'origine, le secouriste se trouve devant quatre situations résumées dans le tableau page suivante :

- dans les trois premiers cas, la victime est inconsciente ;
- dans le quatrième cas, la victime est consciente.

Nous allons décrire ce que le secouriste doit *voir* et *entendre* pour reconnaître ces différents cas, et indiquer les grands principes de l'action du secouriste ; les techniques détaillées (liberté des voies aériennes, ventilation artificielle) seront décrites dans la partie suivante du présent chapitre.

Premier cas : la victime est inconsciente, la ventilation est arrêtée

(c'est à cette catégorie de victimes qu'on donne le plus souvent le nom d'asphyxiés).

CE QU'ON VOIT

Les mouvements ventilatoires sont arrêtés : on ne voit ni la poitrine ni le ventre se soulever.

La victime est inconsciente, sans aucun mouvement.

Son visage est blanc, livide, ou au contraire violacé, noirâtre.

Il est inutile de rechercher d'autres signes.

CE QU'IL FAUT FAIRE

Soustraire s'il y a lieu la victime à la cause de la détresse sans y succomber soi-même.

DÉTRESSES RESPIRATOIRES

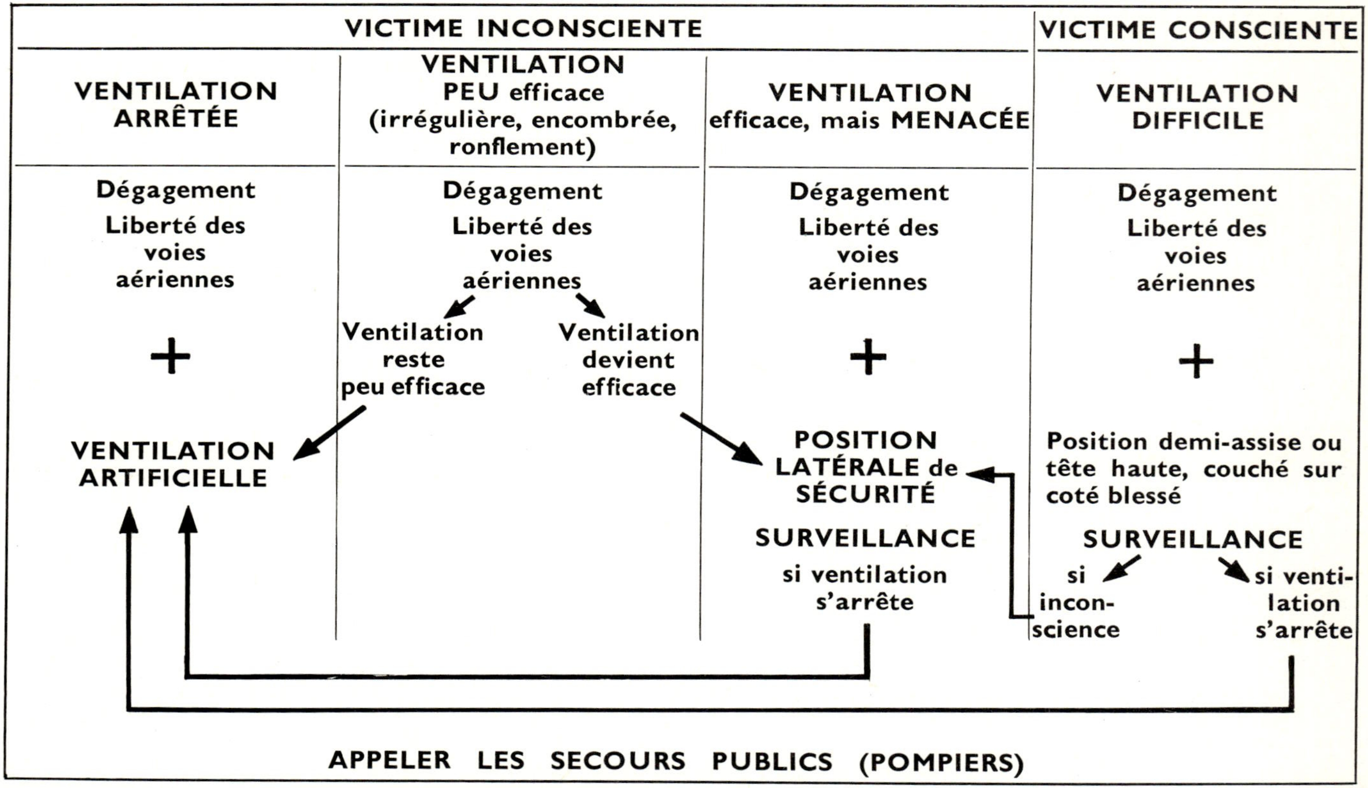

Vérifier et assurer la liberté des voies aériennes.

Pratiquer immédiatement la ventilation artificielle.

Faire alerter les Secours Publics.

Ce cas constitue la plus grande urgence qu'un secouriste puisse rencontrer. *L'efficacité est ici une question de secondes.*

Deuxième cas : la victime est inconsciente, mais la ventilation est efficace

CE QU'ON VOIT

Le sujet est inconscient, et ne remue pas, il ne répond pas quand on l'appelle et ne remue pas quand on le pince ; il n'a pas d'autres mouvements que ceux de sa ventilation. La poitrine et le ventre se soulèvent régulièrement et en même temps. On n'entend pas de ronflement, ni de gargouillis ; il n'y a pas de vomissement, ni de salive, ni de mousse qui coule par la bouche ou le nez.

Ici, la ventilation est donc efficace, *mais elle est menacée* par : la chute de la langue en arrière, la survenue d'un vomissement.

CE QU'IL FAUT FAIRE

Soustraire s'il y a lieu la victime à la cause de la détresse sans y succomber soi-même.

Vérifier la liberté des voies aériennes.

Installer la victime en position latérale de sécurité.

La surveiller en permanence : au moindre signe de diminution ou d'arrêt de la ventilation, pratiquer immédiatement la ventilation artificielle (comme dans le premier cas).

Faire appeler les Secours Publics.

C'est dans cette catégorie que se situent les intoxications légères (ou apparemment légères), et un certain nombre de maladies ou d'accidents : absorption exagérée de médicaments, d'alcool ou de boissons alcooliques (vin, bière, cidre...), hémorragie survenant dans le cerveau, spontanément ou après un coup sur la tête, état d'inconscience succédant à une crise d'épilepsie (voir page 264).

La surveillance permet de faire la ventilation artificielle au moindre signe d'arrêt ou de diminution de la ventilation.

Ce qu'on appelle parfois perte de connaissance, évanouissement (plus ou moins bref) et coma (prolongé) entrent dans cette catégorie.

Troisième cas : la victime est inconsciente, la ventilation est peu efficace

CE QU'ON VOIT ET CE QU'ON ENTEND

Le sujet est inconscient, il ne remue pas, ne bouge pas quand on le pince, ne répond pas quand on l'appelle.

Les mouvements ventilatoires sont encore visibles, mais plus ou moins amples et réguliers.

Le secouriste peut voir un ou plusieurs des signes suivants, qui doivent faire craindre que le sujet souffre déjà d'un manque d'oxygène :

- le visage de la victime est violacé, ou très pâle ; il peut être couvert de sueurs ;
- les mouvements ventilatoires ne sont pas normaux : la poitrine et le ventre ne se soulèvent *pas régulièrement*, ou pas en même temps ; les mouvements ventilatoires sont *trop fréquents* (plus de 30 mouvements par minute) ou *trop rares* (moins de 10 mouvements par minute) ; les mouvements ventilatoires sont *faibles*, peu visibles ;
- on entend un ronflement dû à la chute de la langue en arrière, à une obstruction de l'arrière-gorge ;
- on entend un bruit de gargouillis, dû à un encombrement des voies aériennes par de la salive, des mucosités, des crachats, du sang... rendant difficile le passage de l'air par le nez, la bouche, l'arrière-gorge.

CE QU'IL FAUT FAIRE

Soustraire, s'il y a lieu, la victime à la cause de la détresse.

Vérifier et assurer la liberté des voies aériennes (nettoyer la bouche de mucosités, basculer la tête en arrière) ; de deux choses l'une :

- ou bien la ventilation redevient, dans la minute qui suit, efficace, régulière, ample, silencieuse : mettre le sujet en position latérale de sécurité et le surveiller attentivement (comme dans le deuxième cas) ;
- ou bien l'amélioration de la ventilation ne survient pas dans la demi-minute qui suit : pratiquer immédiatement la ventilation artificielle (comme dans le premier cas) même si la ventilation de la victime n'est pas encore complètement arrêtée.

Faire appeler les Secours Publics.

Quatrième cas : la victime est consciente, mais sa ventilation est gênée, difficile

CE QU'ON VOIT ET CE QU'ON ENTEND

L'aspect de la victime dépend de la cause de la détresse, mais le plus souvent :

- le sujet fait des efforts pour faire entrer et sortir l'air des poumons ;
- son visage peut être pâle ou rouge foncé, violacé, mais il est souvent couvert de sueur ;
- les mouvements ventilatoires sont peu amples, superficiels, rapides (30 ou 40 mouvements par minute, parfois plus) ou au contraire très lents ;
- il parle difficilement, à voix basse, de façon « hachée » ; il ne peut dire que quelques syllabes, par exemple « j'étouffe » ou « je ne peux pas respirer »... ;
- il peut parfois indiquer lui-même ce qui lui est arrivé (plaie ou choc dans la poitrine ou le dos, inhalation de vapeurs toxiques ou de solvants) ou indiquer qu'il a une maladie respiratoire où surviennent des crises aiguës (crise d'asthme).

CE QU'IL FAUT FAIRE

Soustraire, s'il y a lieu, la victime à la cause de la détresse (par exemple, mettre un pansement occlusif sur une plaie du thorax).

Vérifier la liberté des voies aériennes.

Installer la victime dans la position où il se sent le mieux : demi-assis ou couché sur le côté, tête et épaules soulevées par plusieurs couvertures ou oreillers, à l'air libre ou dans une pièce dont les fenêtres sont ouvertes.

Surveiller : si la victime devient inconsciente, la mettre en position latérale de sécurité (comme dans le cas n° 2). Si la ventilation devient à peine visible ou s'arrête, pratiquer la ventilation artificielle (comme dans le cas n° 1).

Faire appeler les Secours Publics.

4

LES GESTES D'URGENCE EN PRÉSENCE D'UNE DÉTRESSE RESPIRATOIRE*

Soustraire la victime à la cause de l'accident

Il faut couper le courant électrique, sortir le noyé de l'eau, tirer la victime par le gaz d'éclairage hors de la pièce où elle se trouve ; mais il faut agir en observant certaines précautions : le sauveteur n'est utile à la victime que dans la mesure où il ne succombe pas lui-même.

* Il existe une spécialisation « Ranimation », dont traite l'ouvrage de M. Chassaigne et Coll. Flammarion édit.

Assurer la liberté des voies aériennes

Cette opération a pour but :

- de permettre une ventilation artificielle efficace chez un sujet dont la ventilation est arrêtée ;
- de permettre à la ventilation spontanée de se faire sans obstacle, chez un sujet inconscient.

Elle doit être exécutée en quelques secondes.

Desserrer les vêtements autour du cou et de la ceinture.

Basculer la tête en arrière avec douceur ; ce geste libère l'arrière-gorge obstruée par la chute de la langue en arrière.

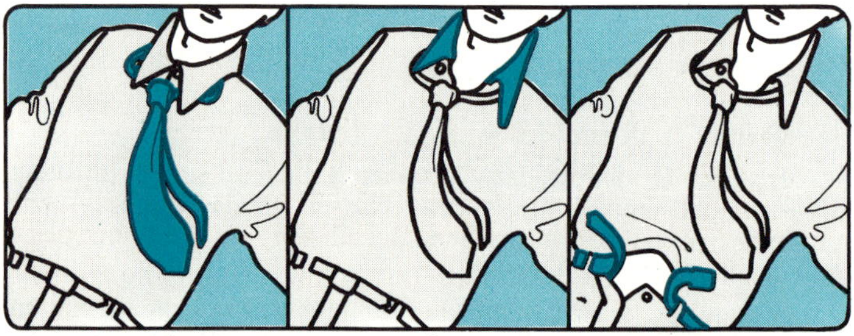

cravate, col, ceinture dégagés

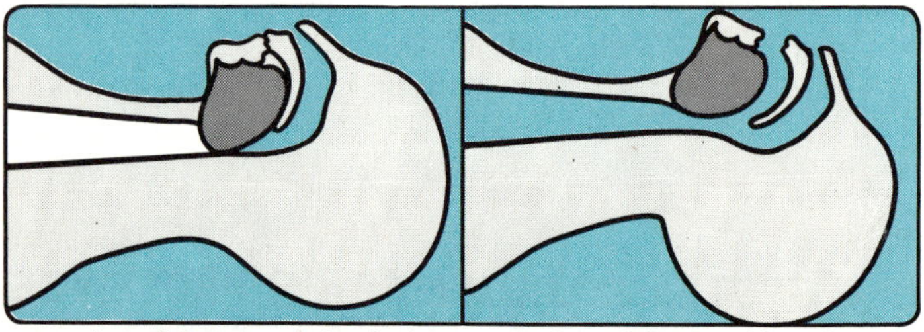

voies aériennes obstruées voies aériennes dégagées

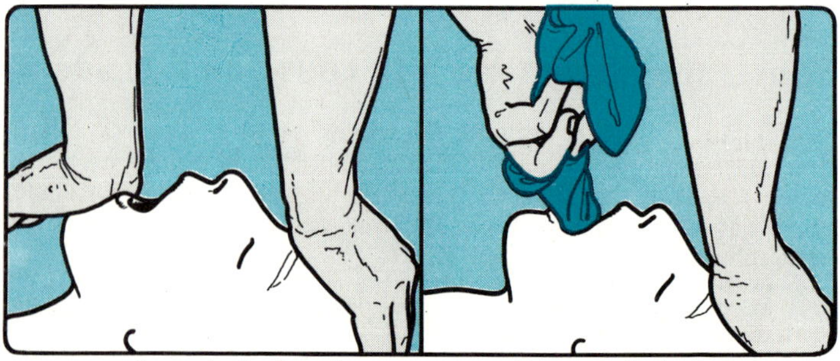

ouverture de la bouche nettoyage de la bouche

Essayer d'ouvrir la bouche en appuyant, bras tendu, une paume sur le menton et l'autre sur le front. Avec deux doigts mis en crochet et si possible coiffés d'un linge, dégager la bouche et l'arrière-gorge de ce qui l'encombre (crachats, vomissements, corps étrangers, sable). Enlever le dentier le cas échéant. Si la bouche ne s'ouvre pas au premier essai, renoncer immédiatement. Si l'asphyxié vomit ou saigne de la bouche pendant cette manœuvre le tourner quelques secondes sur le côté.

Pratiquer la ventilation artificielle

Chez une personne dont la ventilation est arrêtée (cas n° 1) ou demeure peu efficace malgré la ventilation des voies aériennes (cas n° 3), on doit pratiquer la ventilation artificielle sur place, immédiatement, et la continuer aussi longtemps qu'il le faudra.

Il existe de nombreuses méthodes de ventilation artificielle ; aucune n'étant valable dans tous les cas, il importe que le secouriste connaisse les principales.

Pour pouvoir être utilisée n'importe où, par le premier secouriste réussissant à dégager la victime, une méthode de ventilation artificielle doit être simple et réalisable sans matériel.

Les méthodes essentielles sont les méthodes d'insufflation d'homme à homme : la méthode de *bouche-à-bouche* et la méthode de *bouche-à-nez*.

A titre exceptionnel on peut utiliser deux méthodes de ventilation artificielle manuelle : celle de Nielsen et celle de Silvester avec billot.

Quelle que soit la méthode choisie, le secouriste doit se rappeler qu'elle ne sera efficace que si les voies aériennes sont et restent libres. Il faut éviter deux erreurs :

- exécuter les mouvements selon une fréquence trop rapide ;
- régler les mouvements sur sa propre ventilation, car la fréquence en est augmentée par l'effort et l'émotion.

Il faut donc pratiquer la ventilation artificielle posément, régulièrement, bien à fond, en ménageant ses forces ; la fréquence adoptée est de *15 à 20 mouvements complets par minute* pour un adulte.

Les mouvements sont continués jusqu'à la reprise régulière de la ventilation spontanée ou la mort certaine, confirmée par un médecin.

L'idéal est représenté par l'action de plusieurs sauveteurs qui se relaient fréquemment, toutes les 4 ou 5 minutes, sans interrompre le rythme.

MÉTHODES ORALES

Définition

Les méthodes orales permettent d'insuffler directement à la victime l'air rejeté par le sauveteur. Il s'agit de l'air resté dans la bouche, le pharynx, la trachée et les bronches du sauveteur à la fin de sa propre inspiration ; il contient donc encore 20 pour 100 d'oxygène, qui parviendront jusqu'aux alvéoles de la victime quand le sauveteur pratiquera l'insufflation.

Quand les pratiquer

Le plus souvent possible, car ce sont les méthodes les plus efficaces ; bouche-à-bouche et bouche-à-nez sont d'une valeur égale.

Comment les pratiquer ?

LE BOUCHE-A-BOUCHE

Position de la victime : elle est étendue sur le sol, la tête basculée en arrière. Lorsque la victime est coincée dans une autre position, dans une voiture par exemple, on pratique le bouche-à-bouche dans la position où se trouve la victime, mais toujours en basculant la tête en arrière.

Position du sauveteur : il est à genoux à côté de la victime ; il place une main sous la partie inférieure du cou, qu'il soulève ; l'autre appuie sur le front, basculant la tête en arrière, le menton vers le ciel, le pouce et l'index de cette main fermant les narines.

Insufflation : le sauveteur insuffle l'air en plaquant sa bouche largement ouverte autour de la bouche de la victime ; si elle se révèle impossible (on ne verra pas la poitrine se vider pendant que le sauveteur reprendra son souffle), la main qui soulevait le cou doit saisir le menton et tirer celui-ci vers le ciel, en ouvrant la bouche.

Expiration : elle se fait de façon passive ; le sauveteur relève sa tête et la tourne vers le corps de la victime ; ceci lui permet de reprendre son souffle et de vérifier que la poitrine se vide bien de l'air qu'il a insufflé à l'inspiration.

LE BOUCHE-A-NEZ

Position de la victime : étendue sur le sol la tête basculée en arrière (ou sinon, dans la position où elle se trouve coincée, mais toujours tête basculée en arrière).

Position du sauveteur : il est à genoux à côté de la tête de la victime, une main sous le menton, le pouce relevant la lèvre inférieure pour l'appuyer sur la lèvre supérieure (attention à ne pas comprimer le cou) ; l'autre main appuie sur le front, maintenant ainsi la tête basculée en arrière.

Insufflation : le sauveteur écrase ses lèvres autour du nez de la victime et insuffle.

Expiration : il se relève et reprend son souffle, en vérifiant que la poitrine de la victime se vide bien de l'air insufflé.

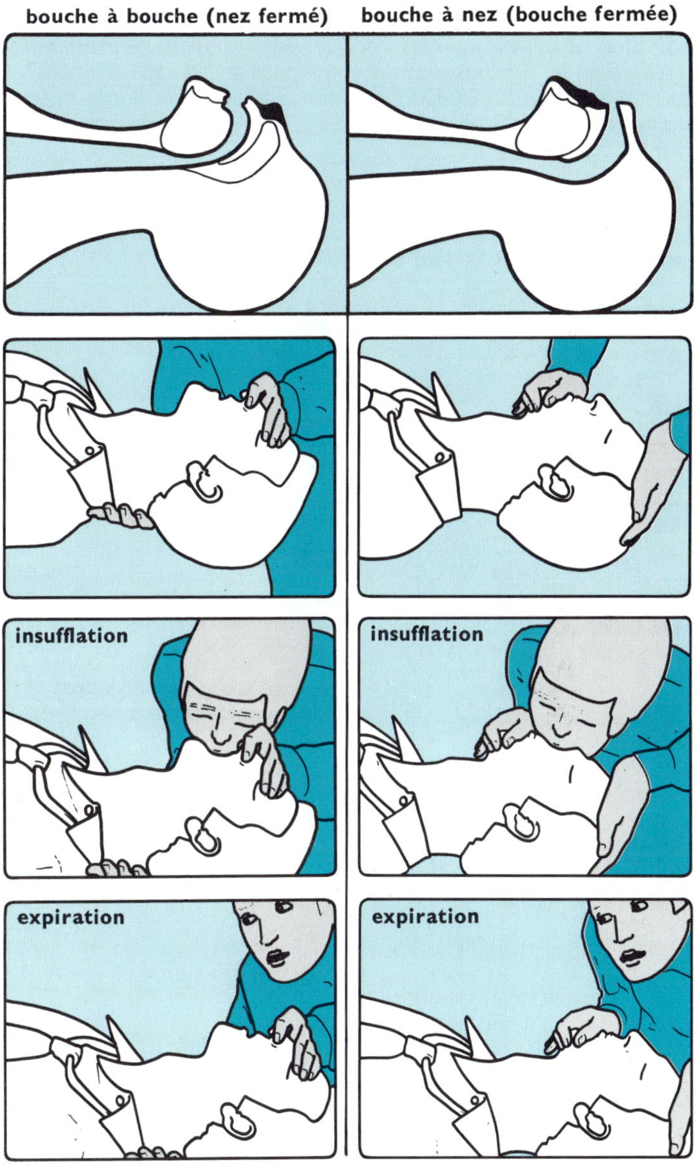
bouche à bouche (nez fermé)
bouche à nez (bouche fermée)
insufflation
insufflation
expiration
expiration

CAS PARTICULIERS :

Nouveau-nés et jeunes enfants : le sauveteur plaque sa bouche autour de l'ensemble de la bouche et du nez de l'enfant (« bouche-à-bouche-et-nez »). La fréquence de l'insufflation varie de 25 à 40 mouvements par minute ; on souffle d'autant plus fréquemment et d'autant moins fort que l'enfant est plus jeune.

Attention : il peut arriver que de l'air passe dans l'estomac : on voit alors le ventre gonfler. Pour le vider, tourner pendant quelques secondes l'enfant sur le côté (pour éviter qu'un vomissement puisse descendre dans les poumons) appuyer sur le ventre, nettoyer la bouche et recommencer aussitôt la ventilation artificielle.

Accidenté demeuré dans un véhicule, noyé non encore sorti de l'eau : ne pas attendre la fin du dégagement et commencer le bouche-à-bouche ou le bouche-à-nez dès que le visage est accessible, en basculant la tête en arrière.

MÉTHODES MANUELLES

Définition

Les méthodes manuelles permettent de provoquer indirectement la ventilation, par action sur la cage thoracique : la pression provoque l'expiration, la traction sur les membres supérieurs aide l'inspiration, grâce aux muscles reliant les bras aux côtes.

Quelles sont ces méthodes ?

La victime est couchée sur le dos : la méthode Silvester avec billot.

Nielsen **Silvester (avec billot)**

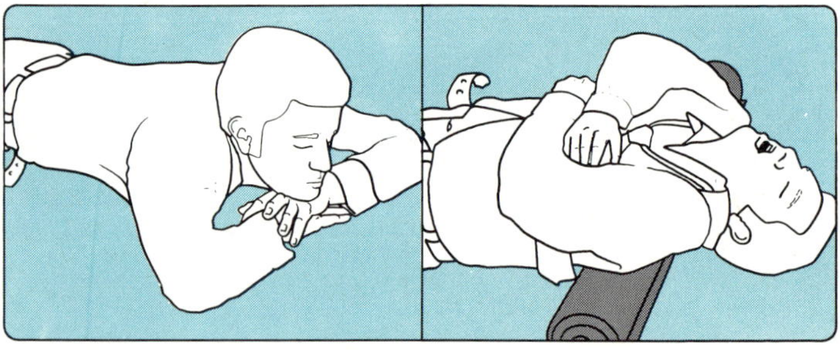

La victime est couchée sur le ventre : la méthode Nielsen.

Quant les fait-on ?

Elles sont pratiquées quand on ne peut pas faire une méthode orale, car elles sont moins efficaces. Ce sont des méthodes d'*excep-*

tion, à ne jamais pratiquer sur des traumatisés de la route. On peut les pratiquer en cas de fracas du visage ou d'inhalation de gaz toxiques.

Comment les fait-on ?

La tête de la victime est basculée en arrière. Le corps repose sur un plan dur. *On commence toujours par une expiration.*

MÉTHODE DE SILVESTER AVEC BILLOT

Elle se pratique quand on ne peut pas faire une méthode orale, chez une femme enceinte, un obèse.

Elle ne doit jamais être pratiquée chez une victime dont les voies respiratoires sont encombrées (noyé, sujet qui vomit), ou chez un sujet porteur de fractures de colonne vertébrale, de côtes, des membres supérieurs. *C'est une méthode d'exception.*

Position de la victime : toujours sur un plan dur, allongé sur le dos avec un billot transversal sous les épaules (sous les omoplates) ; ce billot est fait avec un vêtement ou une couverture mis en rouleau d'environ 60 cm de long et 10 cm d'épaisseur, permettant la bascule de la tête et des bras vers l'arrière. On pose le billot en pratiquant le retournement de la victime par la *méthode épaule-aisselle :* le sauveteur se place les deux genoux au sol contre le corps de la victime, dont il relève les bras. Il empaume, l'épaule de l'autre côté en passant une main dans l'aisselle, l'autre sur l'épaule. Bras tendus, le sauveteur se bascule en arrière, amenant ainsi la victime sur ses cuisses. Le billot, qui était à portée de la main, est mis en place au niveau des omoplates ; la victime est reposée. La tête, basculée en arrière, doit toucher le sol. Cette manœuvre doit être effectuée très rapidement.

Position du sauveteur : assis sur ses talons, les deux genoux sur le sol, près de la tête de la victime : la distance genoux-tête dépend de la taille du sauveteur.

1. - *Position de départ :* le sauveteur saisit les poignets de la victime, son pouce à côté du pouce de la victime, et les place sur le sternum, l'un à côté de l'autre (et non pas l'un sur l'autre).

2. - *Expiration* (appui) : le sauveteur comprime le thorax de la victime en se penchant en avant, le dos plat, les bras tendus à la verticale.

3. - *Relâchement :* le sauveteur relâche brusquement la pression.

4. - *Inspiration* (traction) : le sauveteur se rejette en arrière, et se rassied sur ses talons, en tirant les poignets de la victime en arrière, jusqu'au sol.

Remarques : la fréquence est de 15 à 20 mouvements par minute ; il faut toujours passer brusquement d'un mouvement à l'autre, sans temps mort ; quand le sauveteur est de petite taille il peut s'aider en décollant les genoux du sol.

Silvester : préparation

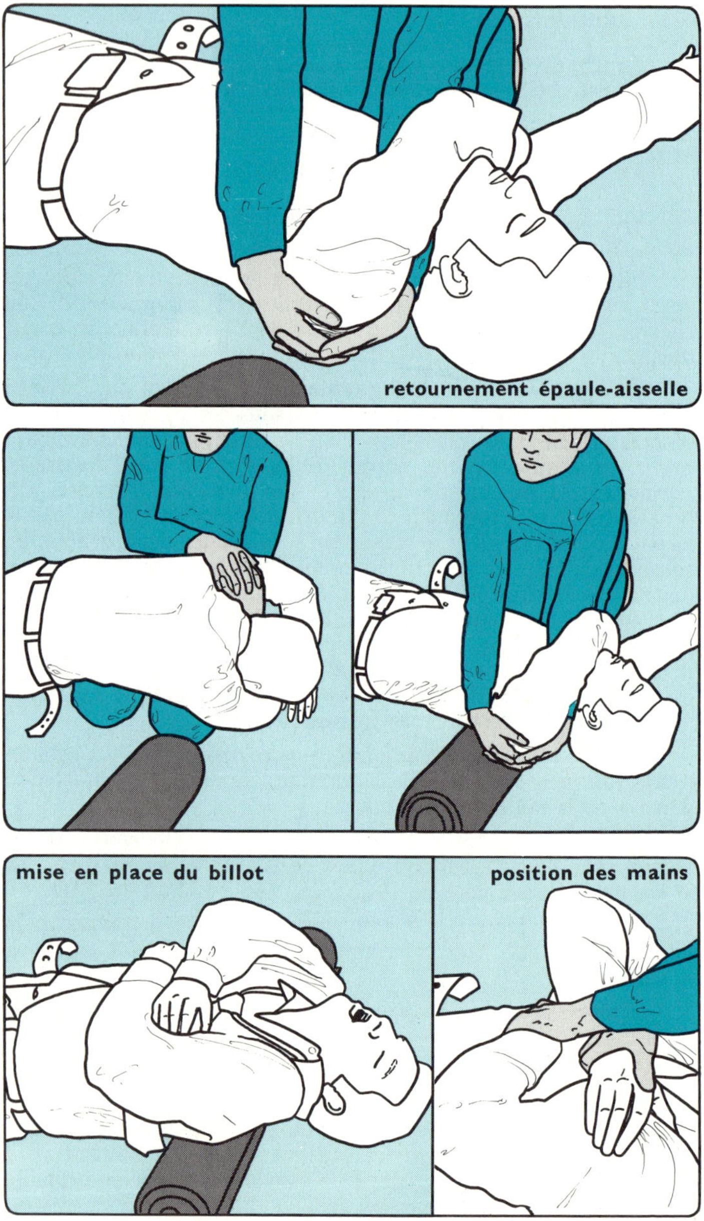

méthode de Silvester (avec billot)

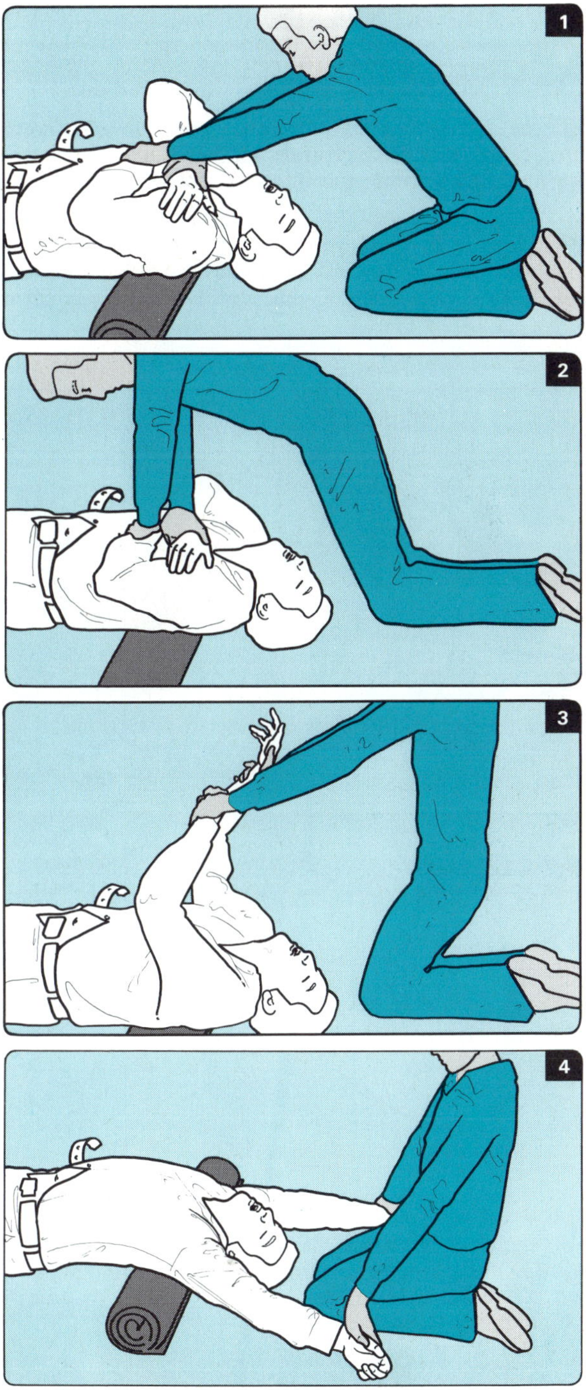

MÉTHODE DE NIELSEN

Elle se pratique quand on ne peut pas faire une méthode orale, quand on ne peut pas retourner la victime sur le dos.

Elle ne doit jamais être pratiquée chez un sujet porteur de fractures de la colonne vertébrale, de côtes, des membres supérieurs ; chez une femme enceinte, un obèse. *C'est une méthode d'exception.*

Position de la victime : toujours sur un plan dur, allongée à plat ventre. Si la victime est sur le dos (et qu'on choisisse cette méthode à titre exceptionnel), on pratique le retournement par

Nielsen : préparation

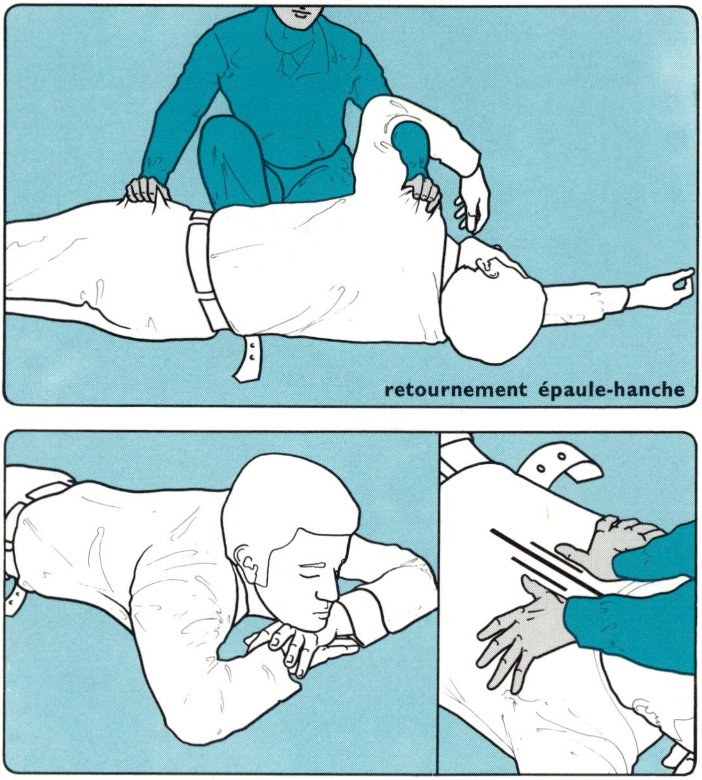

la *méthode épaule-hanche* : le sauveteur s'agenouille du côté où il va retourner la victime, laissant une certaine distance entre elle et lui. D'une main, il empaume l'épaule de la victime, de l'autre il prend la hanche, et la retourne d'un bloc ; cette manœuvre doit être exécutée très rapidement.

La victime est couchée sur le ventre, les membres supérieurs relevés et pliés, les mains mises à plat l'une sur l'autre. Le menton repose sur les mains ; ainsi la tête est basculée en arrière.

S'il y a un deuxième sauveteur, il maintient la tête de l'asphyxié en arrière, avec ses mains ou à l'aide d'un lien.

maintien de la tête par un aide

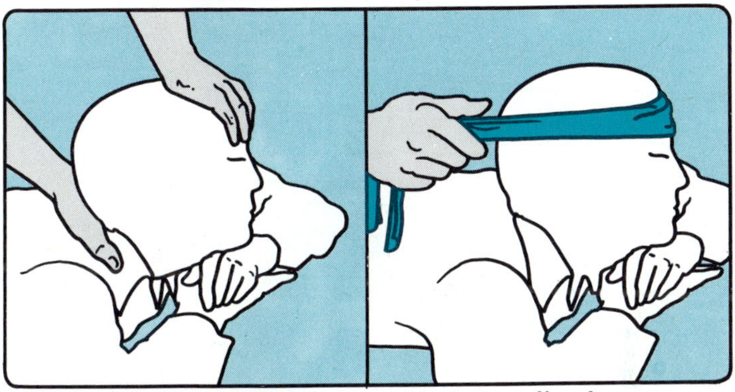

sans matériel **par un lien large**

Position du sauveteur : assis sur ses talons, les deux genoux sur le sol, près de la tête de la victime.

1. - *Position de départ :* il pose ses deux mains bien à plat sur le dos de la victime, au niveau des omoplates ; les pouces sont parallèles à la colonne vertébrale.

2. - *Expiration* (appui) : le sauveteur bascule en avant, le dos plat, les bras tendus à la verticale, appuyant de tout son poids sur le thorax de la victime.

3. - *Relâchement :* le sauveteur relâche brusquement sa pression.

4. - *Inspiration* (traction) : il saisit les bras de la victime, juste au-dessus du coude, et les tire vers lui en se basculant en arrière ; les mains de la victime doivent rester sous le menton, sans décoller du sol.

Remarques : la fréquence est de 15 à 20 mouvements par minute. Il faut toujours passer brusquement d'un mouvement à l'autre sans temps mort.

Surveillance

Quelle que soit la méthode, on surveille la victime.

On voit si elle ventile bien : son thorax se gonfle et s'affaisse.

On voit si elle reprend sa ventilation : lorsque les mouvements spontanés réapparaissent, il s'agit tout d'abord de mouvements isolés. Le sauveteur les assiste en se gardant bien de les contrarier ; il reprendra son action dans les intervalles de ces mouvements spontanés, intervalles toujours assez longs au début ; il se borne à assister ces mouvements lorsqu'une ventilation spontanée est rétablie.

méthode de Nielsen

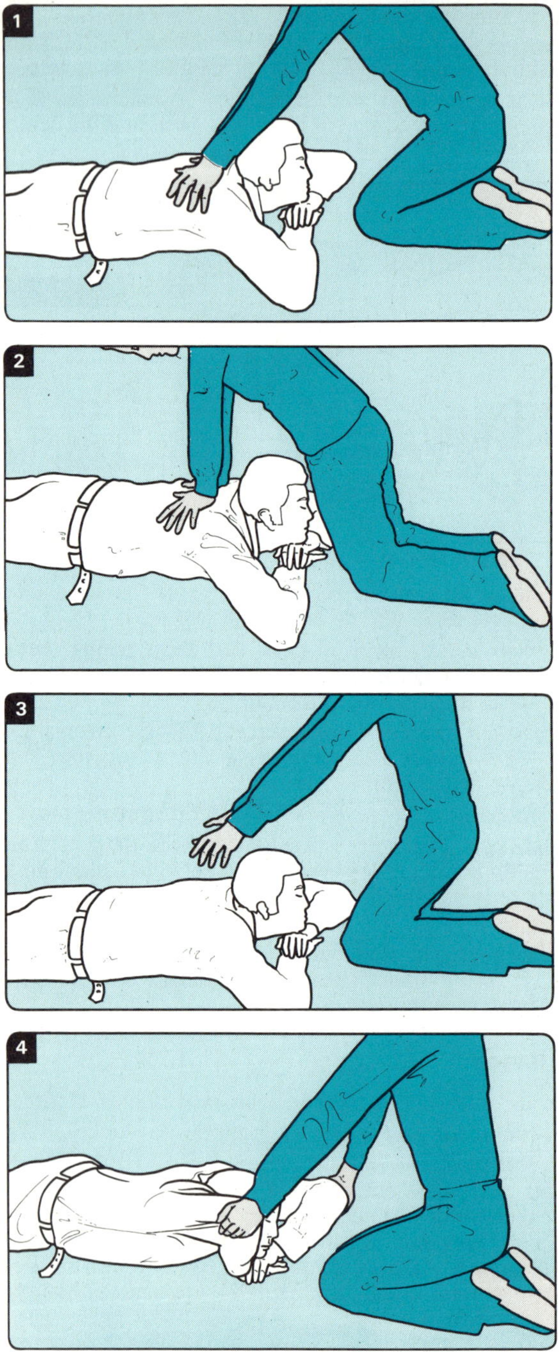

On voit si elle devient bleu ou violacé : c'est qu'il y a un obstacle ; s'assurer que les voies aériennes sont libres et que la tête est bien basculée en arrière.

Faire alerter les secours publics : pompiers

La précocité des soins prime tout : l'abandon d'un asphyxié pendant 3 minutes équivaut pratiquement à sa mort. Le secouriste demande donc à un témoin de donner l'alerte (voir chap. I). Les sapeurs-pompiers sont des spécialistes du traitement des asphyxiés, ainsi que la police fluviale et les formations de sauvetage spécialisées en particulier les maîtres-nageurs sauveteurs qui surveillent les plages et les baignades. La présence d'un médecin est nécessaire. Le secouriste n'oublie pas que son rôle s'arrête là où celui du spécialiste commence.

Installation des victimes dont la ventilation spontanée est efficace

Position latérale de sécurité

Lorsqu'une victime *inconsciente* a conservé ou repris une ventilation efficace (mouvements amples, réguliers), elle doit être mise en position latérale de sécurité, pour éviter :

- la chute de la langue en arrière ;
- l'encombrement par des sécrétions ou un vomissement.

Elle doit être surveillée en permanence.

Position demi-assise ou couchée sur le côté, tête et épaules surélevées

Les personnes *conscientes*, dont la ventilation est conservée, mais gênée, difficile (blessé du thorax, malade pulmonaire ou cardiaque ayant une « crise d'étouffement ») sont mises dans l'une ou l'autre de ces positions (celle où la personne se « sent le mieux »). On n'oubliera pas :

- d'obturer une plaie soufflante du thorax ;
- de coucher sur le côté fracturé une personne souffrant de fractures de côtes d'un seul côté.

Surveillance, gestes complémentaires, évacuation

Le secouriste saura utiliser les témoins qui l'entourent pour faire pratiquer des gestes complémentaires qu'il ne peut pas faire lui-même, car il ne doit interrompre la ventilation artificielle sous aucun prétexte.

Éviter le refroidissement, spécialement pour les noyés : déshabillage, séchage, couvertures (en glisser rapidement une ou deux entre la victime et le sol). Ne jamais tenter de faire boire, même lorsque le sujet a repris connaissance.

L'inhalation d'oxygène, toujours très utile, est indispensable dans le cas d'asphyxie par l'oxyde de carbone (poêles, gaz d'éclairage, gaz d'échappement d'un moteur). Pour être sans danger, elle doit être pratiquée par une personne qualifiée : personnel médical, pompier, secouriste spécialisé en ranimation.

Les *injections médicamenteuses* et la *saignée* sont des actes médicaux dont l'indication et l'exécution sont hors de la compétence du secouriste ; il en est de même des appareils de ventilation artificielle, réservés aux sauveteurs spécialisés.

Enfin, le *massage cardiaque externe* ne doit être pratiqué que par des personnes spécialement entraînées en « ranimation ».

Rappelons, pour terminer, qu'une détresse respiratoire se traite dans le lieu sûr le plus proche de l'accident, c'est-à-dire presque sur place.

Mais la proximité d'un centre bien installé, le froid, l'état du sujet peuvent faire souhaiter le transport immédiat : la ventilation artificielle est continuée sur le brancard et dans l'ambulance ; elle n'est interrompue que pendant les quelques secondes nécessaires au chargement (les méthodes par insufflation sont très supérieures).

Quant au blessé dont la ventilation spontanée est efficace, il est évacué dans la position où on l'a installé :

- horizontale, position latérale de sécurité pour la personne inconsciente ;
- demi-assis ou couché sur le côté (blessé), tête et épaules surélevées, pour la personne consciente.

La surveillance doit continuer pendant tout le transport, jusqu'à l'hôpital, car *un nouvel arrêt ventilatoire peut toujours se produire*. L'hôpital doit être prévenu suffisamment à l'avance de l'arrivée de victimes en état de détresse respiratoire.

5

GESTES DE PREMIERS SECOURS ET CONSEILS DE PRÉVENTION DANS LES DIFFÉRENTS CAS DE DÉTRESSES RESPIRATOIRES

Le secouriste effectuant un sauvetage doit savoir soustraire la victime à la cause de l'accident sans y succomber lui-même, et en évitant aux autres d'y succomber.

Les consignes qui suivent concernent ce qui peut survenir dans la vie courante ; quant aux accidents survenant dans certaines professions, chacun doit :

- connaître et respecter les consignes de sécurité générale de sa profession et les consignes propres à l'atelier ou au chantier ;
- repérer les dispositifs d'alarme (sonneries, signaux) et les dispositifs de sécurité (vannes, robinets, coupe-circuits, extincteurs).

Le secouriste désireux de se perfectionner peut suivre avec profit les spécialisations : ranimation, secourisme nautique.

Enfin, un secouriste doit répandre et pratiquer l'esprit de prévention, en donnant et en respectant lui-même les consignes de sécurité qui permettraient d'éviter, chaque année, plusieurs milliers de morts par détresse respiratoire.

Noyade

Ce qu'il ne faut pas faire

Se jeter à l'eau sans réfléchir et sans être spécialement entraîné au sauvetage.

Aller chercher un noyé à plus de 50 mètres, même si l'on est un excellent nageur.

Se laisser agripper par un sujet qui coule, au risque d'être entraîné avec lui.

Essayer d'assommer une personne qui se débat.

S'avancer sur la glace mince ou déjà brisée.

Ce qu'il faut faire ⋆

Tendre une perche, lancer une bouée, prendre une barque.

Tout en commencant la ventilation artificielle, déshabiller le noyé et le sécher.

Empêcher qu'il se refroidisse (couverture).

Le maintenir tête basse, pour qu'il rejette l'eau absorbée.

Sur la glace, utiliser une échelle, une planche, une corde.

Comment l'éviter

Apprendre à nager correctement.

Se méfier des tourbillons, des remous, des marées.

Ne pas se baigner quand on digère ou lorsqu'on est fatigué.

S'abstenir de bains froids si on « réagit mal » : frissons, éruptions (urticaire).

⋆ Le sauvetage nautique est enseigné dans le cadre de la spécialisation "Secourisme nautique".

Appeler à l'aide quand il est encore temps, dès les premiers signes d'alarme : malaise, nausée, douleurs dans la nuque, vue brouillée.

Ne jamais se baigner seul : il y a des malaises subits, qui peuvent saisir le nageur le mieux entraîné.

Obéir aux maîtres-nageurs et aux gardes-côtes.

Ne pas faire de paris stupides.

Ne pas oublier qu'il y a en France, chaque année, 2 500 noyades : 50 pour 100 par chute accidentelle, 25 pour 100 chez de mauvais nageurs, 25 pour 100 chez de bons nageurs.

Electrocution

Ce qu'il ne faut pas faire

Toucher l'asphyxié et s'électrocuter soi-même.

Faire des échafaudages isolants mais instables, et tomber sur le fil qu'on voulait écarter.

Utiliser des objets conducteurs métalliques ou humides (parapluies) pour écarter un fil à basse tension.

Essayer d'écarter un fil à haute tension. Le courant haute tension est celui qui dépasse : 600 volts en courant continu, 250 volts en courant alternatif ou 433 volts en courant triphasé.

Ce qu'il faut faire

Pour une installation domestique, couper avant tout le courant : pour les courants à haute tension (câbles et pylônes ; réseaux de chemin de fer électrifiés), *faire couper le courant* (téléphoner à la compagnie, avertir le chef de gare).

Prévoir la chute du sujet resté agrippé au câble.

Mettre un pansement stérile ou, à défaut, un emballage propre sur la ou les brûlures.

Garder sous surveillance médicale tout individu qui a reçu une forte décharge électrique, même s'il n'a pas de troubles immédiats (simple « commotionné ») ; ceux-ci peuvent apparaître plus tard.

Comment l'éviter (voir chap. XIII)

S'assurer que les appareils électriques branchés à la maison sont bien mis à la terre.

Se méfier des installations de fortune, des baladeuses mal isolées.

Ne pas manipuler les commutateurs, les appareils de chauffage électrique, le téléphone, quand on est dans son bain ou quand pieds ou mains sont mouillés.

Fermer le compteur avant de changer une lampe ou de remplacer les plombs.

Si un métier expose aux rails conducteurs ou aux fils à haute tension, se dire qu'il vaut mieux « faire le tour » que passer trop près, et se rappeler que c'est rarement le débutant qui s'électrocute.

Par temps d'orage, ne porter sur l'épaule ni outil, ni fusil ; ne pas s'abriter sous un arbre.

Accidents dus au gaz carbonique (CO_2)

Ce qu'il ne faut pas faire

Descendre dans une cuve à fermentation, un puits, un égout, un silo où un sujet est inanimé.

Ce qu'il faut faire

Se faire encorder avant de descendre dans une atmosphère confinée et porter un masque étanche avec bouteilles (jamais un masque à simple cartouche filtrante) et hisser la victime au dehors pour faire les gestes d'urgence.

Si c'est une pièce, ouvrir porte et fenêtres en retenant son souffle ; ressortir, respirer à fond, rentrer puis tirer la victime dehors.

Dans tous les cas, une ou plusieurs personnes restent dehors, pour aider le sauveteur ou, si besoin est, le secourir.

Comment les éviter

Ne jamais descendre dans une cuve ou un silo non ventilé.

Veiller à l'aération des locaux et des ascenseurs.

Ne jamais laisser un jeune enfant jouer avec un sac en papier ou en plastique ; il pourrait y mettre sa tête et s'étouffer en une minute.

Accidents dus à l'oxyde de carbone (CO)

L'oxyde de carbone est contenu dans certains gaz domestiques, appelés parfois encore « gaz d'éclairage » ; mais surtout, il est produit en grande quantité par les chauffe-eau, les chauffe-bains, les chaudières à mazout et les poêles à charbon, surtout lorsqu'ils « tirent » mal, lorsque les installations sont défectueuses et les locaux *dépourvus d'arrivée d'air frais et de conduit d'évacuation* des gaz brûlés.

Les gaz d'échappement des voitures en contiennent une très grande quantité.

Enfin, l'oxyde de carbone est *inflammable et explosif ;* il est très toxique, même à faible dose (il empêche le sang de transporter l'oxygène).

Ce qu'il ne faut pas faire

Entrer sans réfléchir dans la pièce et y respirer.

S'éclairer avec une bougie ou un briquet, appuyer sur une sonnerie électrique, appeler au téléphone, briser une ampoule électrique, ouvrir ou fermer les interrupteurs ou les manettes des compteurs électriques (à l'ouverture comme à la fermeture se produit une étincelle).

Marcher sur un sol dur avec des chaussures cloutées ou ferrées.

Ce qu'il faut faire

Se faire assister par quelqu'un qui reste dehors.

Entrer en retenant son souffle et ouvrir les fenêtres pour faire courant d'air.

Reprendre son souffle à l'extérieur et traîner l'asphyxié dehors.

Faire toujours administrer de l'oxygène.

Comment les éviter

Se méfier des vieux poêles qui tirent mal, des chauffe-eau à gaz sans ventilation et des tuyaux à gaz qui fuient ; un tuyau souple d'appareil à gaz doit être changé chaque année.

Ne pas boucher les aérateurs ; faire vérifier les installations (en particulier, l'évacuation des gaz brûlés).

Dormir la fenêtre ouverte ; fermer les robinets d'arrivée le soir ou en cas d'absence prolongée.

Ne pas faire fonctionner le moteur d'une voiture dans un garage fermé ou mal aéré ; arrêter le moteur en cas d'arrêt supérieur à 2 ou 3 minutes (arrêter le ventilateur de chauffage ou d'aération ne suffit pas, car l'oxyde de carbone se répand autour de la voiture et peut s'infiltrer par le plancher non étanche).

Accidents dus au propane et au butane

Ces gaz sont moins toxiques que le gaz « d'éclairage » contenant de l'oxyde de carbone.

Mais ils sont cependant dangereux par eux-mêmes, toxiques et inflammables, parce que les appareils qu'ils alimentent peuvent donner naissance à de l'oxyde de carbone, en cas de combustion mal réglée ou d'évacuation mal assurée.

Les gestes de secours et les précautions sont identiques à ceux concernant l'oxyde de carbone.

De plus : fermer la bouteille chaque soir ou en cas d'absence prolongée.

Accidents dus à des gaz ou des vapeurs toxiques

Ce qu'il ne faut pas faire

Pénétrer dans la zone contaminée sans masque isolant (un simple masque filtrant ne sert à rien).

Faire un effort excessif sous le masque car il y a risque d'essoufflement.

Pratiquer la ventilation par une méthode orale.

Ce qu'il faut faire

Mettre un masque isolant avec bouteilles (et non pas un masque à simple cartouche filtrante).

Tirer la victime hors de la zone contaminée.

Redouter l'accident « à retardement ». Un sujet qui a respiré une atmosphère chargée de gaz toxiques peut être plus ou moins incommodé sans qu'il y ait perte de connaissance ni arrêt ventilatoire ; par exemple l'inhalation d'air contenant de faibles quantités de chlore, de gaz soufrés ou de vapeurs nitreuses, provoque une irritation des voies respiratoires (toux, larmoiement, écoulement nasal). Le sujet sort à l'air libre, respire largement, et après quelques minutes se croit tiré d'affaire. Or, il y a danger d'apparition, *après un intervalle libre*, de complications à retardement : arrêt ventilatoire brutal ou asphyxie progressive par envahissement des alvéoles pulmonaires par le sérum sanguin (œdème aigu du poumon).

Cette période de rémission trompeuse doit être bien connue des secouristes : tout intoxiqué respiratoire doit être mis au repos, allongé, *conduit en ambulance à l'hôpital*, et surveillé en permanence.

Comment les éviter

Manipuler les détachants, les solvants en plein air ou à défaut les fenêtres grandes ouvertes, les flammes éteintes. Cette recommandation est valable même pour les produits ininflammables, tel le trichloréthylène qui dégage un gaz très toxique au contact d'une flamme ou « d'un point rouge ».

Ne pas mélanger les produits de nettoyage des sanitaires (lavabos, toilette) avec de l'eau de javel, car il y a risque de dégagement de chlore, gaz très toxique.

En milieu industriel, n'entrez pas dans un réservoir avant qu'il ait été dégazé et largement ventilé, et que le responsable de la sécurité ait vérifié par des prises d'atmosphère que le réservoir ne contient plus de gaz toxique ni de mélange explosif.

S'entraîner au port du masque.

Ne jamais diriger le jet d'un extincteur sur le visage d'une victime... ou d'un autre sauveteur.

Corps étrangers des voies respiratoires

Ce qu'il ne faut pas faire

Perdre son sang-froid et abandonner l'asphyxié (c'est ordinairement un enfant) pour chercher du secours.

Ce qu'il faut faire

Saisir par les pieds l'enfant qu'un bouton ou un caillou étouffe ; le mettre tête basse, le secouer en lui frappant le dos.

Ouvrir la bouche ; lorsque le corps étranger est volumineux, il est parfois dans l'arrière-gorge ; essayer de l'extraire en passant derrière lui un doigt en crochet (attention : ne pas l'enfoncer davantage en le poussant).

Si la victime reste violette, faire la ventilation artificielle.

Comment les éviter

Ne jamais laisser les jeunes enfants jouer avec des boutons, des pièces de monnaie, des billes, des cailloux, de menus objets qu'ils porteront à leur bouche.

Mettre sur le côté et tête basse un enfant qui vomit.

Eboulements

Ce qu'il ne faut pas faire

Provoquer un second éboulement en essayant de dégager la victime.

La remuer sans précautions (fractures multiples).

Ce qu'il faut faire

Étayer ce qui risque de s'ébouler.

Désobstruer les voies respiratoires.

Comment les éviter

Ne pas circuler dans les vieux souterrains et les carrières.

Ne jamais creuser de tunnel ou de tranchée dans le sable.

Ne pas descendre dans une tranchée non étayée.

Pendaison et strangulation

Ce qu'il ne faut pas faire

Couper la corde en essayant de maintenir seul le corps qui entraînera le sauveteur dans sa chute.

Ce qu'il faut faire

Entasser rapidement du foin ou des matelas pour éviter les fractures lors de la chute.

Si le corps est proche du sol, le faire tenir par une seconde personne.

Couper la corde et la desserrer, car elle reste souvent enfoncée autour du cou dans un profond sillon (un secouriste a toujours sur lui un couteau de poche).

Comment les éviter

Ne pas monter sur un arbre, ne pas faire d'agrès ou de barre fixe avec une cravate ou un foulard.

Ne pas se pencher sur un moteur en marche, ne pas travailler dans un atelier avec une cravate ou un cache-col.

Ne jamais laisser les enfants se mettre des ficelles ou des cordes autour du cou.

Hémorragie cérébrale, insolation, coup sur la tête, crises d'épilepsie

Ce qu'il ne faut pas faire

Laisser couchée sur le dos et sans surveillance une personne qui a eu un malaise ou une crise nerveuse et n'est pas consciente.

Laisser partir une personne ayant reçu un coup sur la tête ou le cou, même si elle est parfaitement consciente et ne se plaint de rien.

Ce qu'il faut faire

Allonger sur le côté, en position latérale de sécurité, toute personne qui a eu un malaise et qui est inconsciente.

Soulever la tête, rafraîchir le visage, installer à l'ombre et au frais si la chaleur est forte.

En cas de crise d'épilepsie (voir p. 264), faire le vide autour de la victime en écartant les meubles et les objets contre lesquels elle pourrait se blesser, et essayer de glisser sous sa tête et ses épaules une couverture ou un vêtement, pour amortir le choc ; après la crise, l'allonger en position latérale de sécurité.

Comment les éviter

Coup sur la tête ou le cou : port du casque pour les « deux roues », port de la ceinture de sécurité, avec appui-tête, pour les automobilistes.

Crises d'épilepsie : prise régulière des médicaments prescrits.

NE PAS CONFONDRE

Il existe de nombreux mots pour désigner certains états de détresse respiratoire ; certains sont utilisés dans des sens différents.

Nous donnons dans le tableau suivant, les termes les plus courants, en les expliquant et en les rattachant, pour la conduite du secouriste, aux deux premier et troisième cas décrits p. 43 et p. 46 dans le présent chapitre.

TERME	SIGNIFICATION LA PLUS COURANTE	CONDUITE DU SECOURISTE
Asphyxie	Arrêt de la ventilation	**VICTIME INCONSCIENTE VENTILATION ARRÊTÉE**
Syncope respiratoire **Syncope ventilatoire** **Syncope bleue**	Arrêt bref ou prolongé de la ventilation (la victime est violacée)	Liberté des voies aériennes Ventilation artificielle
Syncope cardiaque **Syncope blanche**	Arrêt bref ou prolongé de la ventilation et de la circulation (la victime est pâle, livide)	Le massage cardiaque externe n'est pratiqué que par les secouristes spécialisés
Évanouissement, perte de connaissance, sujet « qui se trouve mal »	La victime est inconsciente mais la ventilation n'est pas arrêtée	**VICTIME INCONSCIENTE VENTILATION NON arrêtée** Liberté des voies aériennes
Coma	Etat d'inconscience prolongé (la ventilation n'est pas arrêtée)	Position latérale de sécurité Surveillance Ventilation artificielle au moindre signe

VENTILATION ARTIFICIELLE

GESTES D'URGENCE

- **libérer les voies aériennes**
- **basculer la tête en arrière**
- **continuer la ventilation jusqu'à l'arrivée d'un médecin**
- **quand la ventilation spontanée est bien rétablie, ample et régulière : position latérale de sécurité et surveiller**
- **toujours appeler les secours publics et faire conduire à l'hôpital**

MÉTHODES DE VENTILATION

- **MÉTHODES ORALES :** faciles et efficaces
  bouche-à-bouche
  bouche-à-nez
  bouche-à-bouche et nez chez le nourrisson
- **MÉTHODES MANUELLES :** à ne pratiquer qu'exceptionnellement
  Silvester avec billot
  Nielsen

DANS TOUS LES CAS :

TÊTE BASCULÉE EN ARRIÈRE
CONTROLER l'efficacité de la ventilation

Chapitre III

LES HÉMORRAGIES

1

LA CIRCULATION

Le sang

Grâce à la pompe cardiaque, nos 5 litres de sang circulent dans un réseau fermé comportant plusieurs kilomètres de tuyaux de divers calibres : artères, capillaires, veines.

Le sang apporte aux organes leur nourriture. D'autre part les globules rouges transportent jusqu'aux cellules l'oxygène qu'ils ont capté dans les poumons. Le sang transporte le gaz carbonique produit par les cellules jusqu'au poumon où il est rejeté à l'extérieur. Le sang a de plus un rôle de défense : les globules blancs digèrent les déchets et détruisent les microbes.

L'appareil circulatoire

Le cœur est un muscle creux ; il est situé au milieu du thorax, couché sur le muscle diaphragme, sa pointe vers la gauche.

Le cœur est divisé en deux parties indépendantes : *le cœur droit* et le *cœur gauche*. Chaque partie est formée de deux cavités : *l'oreillette* en haut, le *ventricule* en bas.

Les vaisseaux sanguins : le sang passe de l'oreillette dans le ventricule, il quitte le ventricule par une *artère*, qui se divise en un certain nombre de branches ; chaque branche aboutit à des vaisseaux extrêmement fins appelés *capillaires*. Les capillaires se réunissent en *veines*, qui forment un tronc aboutissant à l'oreillette.

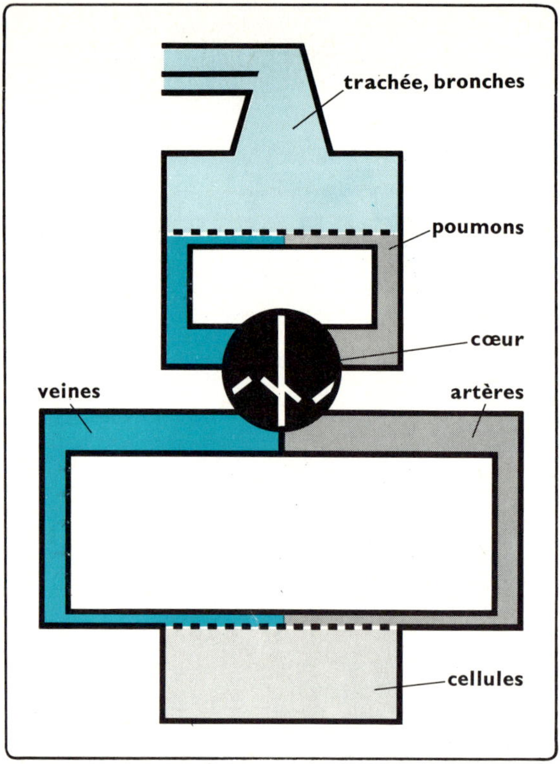

Le cœur gauche reçoit le sang oxygéné venant des poumons et le distribue dans les cellules. Le cœur droit reçoit le sang chargé de gaz carbonique venant des cellules et le transporte vers les poumons. Le cœur se contracte 70 à 80 fois par minute chez l'adulte, plus fréquemment chez l'enfant. *Chaque battement cardiaque se transmet aux artères :* c'est le pouls. Il est possible de prendre le pouls au poignet, au niveau de l'artère radiale qui passe dans la gouttière aboutissant à la racine du pouce. Si l'on appuie doucement non pas avec le pouce, mais avec l'extrémité des autres doigts, on perçoit le pouls.

Lorsque le sang circule mal, du fait d'un état de choc, on ne trouve pas le pouls au poignet ; il faut alors le rechercher au niveau d'une grosse artère : au cou (artère carotide) ou à l'aine (artère fémorale) en appuyant doucement avec l'extrémité des doigts (autres que le pouce).

Il existe dans l'appareil circulatoire une certaine pression. On mesure la pression ou tension artérielle généralement au bras. On appelle pression maximale la pression au moment où le cœur se contracte, pression minimale lorsqu'il se relâche.

Une grosse artère est élastique : sectionnée, elle reste béante comme un tuyau de caoutchouc. Pour arrêter l'hémorragie, il faut donc l'écraser contre un os. Les veines, les petites artères, les capillaires sont flasques : il suffit d'appuyer modérément sur la plaie pour que l'hémorragie cesse.

La lymphe et les ganglions lymphatiques

Une partie des liquides du sang et des globules blancs traverse la paroi des capillaires et se répand dans les tissus ; c'est ce qu'on appelle *le liquide interstitiel*, origine de *la lymphe*. La lymphe se draine dans des conduits indépendants, les canaux lymphatiques, qui se réunissent en un grand collecteur appelé « canal thoracique ». Celui-ci se jette dans la circulation.

Le long des canaux lymphatiques se trouvent des organes qui fabriquent des globules blancs : *les ganglions lymphatiques*. Ces ganglions peuvent s'infecter (adénite) ainsi que les canaux lymphatiques (lymphangite).

L'écoulement du sang hors des vaisseaux

L'hémorragie est l'écoulement du sang hors des vaisseaux.

On en distingue plusieurs variétés :

- *les hémorragies externes :* le sang s'écoule à l'extérieur du corps par une plaie ;
- *les hémorragies internes :* le sang reste à l'intérieur du corps, dans la cavité abdominale par exemple ;
- *les hémorragies extériorisées :* le sang s'écoule par un orifice naturel.

2

LES HÉMORRAGIES EXTERNES

On distinguait jadis, parmi les hémorragies, celles dues à la section d'une artère importante (bras, cuisse, cou) : un gros jet saccadé de sang jaillit de la plaie, et celles dues à la section d'une veine, ou de capillaires (le sang coule en nappe) ou d'une petite artère (mince filet ou petit jet saccadés).

Dans la pratique, le secouriste se trouve en présence d'une plaie qui saigne sans qu'il puisse bien reconnaître de quel type d'hémorragie il s'agit. Aussi la conduite à tenir est-elle toujours la même : *commencer par une pression manuelle sur la plaie.*

Conduite à tenir en présence d'une hémorragie

Conduite immédiate : pression directe sur la plaie :

Les 2 premiers gestes à faire devant une plaie qui saigne sont :

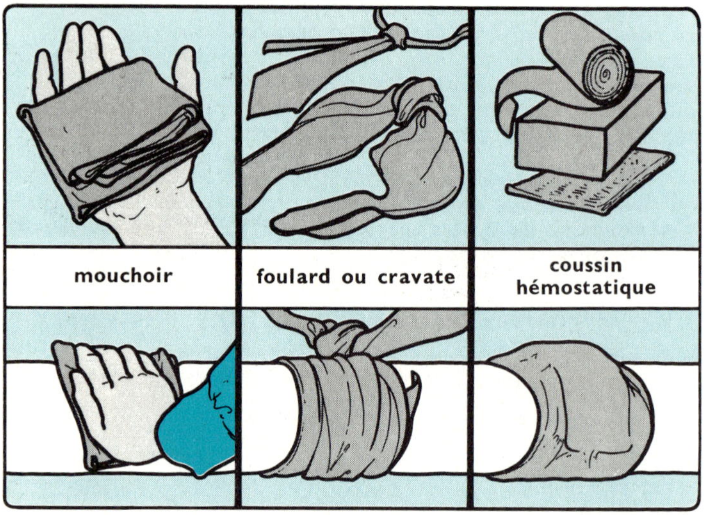

- exercer une pression sur la plaie : appliquer fermement la main avec, si possible, un linge propre plié ;
- allonger le blessé en position horizontale.

Après 1 min environ de pression locale, 3 cas peuvent se présenter :

Premier cas. L'hémorragie cesse ou diminue très nettement : pansement compressif.

Sans toucher à la plaie elle-même, sans mettre d'antiseptique, sans rechercher de corps étrangers, mettre sur la plaie un pansement compressif :

- *avec des compresses* maintenues par une bande, du tissu adhésif ou une fronde ;
- *avec « un pansement individuel »* ;
- *de préférence avec un coussin hémostatique d'urgence :* il s'agit d'un pansement individuel tout prêt, muni d'un coussin de mousse plastique permettant une compression efficace, bien répartie, sans danger ; ne pas trop le serrer ;

• *à défaut se servir d'un linge propre.*

La bande, la fronde, le triangle ou le tissu adhésif doivent être suffisamment serrés pour que l'hémorragie s'arrête complètement. Un pansement qui rougit ou qui suinte un peu est simplement renforcé par un rembourrage de coton ou de toile maintenu par quelques tours de bande supplémentaires.

Attention : *le pansement ne doit pas être trop serré :* s'il s'agit d'un membre, l'extrémité ne doit être ni froide, ni violacée quelques minutes après la pose ; le pouls doit continuer à battre en-dessous du pansement.

D'autre part, *le membre blessé est surélevé,* posé sur un vêtement en rouleau par exemple.

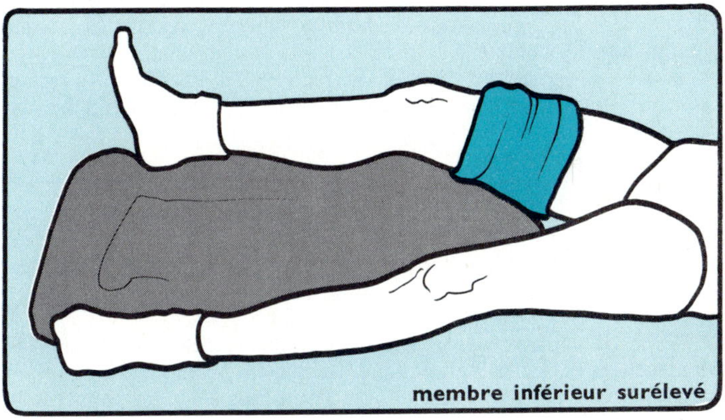

membre inférieur surélevé

Ce premier cas est le plus fréquent : hémorragie de veines superficielles ou profondes, d'une petite artère (avant-bras, main, jambe, pied, visage) ; la rupture de varices entre dans ce cas : de grosses veines dilatées du membre inférieur peuvent être facilement lésées par un choc. On met un pansement compressif et on installe le membre en position surélevée.

Deuxième cas. L'hémorragie persiste malgré le pansement compressif; une grosse artère est atteinte : compression à distance.

Il faut, sans attendre, comprimer l'artère à distance, avec le pouce, ou le poing, entre le cœur et la plaie.

Il faut donc connaître le trajet des principales artères et les points où l'on peut les écraser contre un os : *ce sont les* six *points de compression.*

1. **Point de compression au cou :** les artères du cou ou carotides montent de chaque côté de la trachée. Il est possible d'arrêter une hémorragie avec atteinte de la carotide en la comprimant sans écraser la trachée, donc sans gêner la respiration : *on appuie avec le pouce d'avant en arrière, en dehors de la trachée,* on se sert

du pouce droit si la plaie est à gauche, du pouce gauche si la plaie est à droite, les autres doigts prenant appui derrière le cou ; l'artère est ainsi pressée contre les vertèbres.

C'est à cet endroit qu'on peut prendre le pouls à la carotide, mais il faut appuyer *très peu* (pas avec le pouce).

Une plaie de la face ou du cuir chevelu paraît saigner abondamment, en réalité la perte de sang n'est pas importante et l'hémorragie est stoppée par un pansement compressif. *Ne jamais faire de compression de la carotide pour une plaie de la face ou du cuir chevelu.*

2. **Point de compression derrière la clavicule :** l'artère du membre supérieur sort du thorax derrière la clavicule ; on peut la comprimer contre la première côte *en enfonçant le pouce de bas en haut, derrière la clavicule*, « dans la salière », les autres doigts prenant appui en arrière. On se sert du pouce gauche si la plaie est à droite, du pouce droit si la plaie est à gauche. On arrête ainsi une hémorragie par arrachement du bras ou plaie grave de l'aisselle.

3. **Point de compression dans l'aisselle :** l'artère passe dans le creux de l'aisselle. On peut la comprimer contre la tête de l'humérus : on met *les 2 pouces côte à côte à plat dans le creux de l'aisselle*, les autres doigts entourant l'épaule. On arrête ainsi les hémorragies graves de la partie supérieure du bras.

4. **Point de compression du bras :** l'artère descend le long de la face interne du bras, en dedans du muscle biceps (artère humérale). On peut la comprimer contre l'humérus à la face interne du bras, *en appuyant le pouce sous le biceps.* On utilise le pouce droit si la plaie est au bras droit, le pouce gauche si elle est au bras gauche, les autres doigts prenant appui en arrière du bras. On arrête ainsi une hémorragie grave de la partie inférieure du bras.

5. **Point de compression de l'aine :** l'artère du membre inférieur sort du bassin au pli de l'aine (artère fémorale). Elle passe en avant de l'os du pubis. Elle est située juste sous la peau, ses battements sont visibles chez les sujets maigres. C'est à ce niveau qu'on peut prendre le pouls avec l'extrémité des doigts autres que le pouce, mais en appuyant très peu.

On comprime l'artère *au milieu du pli de l'aine, avec le poing fermé*, en appuyant bras tendu à la verticale. On arrête ainsi une hémorragie grave de la partie supérieure de la cuisse.

6. **Point de compression de la cuisse :** du milieu du pli de l'aine, l'artère fémorale descend le long de la face interne de la cuisse pour passer en arrière dans le creux du genou. On peut comprimer l'artère *contre le fémur avec le poing fermé*, en appuyant de haut en bas, bras tendus de tout son poids, la cuisse étant un peu fléchie et rabattue en dehors sur le sol. On arrête ainsi les hémorragies graves du bas de la cuisse.

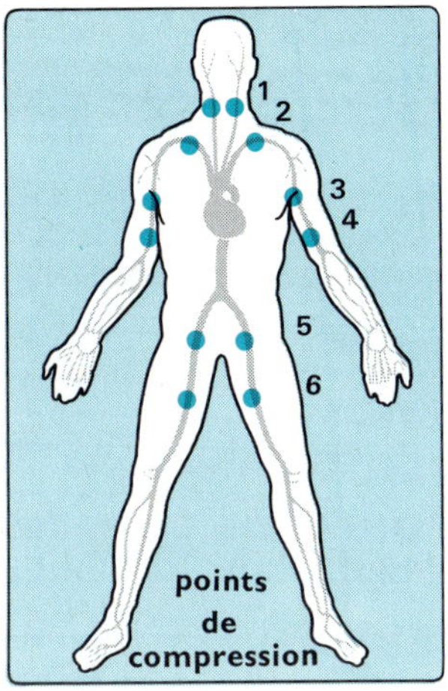
1
2
3
4
5
6
points
de
compression

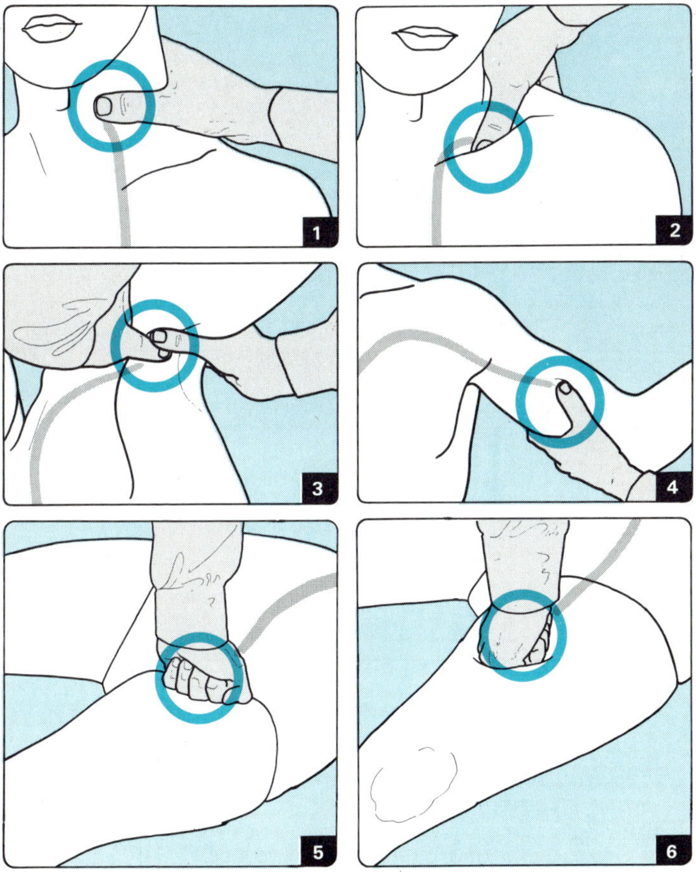
1
2
3
4
5
6

Remarques générales :

Ecraser toujours l'artère contre l'os le plus près possible de la plaie.

Ne jamais lâcher le point de compression : le secouriste doit maintenir le point de compression sur le sujet allongé à plat en attendant un moyen d'évacuation et pendant le transport jusqu'à l'hôpital.

Les indications des points de compression sont résumées dans le tableau suivant.

LES POINTS DE COMPRESSION POUR HÉMORRAGIE ARTÉRIELLE GRAVE

Pourquoi ?	Où ?	Comment ?
Plaie du cou	cou	avec le pouce (pouce gauche pour plaie à à droite, pouce droit pour plaie à gauche)
Plaie de l'épaule; arrachement du bras	derrière la clavicule	avec le pouce (pouce gauche pour plaie à droite, pouce droit pour plaie à gauche)
Plaie haut située sur le bras; bras sectionné haut	dans le creux de l'aisselle	avec les deux pouces
Plaie du bras; bras sectionné	au bras	avec le pouce (pouce droit pour plaie du bras droit, pouce gauche pour plaie du bras gauche)
Plaie située près du pli de l'aine; cuisse sectionnée haut	au pli de l'aine	avec le poing, bras tendu
Plaie de la cuisse; cuisse sectionnée	à la cuisse	avec le poing, bras tendu

Troisième cas (exceptionnel) : pose d'un garrot-cravate.

Si un sauveteur isolé se trouve en présence d'une grosse artère sectionnée (jet de sang important et saccadé), et s'il doit pratiquer d'autres gestes d'urgence sur le blessé ou sur d'autres blessés, *il pose dans ce cas exceptionnel un garrot-cravate ;* de même si le blessé a un membre totalement sectionné.

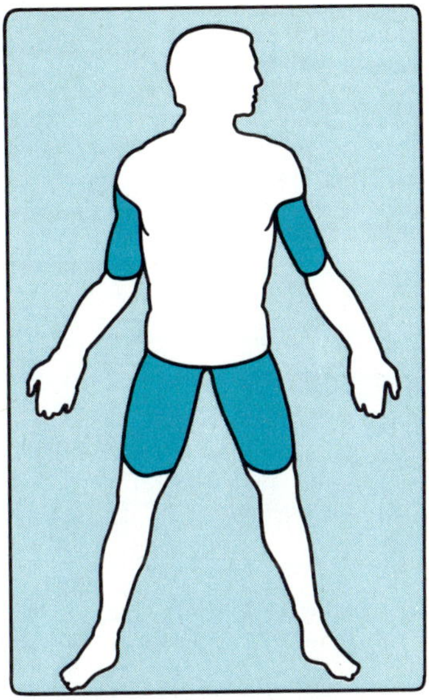

où poser un garrot

Le garrot est toujours placé au-dessus du coude ou au-dessus du genou, entre le cœur et la plaie. La pose du garrot-cravate se fait de la façon suivante :

1. Maintenir le point de compression d'une main, de l'autre main prendre un lien large et solide, non élastique : cravate, bas, foulard en diagonale.

2. Plier le lien en double et le passer autour du membre, au besoin en se faisant aider.

3. Glisser les deux pointes (ou chefs) dans la boucle, serrer en écartant les chefs. Si le lien est trop court, ne passer qu'un seul brin dans la boucle et serrer en rapprochant les chefs.

4. Lâcher à ce moment le point de compression, faire un nœud plat en serrant suffisamment pour obtenir l'arrêt complet de l'hémorragie.

GARE AU GARROT

NE JAMAIS LE DESSERRER : RISQUE DE MORT SUBITE

Lorsqu'un garrot a été posé, **il ne doit jamais être desserré par le secouriste.** En effet lorsqu'on desserre un garrot sans précautions médicales, l'état de choc s'aggrave ; il y a *risque de mort subite.*

Le garrot doit rester *visible ;* l'emballage de la plaie et les couvertures ne doivent pas le recouvrir.

Une *pancarte* épinglée aux vêtements indique le nom du blessé, l'heure et la minute de serrage du garrot ; en cas d'affluence de blessés, on peut en plus écrire le mot « garrot » ou la lettre « G » sur le front du sujet, avec du rouge à lèvres ou un crayon feutre.

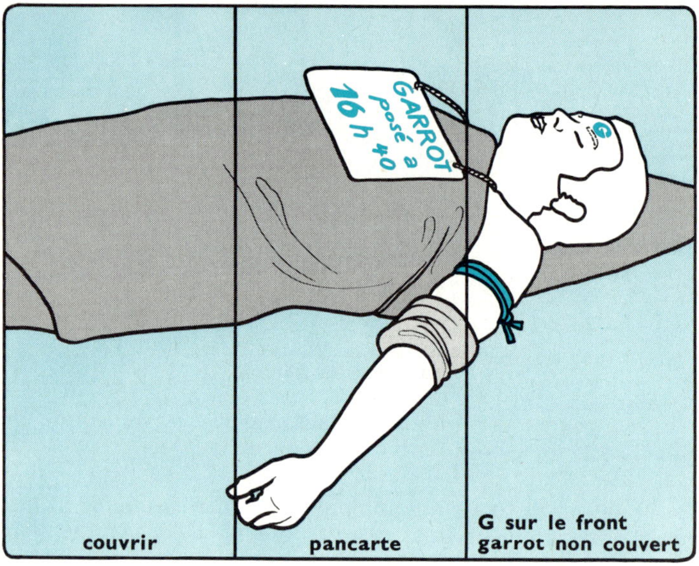

Cas particuliers

Hémorragie artérielle grave évidente d'emblée.

On voit un gros jet de sang saccadé sortir d'une plaie du cou, du bras, de la cuisse ; ne pas perdre de temps à essayer le pansement compressif, *pratiquer immédiatement le point de compression,* allonger le blessé à plat. Maintenir le point de compression, jusqu'à l'arrivée à l'hôpital. Si un membre est sectionné, faire le point de compression, puis mettre un garrot.

Hémorragie artérielle grave à retardement.

Plaie profonde sur le trajet d'une grosse artère, qui ne saigne pas immédiatement. Une grosse artère est sectionnée, mais elle ne saigne pas tout de suite car les bords de la coupure sont écrasés ; cette coupure va s'ouvrir plus tard. C'est ce qu'on appelle une *plaie sèche* qui peut *provoquer une hémorragie à retardement.* C'est la surveillance de la plaie et de son pansement qui permet au secouriste de détecter l'hémorragie au moment où elle se produit. Il fait alors le point de compression.

pose du garrot au bras

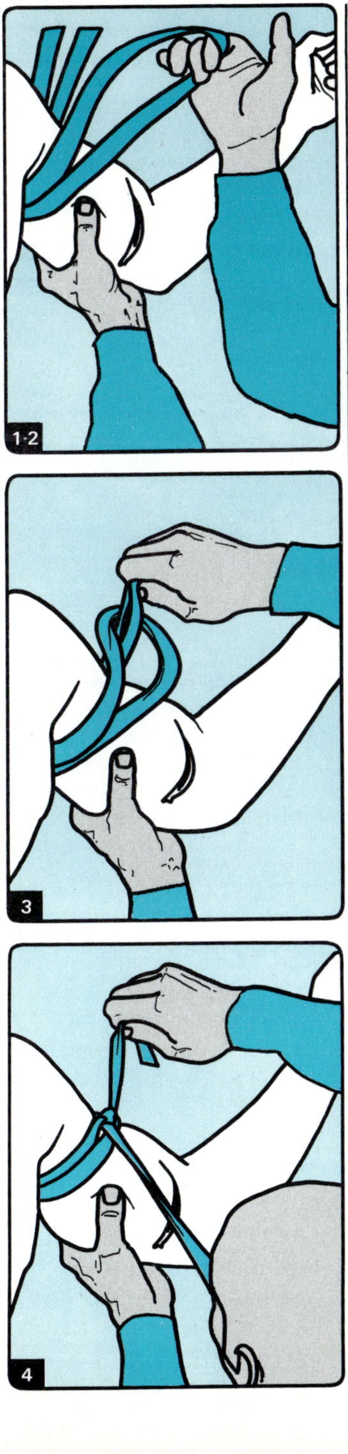

pose du garrot à la cuisse

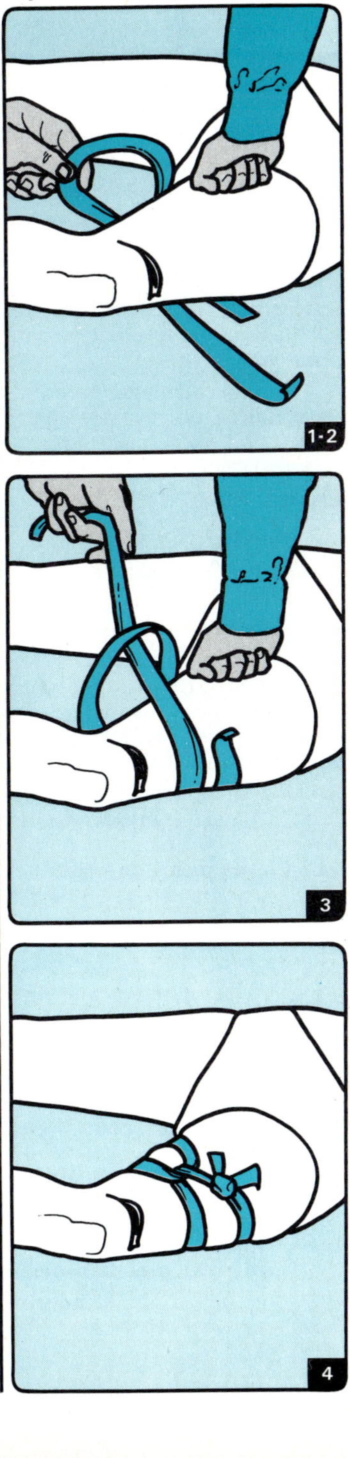

Membre broyé non sectionné. C'est le cas d'un membre blessé par un coup violent avec contusion des muscles, fracture. Une grosse artère a pu être lésée, elle va saigner plus tard. Par précaution *on place un garrot non serré :* c'est le « *garrot d'attente* ». On surveille. Si l'hémorragie apparaît, on serre le garrot.

Membre sectionné qui ne saigne pas immédiatement. Il faut placer *un garrot serré* car l'hémorragie-retard se produira de façon certaine.

Ecrasement prolongé d'un membre sous une charge.

Cette charge fait garrot ; lorsqu'on dégage le membre, lever cette charge revient à desserrer un garrot ; l'accidenté risque la mort subite par levée de garrot. Il faut donc *placer un garrot serré avant le dégagement.*

Il faut bien comprendre que cette technique d'exception s'applique à un membre écrasé et non à un membre seulement coincé.

Dans tous les cas :

- *éviter l'état de choc :* le blessé est allongé à plat, couvert, au calme ;
- *surveiller le blessé :* s'il perd connaissance, l'installer en position latérale de sécurité ;
- *évacuer sans retard*, vers l'hôpital.

Le degré d'urgence diffère selon la nature de l'hémorragie ; on évacue : en extrême urgence le sujet dont le secouriste comprime à la main une grosse artère qui saigne ; en première urgence, le sujet porteur de garrot ; en deuxième urgence, le blessé porteur d'un pansement compressif.

L'hôpital doit être prévenu de l'arrivée du ou des blessés, et de la nature supposée des lésions (plaie d'une grosse artère en particulier) ; le secouriste n'arrête son action que lorsque le blessé est entre les mains du personnel médical compétent.

3

LES HÉMORRAGIES INTERNES

Le sang s'écoule à l'intérieur du corps, on ne le voit pas couler. Il s'agit donc de cas graves, difficiles, souvent trompeurs dont le secouriste doit être particulièrement averti : seule l'intervention chirurgicale peut arrêter l'hémorragie.

HÉMORRAGIES DU THORAX ET DE L'ABDOMEN

Ce sont les hémorragies internes proprement dites.

Comment une hémorragie interne se produit-elle?

- par un coup contre la poitrine, le ventre ou le dos : *une simple contusion de l'abdomen* (piéton renversé, chute sur une marche d'escalier) peut suffire à provoquer l'éclatement du foie, de la rate ou d'un rein ou bien l'éclatement de l'estomac ou de l'intestin ;

- par une blessure par arme blanche, balle de revolver, éclat d'une explosion ; la plaie est étroite mais profonde ; le sang coule surtout à l'intérieur ;
- parfois spontanément : rupture d'une grossesse de siège anormal (grossesse extra-utérine) ;
- par un coup sur la tête (voir chap. VII).

A quoi reconnaît-on une hémorragie interne ?

A l'état de choc : l'hémorragie interne se reconnaît *uniquement à l'aspect du blessé :* il est très choqué, il est pâle, il a froid, il perd progressivement connaissance. Il est difficile de palper le pouls ; si on parvient à le prendre, on le trouve mal frappé, très faible, très rapide.

Que faire en présence d'une hémorragie interne ?

Eviter l'apparition ou l'aggravation de l'état de choc : le blessé atteint d'hémorragie interne est *allongé sur le dos, à plat, enveloppé dans une couverture, évacué de toute urgence* vers l'hôpital, car il risque de mourir rapidement. On ne doit jamais donner « de stimulant » : ni café, ni alcool, ni injection « pour soutenir le cœur ». En effet, augmenter le débit circulatoire, c'est accentuer l'hémorragie.

Possibilité d'hémorragies internes à retardement

Il faut bien savoir qu'une hémorragie interne *peut ne se manifester sur le moment par aucun symptôme, l'hémorragie se produisant à retardement.* Il faut donc surveiller tous les blessés.

D'autre part, *toute personne qui a reçu un coup contre le thorax, l'abdomen ou dans le dos,* toute personne qui a une *plaie, même minime au ventre, à la poitrine, dans le dos,* doit être considérée comme *suspecte d'hémorragie interne,* allongée à plat et mise le plus tôt possible sous surveillance chirurgicale.

La conduite à tenir devant la plaie elle-même, en particulier plaie du thorax soufflante, plaie de l'abdomen avec anse intestinale visible est précisée au chapitre IV. Le sujet gêné pour respirer peut être atteint de fractures de côtes (voir chap. VII).

AUTRES HÉMORRAGIES INTERNES

On appelle aussi hémorragies internes celles survenant dans le crâne, dans un membre (surtout à la cuisse), ou sous la peau.

Hémorragie cérébrale : elle peut se produire spontanément ou après une insolation (voir chap. XI). Elle peut aussi être provoquée par un coup sur la tête (voir : fracture du crâne, chap. VII).

Fracture et compression des membres : lors d'une fracture, un fragment osseux acéré peut sectionner une artère ; le membre apparaît gonflé, froid, violacé. Le même aspect peut se présenter lorsqu'un membre a été écrasé ou comprimé (sous un éboulement, par exemple), même s'il n'y a pas fracture. Le blessé est souvent choqué.

Dans les deux cas, le secouriste doit appareiller comme s'il y avait fracture et évacuer le blessé de toute urgence à plat. Dans le cas de compression sous une charge, il pose un garrot serré *avant* le dégagement.

Ecchymoses et hématomes : ils sont provoqués par des contusions. Il se produit un épanchement de sang sous la peau. L'ecchymose, ou « bleu », est moins importante que l'hématome, lequel se manifeste par une « bosse ». L'un et l'autre peuvent être un *signe de fracture méconnue.*

Le traitement immédiat consiste à mettre des compresses froides, le traitement ultérieur sera mis en œuvre par le médecin.

Des ecchymoses et hématomes spontanés peuvent être le signe d'une maladie du sang ; il faut alors consulter un médecin.

4

LES HÉMORRAGIES EXTÉRIORISÉES

Le sang s'écoule par un orifice naturel.

Saignement de nez ou épistaxis : il survient spontanément ou à la suite d'un coup sur le nez. On peut l'arrêter en comprimant avec le doigt la narine qui saigne, le coude calé sur une table ou soutenu par l'autre main. Laisser le sujet assis.

Si le saignement de nez ne s'arrête pas rapidement ou s'il se reproduit, l'avis du médecin est nécessaire pour un traitement local et un examen complet. Le saignement de nez est quelquefois le symptôme d'une maladie générale. Il peut être, comme le saignement de l'oreille, le seul signe d'une fracture du crâne.

Vomissements et crachements de sang : un sujet peut être pris brusquement soit de vomissements sanglants, soit de crachements de sang survenant en toussant. Dans les deux cas, le malade doit conserver *la plus stricte immobilité* en position horizontale, allongé sur le côté.

Le médecin est appelé immédiatement, car l'hémorragie d'origine digestive ou respiratoire est toujours un symtôme sérieux nécessitant un traitement d'urgence ; seul le médecin peut l'appliquer et faire les examens nécessaires pour dépister la cause et la traiter. Les *vomissements ou les crachats sont conservés* dans un récipient pour être montrés au médecin.

S'ils surviennent à la suite d'un accident, même minime, ils doivent faire craindre une lésion interne. Là encore, le sujet est maintenu allongé immobile à la diète absolue (rien à boire ni à manger), le médecin appelé sans retard ou le sujet transporté à l'hôpital.

Autres hémorragies extériorisées : tout écoulement anormal de sang (hémorragie rectale, urinaire, génitale) doit être signalé au médecin, de même que des selles noires (hémorragie intestinale) ; en cas d'hémorragie importante, le sujet doit être mis au lit, à plat, en attendant l'arrivée du médecin ou le transport à l'hôpital.

Rappelons que l'*appareil urinaire* est composé : de deux reins, des deux uretères, reliant les reins à la vessie, de la vessie, de l'urètre.

Les reins filtrent le sang ; l'*urine* ainsi produite est composée d'eau et de certains déchets ; elle descend jusqu'à la vessie où elle s'accumule ; la vessie se vide à l'extérieur par l'urètre.

L'urine est un liquide normalement *clair et jaune ;* l'apparition d'une coloration *foncée* ou *rouge* doit faire craindre une hémorragie.

5

LA TRANSFUSION SANGUINE *

Seul le sang remplace le sang
Connaissez-vous votre groupe sanguin ?
O ? A ? B ? AB ? Rhésus positif ? Rhésus négatif ?
Offrez votre sang 3 fois par an de 18 à 60 ans

Qu'est-ce qu'une transfusion de sang

La transfusion sanguine consiste à prélever une certaine quantité de sang à un sujet sain appelé « donneur » et à injecter ce sang dans l'appareil circulatoire d'un autre sujet (blessé ou malade) appelé « receveur ».

Le donneur, homme ou femme, doit être âgé de dix-huit à soixante ans et en bonne santé ; un examen médical, effectué juste avant le prélèvement, élimine toute possibilité de maladie infectieuse transmissible et assure que le prélèvement peut être pratiqué *sans danger pour la santé du donneur* et avec le maximum de sécurité pour le receveur.

---

* Partie due à la courtoisie du docteur J.-P. CAGNARD, Médecin-Chef des Prélèvements du Centre National de Transfusion Sanguine.

Un adulte normal possède environ 5 litres de sang ; le don du sang est, suivant le poids et la taille du donneur, de 200, 300 ou 400 millilitres (ou cm^3), c'est-à-dire une goutte de sang sur 16 que possède l'organisme ; la quantité soustraite est *intégralement reconstituée en trente minutes.*

D'ailleurs, les cellules du sang (globules rouges, globules blancs et plaquettes) naissent, vivent et meurent selon leur rythme propre et à chaque instant le sang se renouvelle, c'est pourquoi il faut détruire des préjugés tels que :

« donner son sang affaiblit » ;
« donner fait grossir ou maigrir » ;
« lorsque l'on donne une fois, il faut redonner chaque mois », qui ne reposent sur aucune vérité physiologique.

On recueille le sang du donneur dans un flacon gradué stérile ou un sac plastique contenant un produit empêchant la coagulation du sang ; la conservation et la manipulation sont faciles. La limite d'utilisation du sang conservé à + 4 °C ne peut dépasser vingt et un jours.

Les groupes sanguins

On ne peut pas injecter le sang de n'importe qui à n'importe qui : les individus sont répartis en *groupes* (O, A, B, AB) et en « catégories » (Rhésus positif ou Rhésus négatif). La fréquence de ces groupes varie selon les populations ; en France la proportion s'établit ainsi :

O : 44 pour 100 ; A : 44 pour 100 ; B. 8 pour 100 ; AB : 4 pour 100 ; dans chacun de ces groupes, les individus peuvent être : soit Rh + (positif), 85 pour 100 ; soit Rh — (négatif), 15 pour 100.

Le groupe sanguin est la caractéristique sanguine d'un individu pendant toute sa vie ; il est donc indépendant du sexe, de l'âge ou de la maladie.

Pour qu'une transfusion se fasse sans accident, il faut que le sang du donneur et celui du receveur soient compatibles. La détermination des groupes sanguins s'effectue en laboratoire.

La possession d'une *carte de groupe sanguin* est une sécurité car elle fait gagner un temps précieux à l'accidenté et permet, en cas de catastrophe, de faire appel à des donneurs d'un groupe donné. A l'occasion du don du sang, les donneurs reçoivent une carte mentionnant leur « groupe » et leur « Rhésus ».

Quels sont les cas où l'on pratique une transfusion sanguine ?

Les transfusions se pratiquent dans de nombreux cas. Dans les hémorragies, les états de choc, les opérations chirurgicales importantes, *seul le sang remplace le sang.*

Les circulations extra-corporelles (rein artificiel et surtout cœur-poumon artificiel) ainsi que l'exsanguino-transfusion (remplacement complet du sang d'un malade) exigent des quantités impressionnantes de sang.

L'utilisation des dérivés du sang permet de réserver à un malade la seule fraction du sang qui lui est nécessaire :

- globules rouges dans les anémies ;
- plasma ou albumine pour traiter les brûlés, les états de choc ; il y a 20 000 brûlés par an en France et il faut 15 donneurs pour un brûlé) ;
- immuno-globulines plasmatiques pour lutter contre les épidémies, les infections graves, particulièrement chez l'enfant et la femme enceinte ; ou pour protéger momentanément contre le tétanos les sujets allergiques non vaccinés ;
- fibrinogène et fractions coagulantes pour arrêter les hémorragies et traiter l'hémophilie.

La consommation du sang augmente en France et dans le monde d'une manière impressionnante ; pour notre pays : 270 transfusions faites en 1927, plus de 4 000 000 unités de sang utilisées en 1973.

On a donc besoin d'un très grand nombre de donneurs de sang.

Comment est organisée la transfusion sanguine ?

On peut donner son sang :

- occasionnellement, lors du passage des équipes mobiles de transfusion dans les villes ou collectivités de travail (Journées du Sang) ;
- régulièrement, à un centre ou à un poste de transfusion sanguine : tous les deux mois et demi, soit cinq fois par an pour l'homme ; tous les quatre mois, soit trois fois par an pour la femme ;
- en cas d'urgence et sous contrôle médical, les dons peuvent être plus rapprochés.

Le donneur vient au prélèvement en s'étant abstenu de prendre des matières grasses (lait, beurre) pendant 3 heures.

Le don du sang est, en France, anonyme et bénévole : la législation exclut le sang de tout profit (la facturation du sang ne représente que les frais d'analyse, de conditionnement et de manipulation) ; elle réserve le sang aux seuls usages thérapeutiques médico-chirurgicaux et confie aux seuls centres de transfusion agréés par le ministère de la Santé le prélèvement, la conservation, la transfusion et la distribution du sang et de ses dérivés.

La France possède le réseau transfusionnel le plus dense du monde, avec 180 centres et postes sur le territoire national. Il existe :

- un *centre national*, principal centre de fractionnement, doté de l'équipement de recherche scientifique le plus important, et chargé de l'enseignement ;
- des *centres régionaux*, surtout centres de dessiccation et de fractionnement du plasma ;
- des *centres départementaux* assurant la collecte du sang, la conservation et la délivrance du sang et de ses dérivés.

De plus, certains hôpitaux disposent de *Banques du Sang* (compensation par la famille et les amis du sang utilisé par un malade). Enfin, existent des centres de secteur et des postes de transfusion dont le siège est le plus souvent en milieu hospitalier.

L'organisation de la Transfusion Sanguine est une organisation d'Etat confiée au ministère de la Santé. Le Service de Santé des Armées dispose d'un Centre de Transfusion indépendant des organismes civils.

La Croix-Rouge Française et la Transfusion sanguine

La Croix-Rouge Française, possède à l'échelon national un service de Transfusion Sanguine ; entre autres activités, ce service est chargé des liaisons avec le Centre national de Transfusion.

Il existe un délégué à la Transfusion dans chaque département ; le rôle de la Croix-Rouge dans la propagande et l'organisation des Journées du Sang, le recrutement des donneurs bénévoles pour les centres, est considérable.

La Croix-Rouge Française, participe à la formation des *Auxiliaires Techniques de Transfusion* en collaboration avec les Centres de Transfusion sanguine qui assurent cet enseignement.

Les secouristes peuvent aider efficacement la Transfusion sanguine :

- en participant activement à l'organisation des Journées du Sang dans leur localité ou leur entreprise (distribution de tracts, affiches, propagande) ;
- en informant le public des besoins croissants de sang ;
- en aidant l'installation du matériel des équipes mobiles ;
- en participant à la surveillance du circuit des Journées du Sang ;
- en servant la collation des donneurs après les prélèvements ;
- **en devenant eux-mêmes donneurs de sang, montrant ainsi l'exemple.**

HÉMORRAGIES EXTERNES

■ **TOUJOURS**

pression manuelle sur la plaie (avec un linge)

se libérer en posant un pansement compressif

allonger horizontalement, prévenir l'état de choc

■ **PARFOIS**

la plaie continue à saigner :

compression à distance entre le cœur et la plaie (6 points de compression)

■ **EXCEPTIONNELLEMENT**

poser un garrot cravate seulement lorsque :

secouriste isolé
section ou écrasement de membres
dégagement impossible
difficultés de transport, longueur d'attente

HÉMORRAGIES INTERNES

Suspecter l'hémorragie interne :

chez tout accidenté heurté au ventre, à la poitrine, dans le dos
le surveiller : existe-t-il ou apparaît-il un état de choc (pâleur, soif, anxiété, froid, pouls rapide et mal frappé)?

Éviter l'état de choc :

blessé allongé, à plat, couvert, au calme

Évacuer d'extrême urgence sous surveillance vers l'hôpital

L'hémorragie interne peut apparaître A RETARDEMENT

Chapitre IV

LES PLAIES

1

L'INFECTION DES PLAIES ET LA PRÉVENTION

Toute plaie est infectée et doit être nettoyée, immédiatement pour la plaie simple

L'avenir de la plaie et du blessé dépend du premier pansement

Les microbes sont des êtres vivants, infiniment petits, habituellement visibles au microscope. Ils sont très nombreux dans la nature ; certains d'entre eux peuvent causer des maladies (microbes pathogènes).

Des microbes nuisibles vivent en permanence sur la peau et sur tous les objets. La peau assure la protection de l'organisme contre la pénétration de ces microbes. On dit qu'il y a *plaie* lorsque la peau est lésée : coupée, arrachée, contuse.

Deux notions sont à souligner :

- *toute plaie est infectée :* des microbes nuisibles y ont pénétré et vont peut-être provoquer des accidents graves ; donc, il n'y a pas de petite plaie négligeable, *toute plaie doit être soignée.*
- *les microbes se multiplient avec une extrême rapidité :* il ne faut donc pas attendre pour soigner une plaie, il faut la soigner *le plus tôt possible.*

Le premier pansement d'une plaie, souvent fait par le secouriste, a une grande importance pour l'avenir.

L'asepsie est l'état d'un objet sur lequel il n'y a pas de microbe ; par exemple, des instruments ou des compresses stérilisés par la chaleur. Il est difficile pour le secouriste de faire un pansement dans des conditions de parfaite asepsie ; toutefois, il procède le plus proprement possible.

L'antisepsie consiste à détruire les microbes ; ceux qui ont pénétré dans une plaie peuvent être détruits par un produit appelé *antiseptique.* Celui-ci n'a son plein effet que sur une plaie correctement nettoyée.

L'attitude du secouriste est différente selon qu'il s'agit d'une plaie simple ou d'une plaie grave.

2

LES PLAIES GRAVES

Plaies graves : hôpital d'urgence

Toute plaie autre qu'une petite coupure peu profonde ou une égratignure est une plaie grave.

Les plaies graves doivent obligatoirement être *soignées par le médecin.*

Ce qui fait la gravité d'une plaie

Les plaies graves sont les plaies :

- étendues ;
- profondes ;
- contenant des corps étrangers (terre, débris de vêtements, objets métalliques, morceaux de verre) ;
- contuses (les tissus écrasés constituent un excellent terrain pour la pullulation des microbes) ;
- infectées d'une façon manifeste ;
- situées à certains endroits (face, doigts, orifices naturels) où, même petites, elles peuvent être graves ;
- survenant chez une personne non vaccinée contre le tétanos, un sujet fragile, un nourrisson, un vieillard.

Conduite à tenir devant une plaie grave

Le secouriste ne doit pas toucher à la plaie grave. En particulier, il ne doit pas essayer de retirer les corps étrangers ni utiliser d'antiseptique. Sa conduite tient en trois mots : *emballer*, *étiqueter*, *évacuer*.

Emballer la plaie avec des compresses stériles (conservées en sachet à emballage individuel) si possible ou un pansement conservé dans un emballage hermétique. A défaut, on utilise un linge propre fraîchement repassé (jamais un linge souillé tel qu'un mouchoir de poche sale). Le plus pratique est d'utiliser un *pansement individuel* :

- ouvrir l'emballage hermétique (des instructions sont parfois écrites sur l'extérieur) ;
- saisir le pansement par la partie qui ne sera pas en contact avec la plaie ;
- ouvrir le pansement et l'appliquer sur la plaie ;
- bien maintenir le pansement pendant qu'on fait les premiers tours de bande, pour éviter qu'il glisse.

Le pansement est plus ou moins compressif, suivant l'importance du saignement, mais l'extrémité du membre ne doit être ni violacée, ni froide, quelques minutes après la pose du pansement. S'il s'agit d'une plaie du membre supérieur, on met ce membre en écharpe. On allonge le blessé en *position horizontale*, on le couvre (*prévention de l'état de choc*).

Une étiquette, fixée sur les vêtements, indique le nom du blessé, la nature, l'heure et l'urgence de la blessure.

Transporter sans délai à l'hôpital un tel blessé, car il y a risque de choc et d'infection.

Plaies graves particulières

Plaies du thorax

Un blessé atteint d'une plaie du thorax risque l'asphyxie si on l'étend tête basse. Après application d'un pansement stérile sur la plaie, maintenu dans un bandage de corps peu serré, le blessé est évacué en *position demi-assise ou couché sur le côté blessé, tête et épaules surélevées.*

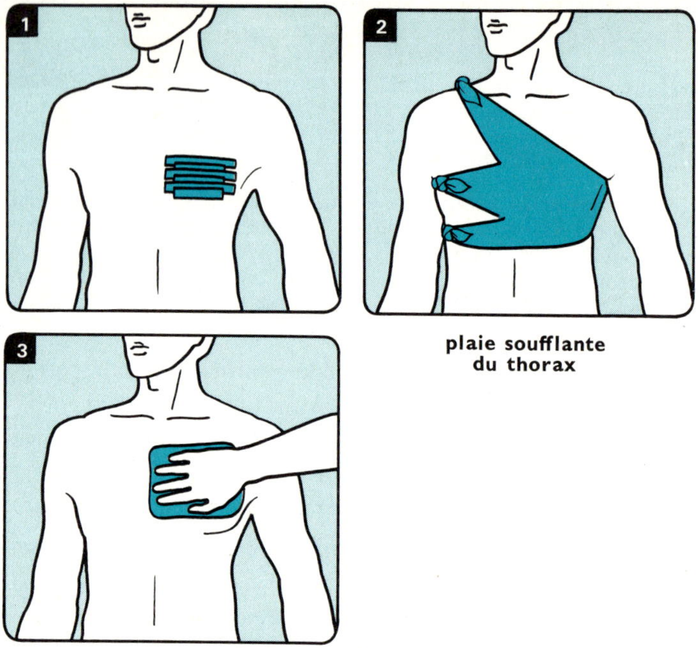

plaie soufflante du thorax

Si la plaie « souffle » ou si des bulles en sortent, l'obturer avec plusieurs compresses maintenues par un large carré ou plusieurs bandes de tissu adhésif se recouvrant l'une l'autre, comme des tuiles, débordant largement les compresses ① ; à défaut mettre beaucoup de compresses, voire un simple mouchoir propre, appliquées par une fronde à trois chefs ② ou maintenues par le secouriste avec sa main bien à plat ③.

Plaies de l'abdomen

Après pose d'un emballage, si possible stérile, l'abdomen est maintenu par un bandage de corps.

Si l'intestin sort de la plaie, *ne pas chercher à le rentrer ;* l'entourer d'un linge très propre (jamais de compresse) avant de mettre le bandage de corps, peu serré. Evacuer en position horizontale, genoux fléchis.

Si quelque chose est resté dans la plaie, *ne pas chercher à l'enlever ;* évacuer le blessé en le remuant le moins possible.

Par ailleurs dans une plaie lombaire (partie inférieure du dos), un rein peut être atteint.

Il faut enfin se rappeler que les plaies du thorax et de l'abdomen peuvent s'accompagner d'une hémorragie interne invisible.

Plaies de l'œil

Une plaie de l'œil est toujours une plaie grave. Il faut immédiatement *allonger le blessé*, la tête bien calée, on lui recommande *de rester strictement immobile*, le regard tourné vers le haut, d'éviter de tourner la tête ou de tousser pour que l'œil ne se vide pas : un œil vidé de son humeur vitrée est un œil perdu.

Penser à la possibilité d'une plaie de l'œil chez tout blessé de la face. Pour les corps étrangers de l'œil, voir chapitre XI.

3

LES PLAIES SIMPLES

Les plaies simples sont celles que le secouriste peut soigner

Toujours penser à la prévention de l'infection et du tétanos

Les plaies dites simples sont les petites coupures et les écorchures superficielles peu souillées, à l'exclusion de toutes les autres plaies considérées comme « graves ».

Les gestes que le secouriste doit faire en présence d'une plaie simple sont :

- préparation du matériel ;
- stérilisation des instruments ;
- lavage des mains ;
- soins de la plaie.

De plus le secouriste doit penser à la prévention du tétanos.

La conduite à tenir devant une plaie simple doit être bien connue par le secouriste, car c'est l'accident qu'il rencontre le plus fréquemment.

Préparer le matériel

A domicile ou en voyage il est utile de prévoir ce matériel (voir en fin de chapitre).

Ce matériel comprend :

Un morceau de toile propre (50 cm sur 50 cm).

Des compresses de gaze stérile de 5 cm et de 10 cm de côté, conservées en sachets individuels.

Une boîte métallique pour les instruments : une paire de ciseaux (avec articulation démontable sans vis), une paire de pinces à échardes, une pince à pansements pour manipuler les compresses.

Des antiseptiques :

- savon de Marseille pour nettoyer la région blessée et les mains du secouriste ;
- un antiseptique « mouillant » pour désinfecter la plaie * ;
- eau oxygénée pour les plaies qui saignent ;
- alcool utilisé seulement pour les mains du secouriste ;
- *à noter :* les antiseptiques colorés risquent de masquer l'infection ; l'éther, dangereux car inflammable et explosif, ne doit pas être utilisé. Le secouriste rejette également de sa trousse la teinture d'iode qui devient rapidement caustique, les poudres et pommades aux sulfamides ou aux antibiotiques ; leur application peut provoquer des réactions de la peau (eczéma) ; elles ne sont utilisées que sur prescription médicale.

Un ruban de tissu adhésif** non allergisant, en rouleau de 5 m, largeur 2 cm, et une boîte de pansements « tout prêts » dont la partie centrale est imbibée d'antiseptique.

Quelques bandes de tissu élastique largeur 5, 7 et 10 cm.

Une petite cuvette en plastique pour les déchets.

Stériliser les instruments

Il existe des moyens de stérilisation absolue du matériel : ce sont l'autoclave et l'étuve à sec utilisés en chirurgie. Les moyens indiqués ci-dessous sont imparfaits, mais utilisables par le secouriste. On peut utiliser l'ébullition, le flambage, le trempage dans l'alcool.

L'ébullition doit durer une vingtaine de minutes. Si l'on vide l'eau dès que la casserole est retirée du feu, les instruments sont à peu près secs. L'ébullition est le moins mauvais procédé de stérilisation de fortune.

Le flambage, qu'on utilise à défaut de l'ébullition, consiste à mettre les instruments dans un plateau métallique (le couvercle de la boîte) avec une très petite quantité d'alcool à 90° ou d'alcool à brûler, qu'on enflamme avec une allumette. Laisser refroidir les instruments pour ne pas se brûler. Le flambage a l'inconvénient de détériorer les instruments.

Le trempage prolongé dans l'alcool à 90° est utilisable pour les pinces à compresses. On laisse tremper *en permanence* l'extrémité de la pince.

---

* Mercryl Laurylé, Merseptil Solution, Septivon, Solubacter, Sterlane.

** Aérophane, Blenderm, Leukopor, Leukosilk, Micropore, Sparasyval, Transpore.

Se laver les mains

Le lavage minutieux des mains se pratique au savon de Marseille et à la brosse, en frottant vigoureusement la main, le poignet, et sous les ongles. Les mains sont passées à l'alcool ; on les laisse sécher à l'air sans les essuyer.

Nettoyer et désinfecter

Nettoyer en allant du centre vers l'extérieur et en débordant sur la peau saine avec du savon de Marseille ou un antiseptique mouillant. Le nettoyage se pratique à la compresse et non pas avec du coton : des filaments de coton adhéreraient à la plaie. La région doit être rendue parfaitement propre.

Couper les poils à ras.

Enlever les corps étrangers superficiels visibles (graviers) ; s'il y a des corps étrangers profonds ou enfoncés, c'est une plaie grave qui doit être soignée par le médecin.

Couper avec précaution les petits morceaux de « peau morte » à l'aide de ciseaux à bouts ronds.

Si la plaie saigne, faire un pansement compressif (voir chap. III).

Poser le pansement

Lorsque la plaie et son pourtour sont propres et secs, appliquer une compresse de gaze stérile. Le pansement comporte une ou plusieurs épaisseurs de compresses maintenues par de la toile adhésive non allergisante, ou par une bande ; on peut aussi mettre directement sur une petite coupure bien propre un pansement « tout prêt »*.

Laisser la plaie à l'air chaque fois que cela est possible ; on évite ainsi la macération sous le pansement. On ne met pas de pansement sur une petite égratignure. On en met un sur la coupure qui saigne ou suinte.

Surveiller

Renouvellement du pansement : il est préférable de ne renouveler le pansement que rarement (tous les 2 jours) ; la cicatrisation se fait mieux. On ne refait une ou deux fois par jour que le pansement d'une plaie qui a saigné ou suppuré.

* Sparaplaie, Tricostéril, Urgoplaie.

nettoyage de plaie simple

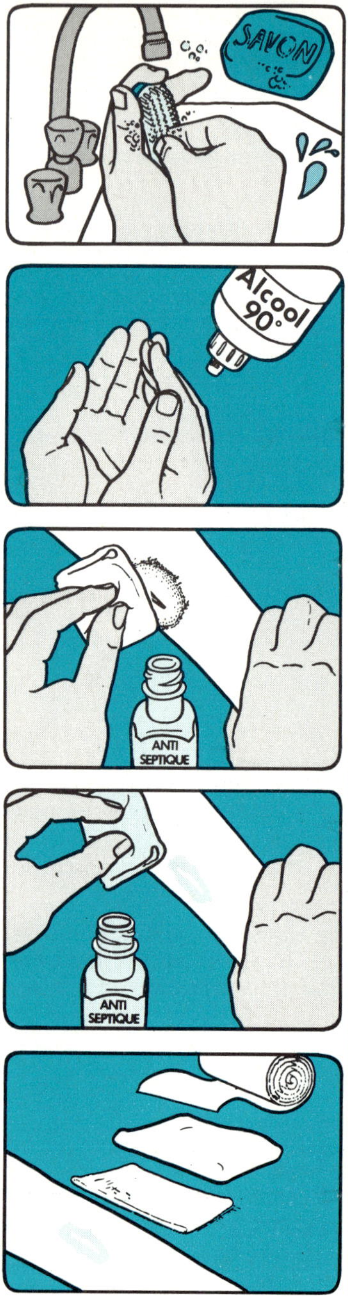

pansement adhésif

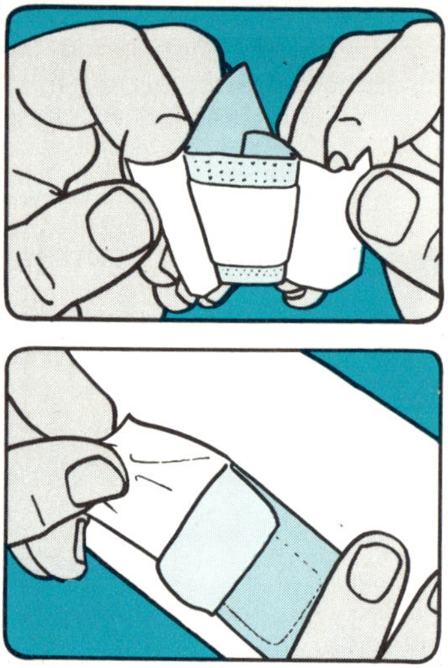

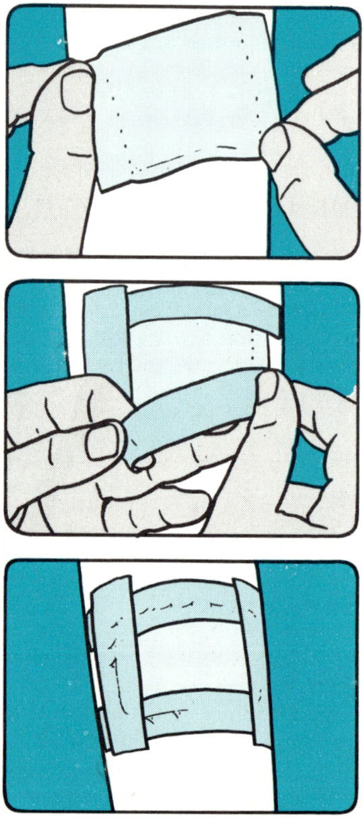

compresse plus sparadrap

Le pansement est décollé avec précaution ; on évite d'arracher brutalement la dernière compresse ; on l'imbibe d'un antiseptique (voir note p. 96), on attend quelques minutes avant de la décoller.

Surveiller la plaie : si elle présente les jours suivants des signes d'inflammation (rougeur, gonflement, douleurs lancinantes, surtout la nuit, chaleur locale), il faut consulter un médecin.

Si l'on est isolé, on fait plusieurs fois par jour des pansements humides, chauds et alcoolisés. On fait bouillir de l'eau vingt minutes. On laisse refroidir sans ôter le couvercle. L'eau est à bonne température dès que le dos de la main peut toucher la casserole (40 °C environ). On verse dans l'eau une cuillerée à soupe d'alcool à 90° pour un bol d'eau (ne jamais verser l'alcool pendant que la casserole est sur le feu). On applique sur la peau des compresses imbibées du mélange et on les renouvelle.

Penser à la prévention du tétanos.

4

PRÉVENTION DU TÉTANOS

Le tétanos est une maladie *très souvent mortelle*, due à la souillure de la plaie par un microbe (bacille de Nicolaïer) très répandu dans la terre.

Les plaies souillées de terre exposent donc spécialement au tétanos, en particulier les plaies anfractueuses, irrégulières, contuses.

Il n'y a pas que les plaies graves qui exposent à cette redoutable complication : les plaies banales, les « plaies de tous les jours » peuvent être le point de départ d'un tétanos. Telles sont les piqûres par clou, fil de fer, épines de roses, d'acacia ou d'autres épineux, écharde sous l'ongle, morsure d'animaux.

Le tétanos demeure relativement fréquent et meurtrier (1 mort par jour en France). La maladie survient après un délai variable (2 jours à 3 semaines) ; elle se caractérise par des contractures musculaires douloureuses dont la première manifestation est *l'impossibilité d'ouvrir la bouche* (trismus) du fait de l'atteinte des muscles de la mâchoire. La constatation d'un tel trouble chez un blessé qui a négligé de se faire soigner, ou dont la plaie est passée inaperçue, impose un examen médical immédiat.

La prévention du tétanos comporte tout d'abord le nettoyage et la désinfection des plaies. Il est bon de laisser saigner une blessure par piqûre. Le nettoyage de la plaie, l'ablation des corps étrangers, l'application d'un antiseptique sont des gestes indispensables.

Cette prévention « locale » est nécessaire, mais insuffisante en ce qui concerne le tétanos. *Il est du devoir du secouriste d'éclairer le blessé sur les risques qu'il encourt* et de lui conseiller de prendre l'avis du médecin.

Le moyen le plus efficace d'empêcher le tétanos est de faire systématiquement la *vaccination préventive en dehors de tout accident et de pratiquer régulièrement les injections de rappel* (au bout d'un an, tous les cinq ans). Cette vaccination est légalement obligatoire en France (les enfants, les militaires...). Elle n'entraîne pas de réaction, elle ne comporte pas de contre-indication.

Chez un sujet non vacciné ou vacciné depuis plus de 5 ans, le médecin pratique une injection de sérum antitétanique (de préférence humain) qui apporte une protection rapide mais de courte durée (2 semaines), en même temps il commence une vaccination antitétanique qui protégera au bout de 3 semaines. Si le sujet est vacciné, il suffira de faire une injection de rappel.

5

ABCÈS - PANARIS - FURONCLE IMPÉTIGO

Abcès

Un abcès survient à la suite d'une piqûre ou d'une écorchure : les microbes pullulent sous la peau.

La région atteinte est gonflée, rouge, chaude au toucher et douloureuse (élancements) ; le sujet a de la fièvre ; il ne peut pas dormir. Il va se former une poche de pus.

Tout abcès doit être montré au médecin ; seule l'incision, pratiquée lorsque l'abcès est « mûr », permet l'évacuation complète du pus et une cicatrisation rapide. De plus, le médecin juge de l'opportunité d'un traitement général.

S'il est impossible de voir immédiatement un médecin, on peut, en attendant, appliquer des pansements alcoolisés chauds, fréquemment renouvelés.

En cas d'abcès dentaire, faire des bains de bouche avec de l'eau chaude, mais ne pas mettre de compresses sur la joue (risque de fistule : l'abcès « s'ouvrirait » à travers la joue) ; consulter d'urgence le dentiste.

Panaris

Un panaris est un abcès du doigt, appelé communément « mal blanc ».

Il se manifeste par les mêmes signes que l'abcès et survient fréquemment dans les métiers manuels (piqûres par copeaux de métal ou échardes de bois).

On distingue plusieurs sortes de panaris :

- la *tourniole* (petit abcès autour de l'ongle) : l'infection s'étend sous l'ongle et peut le décoller ;
- le *panaris de la pulpe* (au niveau des empreintes digitales). Il est fréquent au pouce et à l'index, où il fait courir au blessé des risques particulièrement graves : l'infection peut gagner la main et l'avant-bras, formant un *phlegmon*, menaçant le blessé de rester infirme avec un *doigt raide*, inutilisable. L'infection peut se généraliser : septicémie.

Tout panaris doit être montré sans retard au médecin, surtout s'il entraîne de l'insomnie, de la fièvre, une gêne aux mouvements.

Furoncle

Un furoncle est une infection de la peau localisée à la racine d'un poil. Il se manifeste par un petit cône inflammatoire centré sur un poil.

S'il est impossible de voir rapidement un médecin, le secouriste badigeonne avec un antiseptique autour du furoncle, après avoir rasé la peau, pour éviter la dissémination. La pointe du furoncle est touchée avec une goutte d'antiseptique. Quand le furoncle est « mûr », on le laisse se vider en renouvelant deux fois par jour le pansement et en passant largement la peau avec l'antiseptique. Quand on aperçoit le bourbillon (constitué par le poil et la partie mortifiée qui l'entoure), on l'extrait à la pince.

On ne doit jamais presser un furoncle, ce geste peut provoquer une infection généralisée (septicémie). L'avis du médecin est nécessaire, surtout dans le cas de plusieurs furoncles (furonculose) il est urgent s'il s'agit d'un *furoncle de la face*, qui risque de donner une infection cérébrale mortelle.

Impétigo

L'impétigo survient après une piqûre d'insecte ou une écorchure infectée (souvent en se grattant) ; on l'appelle communément la « gourme ».

C'est une affection *très contagieuse :* on la reconnaît à des croûtes jaunâtres couleur de miel ; la peau saigne lorsqu'on les arrache. En se grattant, l'enfant propage l'impétigo sur tout son corps, et il est probable que ses compagnons de jeux seront infectés à leur tour.

Il faut donc appliquer un antiseptique sur la moindre écorchure et traiter correctement la première croûte d'impétigo.

Pour enlever la croûte, on la ramollit avec un antiseptique. La peau est badigeonnée avec l'antiseptique ou recouverte d'une pommade prescrite par le médecin ; on met un pansement suffisamment épais, bien fixé, changé chaque jour.

6

ARMOIRE OU COFFRET DE SECOURS TROUSSE AUTO

Armoire ou coffret

Voici, à titre indicatif, la liste d'un matériel de secours familial. Ce matériel doit être propre et rangé, les produits utilisés sont remplacés, les produits périmés sont jetés.

1. Une serviette propre, des carrés de toile.
2. Un petit plateau à pansement et une cuvette.
3. Du savon de Marseille dans une boîte en plastique ou un flacon de savon liquide.
4. Une brosse à ongle.
5. Une boîte métallique à instruments contenant une paire de ciseaux démontables, une pince à pansement, une pince à écharde.
6. Des compresses stériles de 5 × 5 cm et 10 × 10 cm en sachet individuel.
7. Un antiseptique mouillant non coloré voir note * p. 96.
8. De l'eau oxygénée récente.
9. Un flacon d'alcool à 90°.
10. Quelques pansements « individuels » dans leurs sachets stériles.
11. Une boîte de pansements adhésifs antiseptiques « tout prêts » voir note * p. 97.
12. Un rouleau de toile adhésive non allergisante de 5 m × 2 cm voir note ** p. 96.
13. Quelques bandes de crêpe élastique de 5, 7 et 10 cm de large.
14. Un coussin hémostatique d'urgence.
15. 2 ou 3 écharpes dont une stérile en sachet plastique.
16. Des comprimés d'aspirine.

Ce matériel est conservé dans un coffret ou une petite armoire. La trousse de tissu n'est pas à recommander pour l'usage familial.

Trousse auto

Deux triangles de présignalisation.

Brassards ou chevillères réflectorisés.

Lampe électrique à feu rouge clignotant.

Craie spéciale résistante à la pluie.

Déclaration d'accident, crayon, carnet.

Une couverture en tissu ou métallisée.

Un pansement hémostatique d'urgence.
Une boîte de pansements « tout prêts ».
Des sachets de gaze stérile.
Des bandes élastiques de 5, 7, 10 cm.
Un rouleau de toile adhésive.
Des écharpes, des frondes.
Ciseaux ou couteau à pièces multiples.
Un extincteur à poudre polyvalent.
Des attelles métalliques modelables.

Le matériel de soins est conservé dans une trousse de plastique souple, d'accès facile.

PLAIES GRAVES

■ **QU'EST-CE QU'UNE PLAIE GRAVE ?**

profonde, étendue, avec des corps étrangers, contuse, mal située, chez une personne fragile

■ **QUE FAIRE ?**

y toucher le moins possible :
emballer : pansement stérile
étiqueter
évacuer vers l'hôpital
éviter l'état de choc
toujours penser au risque d'hémorragie interne

PLAIES SIMPLES

■ **COMMENT LES SOIGNER ?**

préparer le matériel
stériliser le matériel
se brosser les mains au savon
nettoyer la plaie du centre vers l'extérieur avec compresse et antiseptique
recouvrir d'une compresse de gaze stérile et fixer celle-ci

■ **QUE FAIRE APRÈS ?**

demander si la vaccination antitétanique est valable, sinon voir le médecin
surveiller : rougeur, chaleur, douleur, gonflement signalent l'infection

LE TÉTANOS

- **IL PEUT COMPLIQUER TOUTE PLAIE MÊME MINIME OU INAPPARENTE**
- **PREMIER SIGNE : CONTRACTURE DE LA MACHOIRE**
- **PRÉVENTION PERMANENTE : VACCINATION**

entretenue par un rappel tous les 5 ans

Chapitre V

BRULURES ET GELURES

1

LES BRULURES

> **Une brûlure étendue est une brûlure grave**
>
> **3 degrés de profondeur : rougeur, cloques, carbonisation**
>
> **Toujours risque d'infection, surtout par les sauveteurs**
>
> **Conduite à tenir : comme pour une plaie**

Les causes

Les brûlures sont des lésions provoquées par différentes causes : la chaleur (corps solides, liquides, ou vapeurs chaudes ou enflammées), le soleil, le frottement (chaussures par exemple), l'électricité, les produits chimiques (acides, bases), les rayonnements ionisants.

Les conséquences

Localement, le corps peut être atteint plus ou moins profondément. On distingue :

- le 1er degré : par exemple un coup de soleil, la peau est rouge (érythème) ;

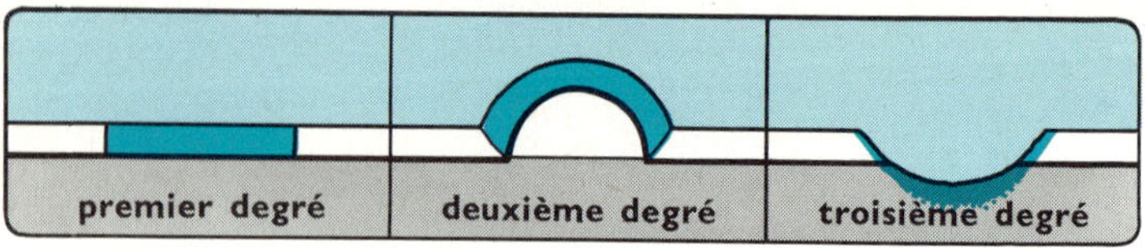

- le 2e degré : il existe une ou plusieurs cloques plus ou moins grosses, remplies d'un liquide clair (phlyctène) ;
- le 3e degré : la peau est carbonisée ; les muscles, les nerfs, les vaisseaux et les os peuvent être atteints (escarre).

Les brûlures du 2e et 3e degré sont des plaies, leur danger est l'infection, locale ou généralisée, le tétanos. En effet, une brûlure est aseptique, mais elle s'infecte rapidement si l'on ne prend pas immédiatement de grandes précautions, en particulier ne pas parler, ne pas tousser au-dessus d'une brûlure.

Le retentissement général de la brûlure se traduit avant tout par un état de choc, variable suivant l'importance de la brûlure.

Le secouriste doit faire la différence entre la brûlure grave qui nécessite l'hospitalisation immédiate et *la brûlure simple* dont il s'occupe parfois.

Les brûlures graves

Brûlure grave : hôpital d'urgence

Une brûlure est grave :
- quand elle est étendue : le danger de mort est proportionnel à la surface brûlée ; une brûlure qui dépasse la surface de la paume d'une main est une brûlure grave ;
- quand elle est profonde ; la cicatrisation spontanée ne se fait pas ;
- quand elle siège à certains endroits du corps : face, articulations, orifices naturels ;
- quand elle est souillée ;
- quand le sujet atteint est fragile, enfants, vieillards, malades chroniques (alcooliques, diabétiques) ;
- quand elle est interne : l'inhalation de vapeurs provoque une brûlure des voies respiratoires avec asphyxie progressive ; l'ingestion d'acides ou de caustiques, une brûlure du tube digestif.

CONDUITE A TENIR EN PRÉSENCE D'UNE BRULURE GRAVE

Si les vêtements sont en flammes, empêcher la victime de courir, l'enrouler dans une couverture ou la rouler sur le sol.

Le secouriste se comporte comme devant une plaie grave : si la brûlure est apparente, il met un emballage stérile si possible ; si les brûlures sont étendues, il enroule un drap propre autour du blessé. Certaines infirmeries d'usine ont des draps stériles ; le secouriste peut utiliser des triangles stériles.

La règle générale est de ne pas déshabiller le brûlé. les brûlures sont stériles, les vêtements les protègent : déshabiller le brûlé, c'est mettre à nu ses brûlures, donc les infecter et aggraver le choc. Exception : *on déshabille le brûlé si les vêtements sont imbibés de liquides bouillants ou de vapeur* (doucher le plus vite possible) et dans le cas de vêtements ou sous-vêtements en tissus synthétiques qui continuent à se consumer sans flamme apparente. De toute façon *ne pas ôter la dernière couche de tissu* en contact avec la peau, mais continuer à asperger d'eau froide. Une partie découverte (mains, pieds, visage) aspergée par un liquide bouillant doit être immédiatement arrosée d'eau froide.

Dans tous les cas, le secouriste pense à la prévention du choc : victime allongée à plat et couverte, réconfortée.

Le blessé sera évacué le plus rapidement possible vers l'hôpital : le traitement des brûlures graves ne peut se faire que dans un service hospitalier de chirurgie. Le traitement local est pratiqué aseptiquement, l'état de choc est traité, on lutte contre l'infection et la prévention du tétanos est faite comme pour une plaie grave. Les méthodes modernes permettent de sauver un grand nombre de brûlés et d'en réparer les infirmités.

BRULURES PAR PRODUITS CHIMIQUES

Quel que soit le produit chimique : acide (sulfurique, chlorhydrique, nitrique), base caustique (soude, potasse), ou n'importe quel autre produit industriel, *le seul traitement consiste à doucher à grande eau, pendant longtemps*, au moins 10 minutes. Ensuite, on fait un emballage, stérile si possible, et on hospitalise d'urgence.

Un cas particulier : une projection d'acide sulfurique. C'est un liquide huileux qui ne pénètre pas instantanément à travers la peau, il est donc recommandé de l'essuyer rapidement et de doucher abondamment, à l'eau courante, car l'acide sulfurique dégage de la chaleur au contact de l'eau. En cas de projection dans l'œil, rincer immédiatement en faisant couler de l'eau du robinet dans l'œil maintenu ouvert ; ce rinçage doit être prolongé pendant au moins 10 minutes. On met une compresse sur l'œil fermé et l'on conduit la victime d'urgence chez l'ophtalmologiste ou à l'hôpital.

Le secouriste doit toujours veiller à ne pas toucher les produits chimiques avec ses mains nues.

LES BRULURES INTERNES

Brûlure interne : risque d'accident retard

Les brûlures internes sont des brûlures graves, d'une part en raison des lésions qu'elles provoquent, mais aussi du fait de la *possibilité d'accidents à retardement.*

L'inhalation de vapeurs d'eau peut entraîner une brûlure de la bouche et des voies respiratoires. Craindre une détresse respiratoire et un état de choc : hospitalisation d'urgence.

L'ingestion d'un produit chimique entraîne des brûlures de la bouche et du tube digestif, dans ce cas également il faut prévenir le choc et hospitaliser d'urgence. *Surtout, ne pas faire vomir,* ce qui provoquerait au passage une deuxième brûlure.

Se renseigner sur la nature et la dose du produit absorbé, l'âge et le poids du malade. Si l'on est isolé, téléphoner au centre antipoisons le plus proche (voir page 246), ne rien faire absorber en attendant.

Les brûlures simples

Brûlure simple : celle que le secouriste peut soigner

Toujours penser à la prévention de l'infection et du tétanos

Ce sont exclusivement :

La brûlure du 1er degré peu étendue (plaque rouge d'un coup de soleil).

La minuscule brûlure du 2e degré : petite cloque provoquée par une brûlure de cigarette, ou bien « l'ampoule » provoquée par le frottement d'une chaussure.

CONDUITE A TENIR DEVANT UNE BRULURE SIMPLE

Pour la brûlure du 1er degré : le secouriste conseille à la victime de boire en abondance et de mettre sur la région un peu de talc ; le sujet sera surveillé pendant 24 heures pour s'assurer qu'il ne présente pas un « coup de chaleur » (voir page 263).

Pour la petite brûlure du 2e degré : la cloque risque de s'infecter lorsqu'elle crève. Le secouriste la badigeonne largement avec un antiseptique et recouvre d'une compresse stérile. Si la cloque est déjà crevée, le secouriste la traite comme une petite plaie. Il se lave les mains, applique un antiseptique, découpe avec des ciseaux stériles à bout rond la peau morte de la cloque, badigeonne à nouveau d'antiseptique. Il met une compresse fixée par un ruban adhésif ou une petite bande pour éviter la douleur et l'infection. Le pansement est laissé en place 48 heures puis la brûlure sera laissée à l'air, ce qui facilite la cicatrisation.

Il vaut toujours mieux en cas de brûlure demander l'avis d'un médecin, sans attendre l'apparition des signes d'infection. En effet, l'infection des brûlures est toujours à craindre, en particulier *le risque de tétanos n'est pas négligeable.* Répétons qu'il faut être vacciné contre le tétanos.

La prévention des brûlures

Il y a en France 20 000 brûlés par an. Chaque jour des enfants sévèrement brûlés sont amenés dans les hôpitaux, beaucoup meurent malgré les traitements modernes.

La brûlure de l'enfant est toujours un accident grave. On peut l'éviter en prenant certaines précautions :

- on ne laisse pas un enfant seul dans une pièce où un feu est allumé, on ne place pas la chaise d'un bébé près du feu ;
- on ne dépose pas une marmite bouillante sur le sol, ni un fer à repasser près du bord d'une table ;
- sur la cuisinière la queue des casseroles est tournée vers le mur ;
- on met les allumettes, les produits inflammables, les produits chimiques ménagers hors de portée des enfants ;
- on utilise des prises de courant de sécurité (à couvercle rotatif).

On ne laisse pas branché un prolongateur non utilisé.

Quant aux adultes, ils n'utilisent pas de détachant dans une pièce où il y a du feu ; ils ne fument pas n'importe où : dans les garages, les pompes à essence, les laboratoires ni même... dans leur lit. Ils ne mettent pas de produits chimiques dans des bouteilles de boisson. Les droguistes vendent désormais leurs produits dans des bouteilles (de verre ou de plastique) de forme spéciale (hexagonale) avec des têtes de mort près du goulot.

2

LES GELURES

> ■ **GELURES**
>
> **Trois stades : engourdissement, gelures constituées, gangrène**
>
> **PAS DE RÉCHAUFFEMENT INTEMPESTIF**

Les gelures sont des lésions dues au froid. On les observe de plus en plus fréquemment avec le développement des activités de montagne.

Il ne faut pas confondre les gelures avec les *engelures*. Les engelures sont de petits accidents survenant chez certaines personnes sensibles au froid : doigts gonflés, crevasses, cloques atteignant les doigts et les orteils. Il s'agit d'une affection relevant d'un traitement médical local et général.

Les gelures sont favorisées par le *froid humide* qui pénètre davantage, la station debout prolongée, les chaussures étroites, la fatigue, l'imprégnation alcoolique.

Évolution

Les gelures évoluent en 3 stades :

Stade 1 : engourdissement

Progressivement, une sensation de fourmillement, d'engourdissement atteint les extrémités (pieds, mains, oreilles).

Conduite à tenir : desserrer les chaussures, taper du pied, se frapper dans les mains.

Stade 2 : gelures constituées

En quelques heures les extrémités deviennent glacées et *insensibles.* Le sujet ne s'aperçoit pas de ses gelures.

Conduite à tenir : il ne faut surtout pas entreprendre de réchauffement. Le secouriste roule le malade dans une couverture, s'abstient de toute friction, de tout bain chaud. Le réchauffement doit être effectué uniquement à l'hôpital. On donne au sujet des boissons chaudes et sucrées, jamais d'alcool.

Stade 3 : gangrène

A la suite d'un réchauffement intempestif apparaissent des douleurs atroces et un état de choc.

Le secouriste enveloppe le sujet dans des couvertures, lui fait prendre des boissons chaudes et sucrées et le conduit le plus vite possible vers un hôpital.

Nous croyons utile de répéter qu'il faut éviter le réchauffement par des moyens de fortune, car des lésions se produisent au moment du réchauffement.

Prévention des gelures

L'attitude du secouriste est surtout préventive. Les personnes séjournant dans un climat froid portent des chaussures larges avec deux chaussettes, une fine, et une épaisse, des vêtements suffisamment amples. *On évite l'immobilité, le surmenage, l'absorption d'alcool.* L'alimentation doit être riche surtout en glucides (sucre, confiture, riz, pommes de terre) avec des repas fréquents.

Surtout *on s'entraîne progressivement au froid* et à l'altitude.

Le coup de froid

C'est l'atteinte générale de l'organisme par le froid. La victime a d'abord des frissons, des crampes, devient somnolente, sa température baisse progressivement, elle sombre dans un coma qui aboutit doucement à la mort.

Prévention du coup de froid : ne pas improviser une promenade en montagne. Ne jamais partir seul. Porter plusieurs vêtements fins plutôt qu'un gros chandail. Le montagnard ne se sépare jamais de sa veste en duvet. Il emporte toujours avec lui une couverture plastique métallisée dite de « survie ». Son poids est minime (60 g) ; pliée de façon compacte, elle tient dans une poche.

■ **BRULURE GRAVE**

C'est une brûlure : étendue
profonde
souillée
mal située
infectée
interne
sujet fragile, très jeune ou âgé

■ **CONDUITE A TENIR**

Si étendue : ne pas déshabiller, sauf si liquide bouillant ou caustique, ou vêtements synthétiques.

Si profonde : emballage stérile

Si interne : craindre accident retard

Toujours éviter l'état de choc

Hôpital d'urgence

Chapitre VI

BANDAGES ET EMBALLAGES

Un bandage sert à maintenir ou à protéger un pansement ou une partie du corps blessé. Un bandage peut se faire avec des bandes, mais le secouriste démuni de bande n'est pas embarrassé pour improviser un bandage : il confectionne une fronde ou il utilise un triangle de tissu.

1

LA TOILE ADHÉSIVE

Le tissu adhésif est d'un usage commode pour fixer un pansement. On peut utiliser des bandes étroites (1, 2, 5 cm) pour de multiples usages, non seulement pour fixer un pansement, mais aussi pour fixer des attelles.

On a accusé les tissus adhésifs classiques de provoquer des réactions d'intolérance de la peau (eczéma) ; il faut utiliser de préférence *des toiles adhésives non allergisantes* (voir page 96).

Le bandage peut être :

- maintenu sur 2 côtés ;
- encadré ;
- spiralé avec 2 morceaux de bande pour un doigt ;
- hermétique, pour l'extrémité d'un doigt qu'il faut protéger pendant le travail, ou pour obturer une plaie telle une plaie soufflante du thorax.

Il existe de *larges rouleaux de toile adhésive perforée ;* ils permettent de recouvrir des pansements étendus en évitant la macération. On peut aussi utiliser des petits pansements prêts à l'emploi comprenant une compresse imbibée d'antiseptique et de la toile adhésive (Mediplaie, Sparaplaie, Tricostéril, Urgoplaie...).

2

LES BANDES

Commencer et terminer par 2 circulaires
Toujours globe en l'air vers soi
Toujours en remontant vers le haut du membre
Ne pas trop serrer

Principes

Il existe plusieurs sortes de bandes : toile, gaze, crêpe élastique (bande Velpeau). Il existe aussi « des *pansements* individuels » tout prêts avec compresse, coton et une bande de gaze ; le tout est stérilisé et présenté dans une pochette ouverte seulement au moment de l'emploi. Les bandes de gaze ne sont pas récupérables ; les bandes de toile se lavent et se repassent comme du linge ; les bandes de crêpes élastiques se lavent comme de la laine, elles ne doivent pas être repassées : elles sont séchées à plat entre 2 serviettes.

La largeur de la bande diffère suivant l'endroit où le bandage est appliqué : 5 cm pour le doigt, 7 cm pour la main, l'avant-bras, le coude, le bras, le pied, la jambe, le genou, la tête ; 10 cm pour la cuisse, l'épaule, le tronc.

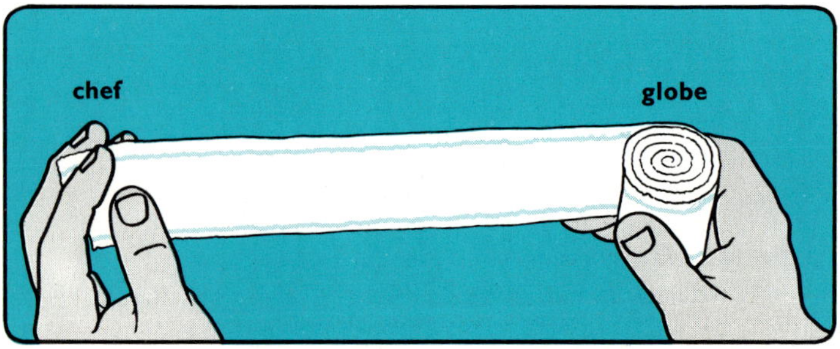

La partie roulée s'appelle *le globe*, l'extrémité libre s'appelle *le chef*. La bande a été roulée d'une façon serrée si elle est en toile, assez lâche si elle est en crêpe.

Comment faire un bandage avec une bande

Le secouriste tient le globe dirigé vers le haut dans sa main droite et fait le bandage de gauche à droite, s'il est droitier. Il fait l'inverse s'il est gaucher.

On commence tout bandage par 2 *circulaires* (un circulaire est un tour de la bande sur elle-même). Le premier tour est commencé légèrement en biais ; on rabat l'angle entre le premier tour et le second ; ainsi la bande ne glisse pas.

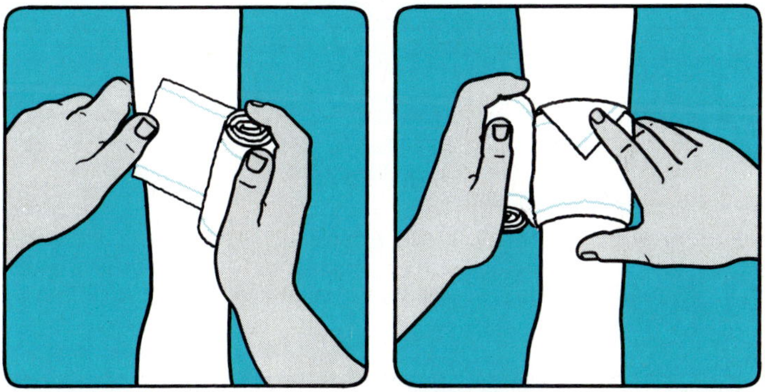

les 2 premiers circulaires

Tout bandage est terminé par 2 *circulaires* fixés par un nœud plat pour la bande de gaze ou par une épingle de sûreté pour la bande de toile et la bande Velpeau ; l'extrémité de la bande est repliée sur quelques centimètres et l'épingle est mise de haut en bas. Un morceau de tissu adhésif peut fixer l'épingle ou, mieux, la remplacer.

Si la bande est trop courte, on termine avec une deuxième bande de même largeur. On évite de couper une bande de toile ou de crêpe. Le bandage doit tenir, mais ne pas être serré au point de former garrot.

Pour défaire le bandage, on déroule la bande et on la serre en boule en la passant d'une main dans l'autre ; on ne l'enroule pas directement.

Application d'un bandage

Sur un segment de membre

- *en spirale* avec une bande Velpeau ; on décale chaque fois d'un tiers de la largeur de la bande ;

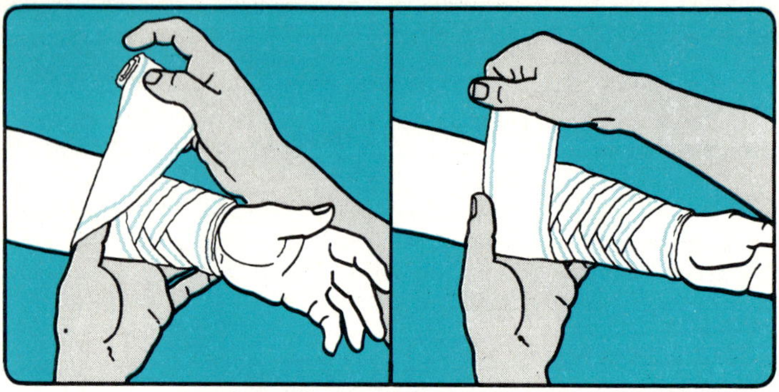

bandage d'un segment de membre

- *avec des renversés* si on utilise une bande non élastique ou une bande en crêpe qui a perdu son élasticité. Le renversé se fait soit avec le pouce soit avec l'index pour guider la bande au point de retournement.

Bandage du coude et du genou (la tortue) : l'articulation étant légèrement fléchie, faire 2 circulaires sur son milieu, puis faire les tours de bande de 8 alternativement sur le bras et l'avant-

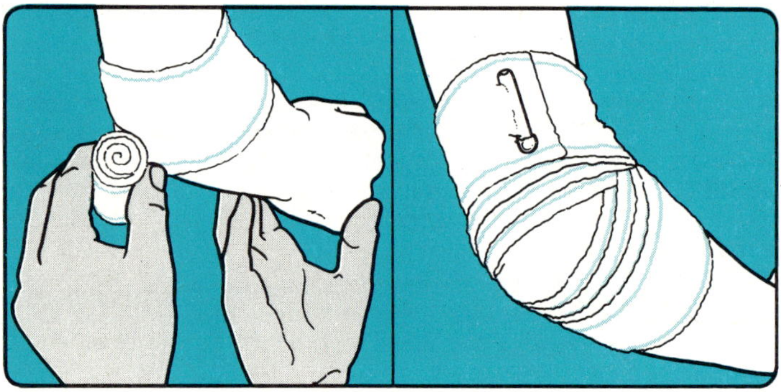

tortue du coude

bras ou la jambe et la cuisse ; terminer par 2 circulaires au-dessus de l'articulation. Mettre l'épingle en dehors, sur la partie externe du bras ou de la cuisse. Ce bandage ne doit pas bloquer l'articulation.

Bandage d'un doigt

Faire 2 circulaires autour du poignet. Passer en oblique sur le dos de la main jusqu'à l'extrémité du doigt. Passer sous le doigt, revenir sur le doigt une ou deux fois, ce sont « des récurrents ». Fixer les récurrents par un circulaire. Revenir vers le poignet par des spirales « des huit » partant du doigt jusqu'au poignet et

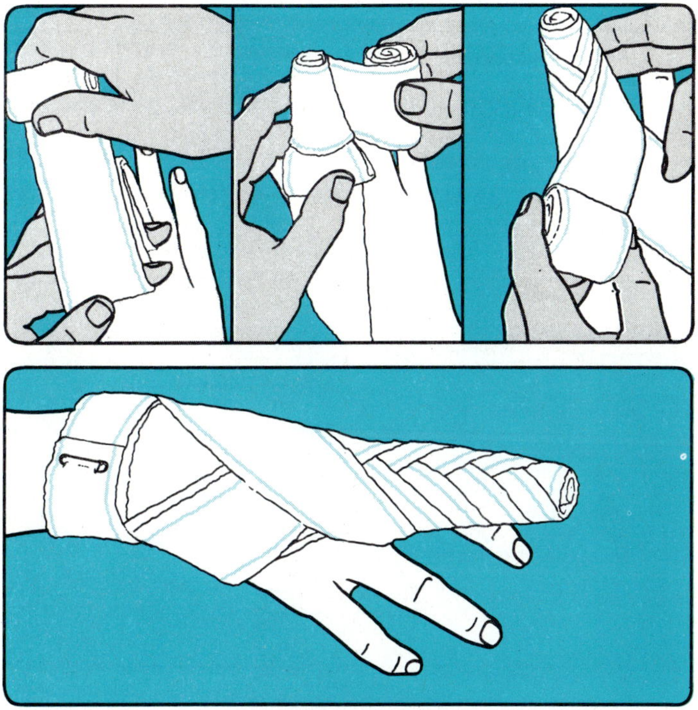

bandage du doigt

se décalant du tiers de la largeur à chaque fois. Terminer par 2 circulaires autour du poignet. Mettre l'épingle sur le dos du poignet.

Bandage du pied (l'entorse) : la cheville étant placée à angle droit, faire 2 circulaires autour du talon et du coup de pied.

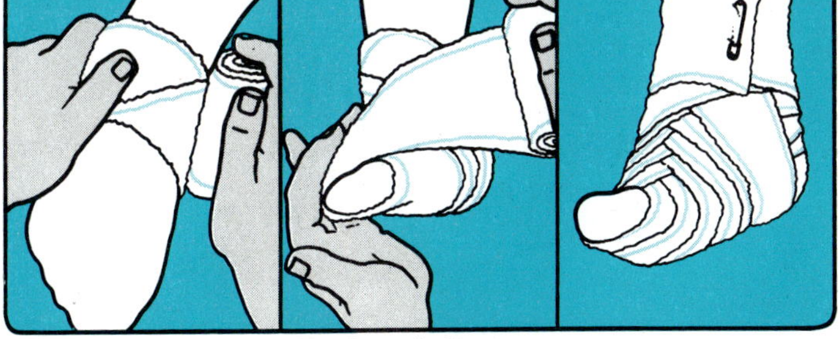

bandage de l'entorse

Gagner l'extrémité du pied, toujours tenu à angle droit, et faire une série de 8 assez serrés entourant le pied et la cheville, faits en remontant. Terminer par 2 circulaires autour de la cheville ; mettre l'épingle en dehors sur le côté externe de la cheville. Ce bandage doit bien maintenir l'articulation, mais ne pas faire garrot.

Bandage de la tête :

Ce bandage permet de maintenir une compresse sur l'œil.

Monocle : commencer par 2 circulaires horizontaux autour de la tête. Bien descendre sur la nuque, remonter sur le sommet de la tête, couvrir l'œil et descendre jusqu'à l'angle de la mâchoire.

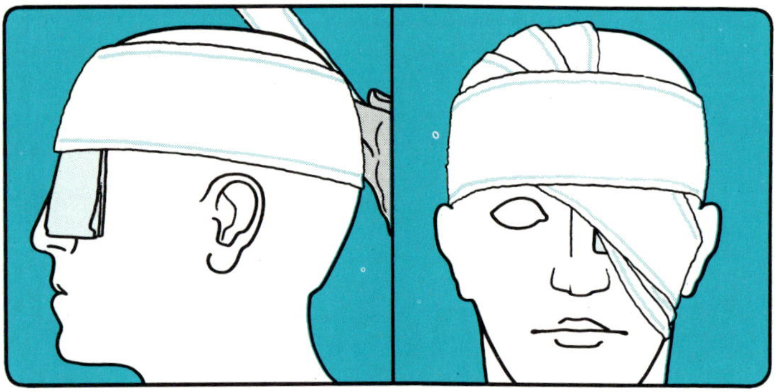

monocle

Faire une série de circulaires de plus en plus obliques qui couvrent le front opposé, terminer par 2 circulaires horizontaux. Mettre l'épingle en avant ou sur le côté.

Croisé de la tempe : commencer par 2 circulaires horizontaux. Faire un renversé sur la tempe à l'opposé de la plaie, en maintenant la bande avec un doigt dirigé en oblique vers le haut.

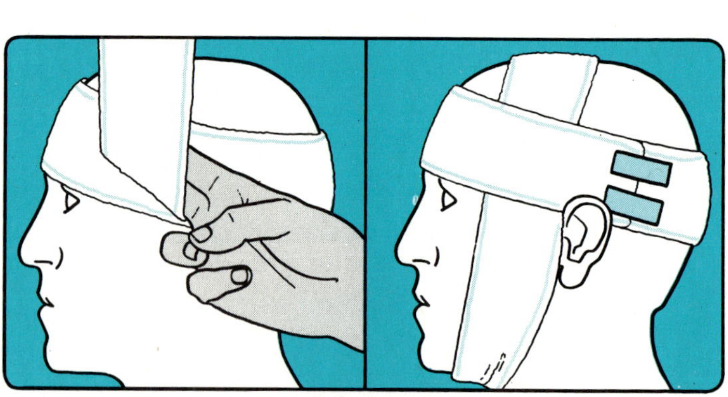

croisé de la tempe

Faire 2 circulaires verticaux puis un renversé sur la tempe opposée et terminer par 2 circulaires horizontaux.

3

LES FRONDES

Une fronde comprend le plein au centre et les rubans ou chefs (2 ou 3 de chaque côté)

Toujours nouer en premier : les 2 chefs supérieurs si fronde à 2 chefs; les deux chefs du milieu si fronde à 3 chefs

En l'absence de bande ou de tissu adhésif, on peut maintenir un pansement sur une plaie grave avec une fronde. La fronde convient également à des parties du corps difficiles à couvrir avec une bande ou un triangle. La fronde sert enfin à immobiliser le menton.

Qu'est-ce qu'une fronde ?

Une fronde est constituée d'un rectangle de toile très allongé, qu'on fend une ou deux fois à chaque extrémité dans le sens de la longueur.

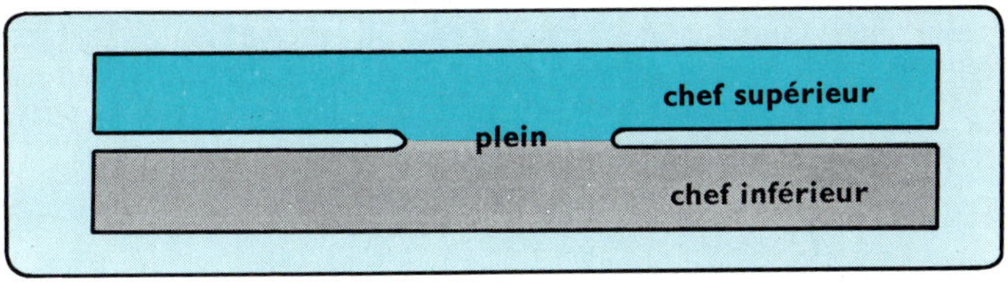

On obtient ainsi une partie centrale non déchirée, *le plein*, et 2 *ou* 3 *chefs* de chaque côté. On trouve dans le commerce des frondes toutes prêtes.

Frondes à 2 chefs

On commence toujours par nouer les 2 chefs situés vers le haut.

Lorsqu'on pose la fronde sur une bosse (front, nez, menton, coude, genou), les chefs du haut croisent les chefs du bas.

Lorsqu'on pose la fronde sur un plat, ou un creux (nuque, thorax, coude, hanche, genou), les chefs du haut et ceux du bas ne se croisent pas.

Fronde du front : les chefs du haut sont noués sous le menton, les chefs du bas passent au-dessus des oreilles et sont noués derrière la tête.

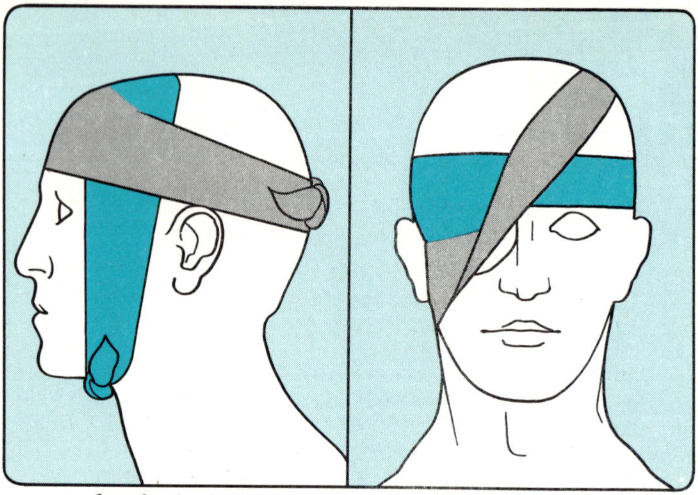

fronde du front fronde de l'œil

Fronde de l'œil : le plein de la fronde est posé sur l'œil à couvrir.

Les chefs supérieurs passent horizontalement au-dessus des oreilles et sont noués derrière la tête ou sur le côté.

Le chef inférieur côté de la compresse passe sous l'oreille, l'autre chef inférieur est renversé sur lui-même pour dégager l'œil sain. Il passe en oblique sur la tête. Les 2 chefs inférieurs sont noués derrière la tête ou sur le côté.

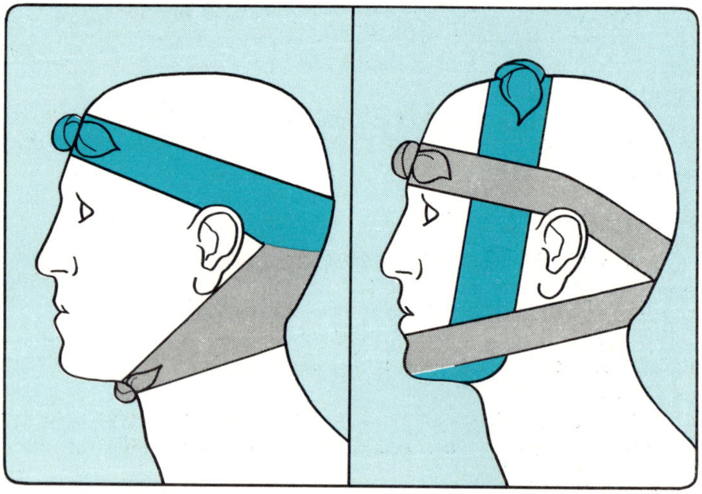

fronde de la nuque fronde du menton

Fronde de la nuque : le plein maintient la compresse. Les chefs supérieurs se nouent sur le front, les chefs inférieurs autour du cou sans serrer.

Fronde du menton : elle sert surtout à maintenir une fracture de la mâchoire inférieure. Les chefs doivent être suffisamment longs : au moins 60 cm. Le plein est mis sur le menton. Les chefs supérieurs partent verticalement sous le menton devant les oreilles et sont noués au sommet de la tête. Les chefs inférieurs partent devant le menton, se croisent sur la nuque et reviennent de chaque côté des tempes pour être noués sur le front.

Fronde du nez : les chefs du haut passent sous l'oreille et sont noués sur la nuque. Les chefs du bas passent au-dessus de l'oreille et sont noués sur le crâne.

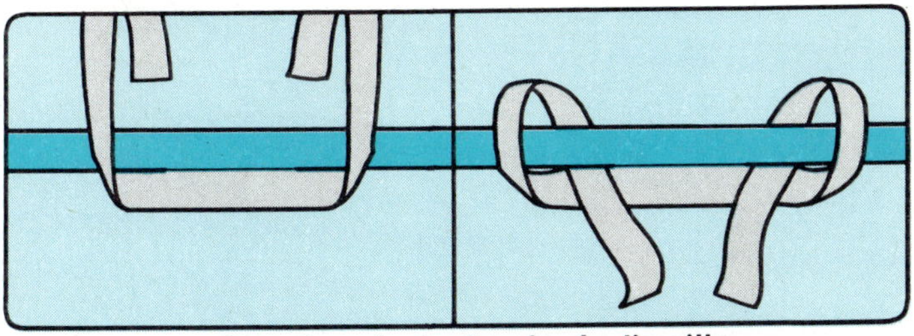

préparation de la fronde de l'oreille

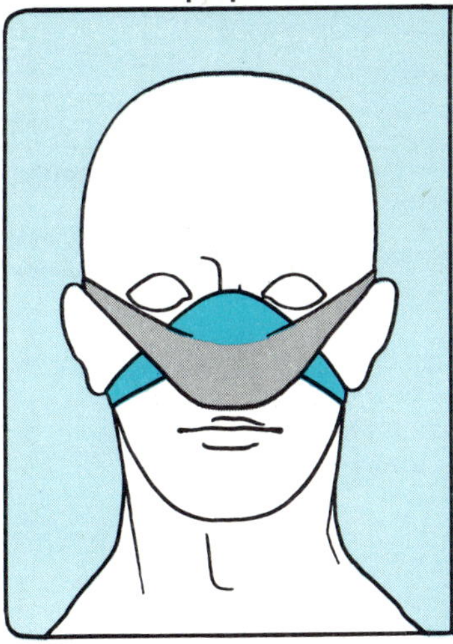

fronde du nez

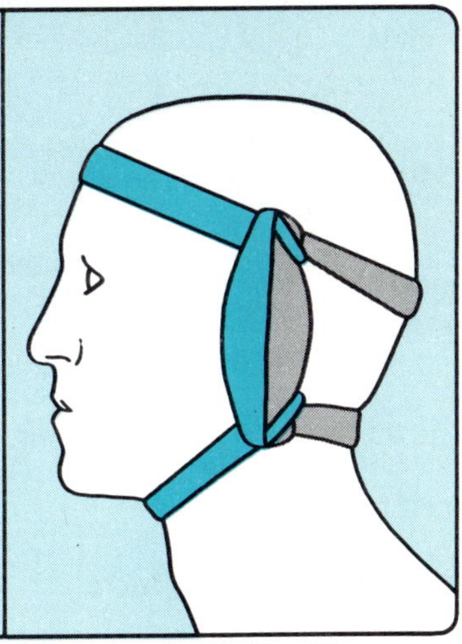

fronde de l'oreille

Fronde de l'oreille : elle doit s'adapter à la forme de l'oreille ; pour cela, on fait une poche, en nouant les chefs du même côté. Poser la fronde à plat, rabattre les 2 chefs supérieurs, perpendiculairement sur les 2 chefs inférieurs, passer chaque chef inférieur dans chaque boucle ainsi réalisée. La poche est alors bien constituée, avec les nœuds dans le même sens ; elle est suffisamment profonde pour maintenir la compresse et l'oreille.

La poche est placée verticalement. Les 2 chefs au-dessus de l'oreille sont noués au-dessus de l'oreille opposée. Les 2 chefs au-dessous de l'oreille sont noués autour du cou, côté opposé, sans serrer.

Fronde du coude ou du genou : elle se fait suivant les mêmes principes : le plein se met soit sur la partie saillante ou bosse de

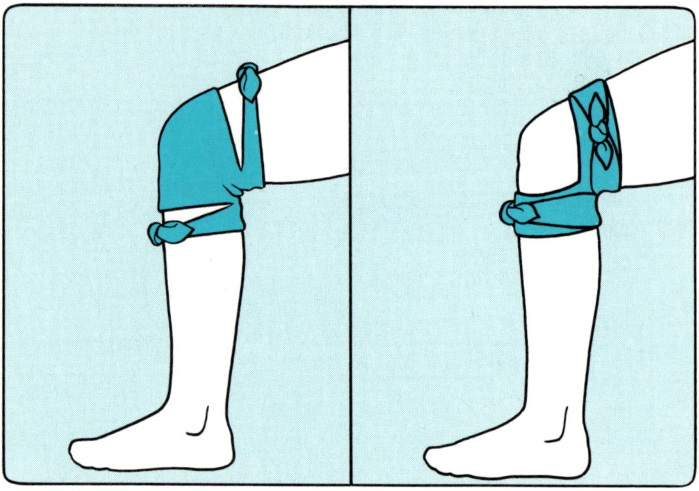

fronde de la bosse du genou — fronde du creux du genou

l'articulation (les chefs se croisent) soit sur le creux (les chefs ne se croisent pas).

Segment de membre : les chefs ne se croisent pas.

Fronde de la hanche : le chef supérieur se fixe autour de la taille, l'inférieur autour de la cuisse.

Frondes à 3 chefs

Principe général : *fixer d'abord les chefs du milieu.* L'ordre des chefs est ensuite sans importance. Les chefs doivent avoir au moins 1,10 m.

Fronde de l'aisselle : le plein est plaqué dans le creux de l'aisselle, les 2 chefs du milieu sont croisés *sur la même épaule* et noués sous l'aisselle opposée. Les chefs inférieurs, côté thorax, sont passés horizontalement autour du thorax et noués sous l'aisselle opposée. Les chefs extérieurs, côté du bras, sont noués autour du bras

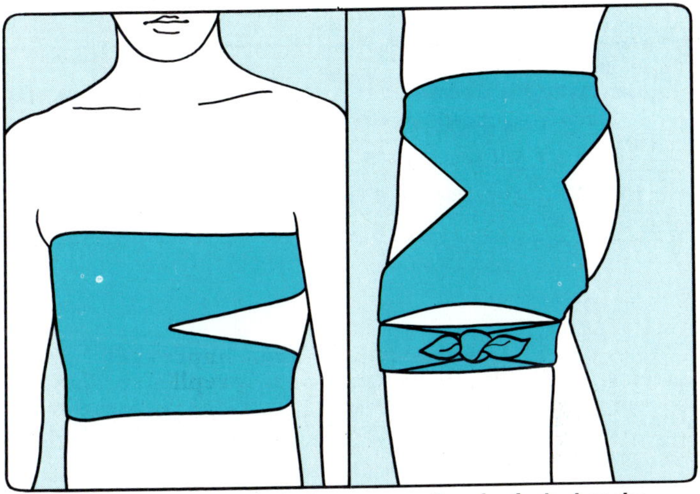

fronde du thorax à 2 chefs — fronde de la hanche

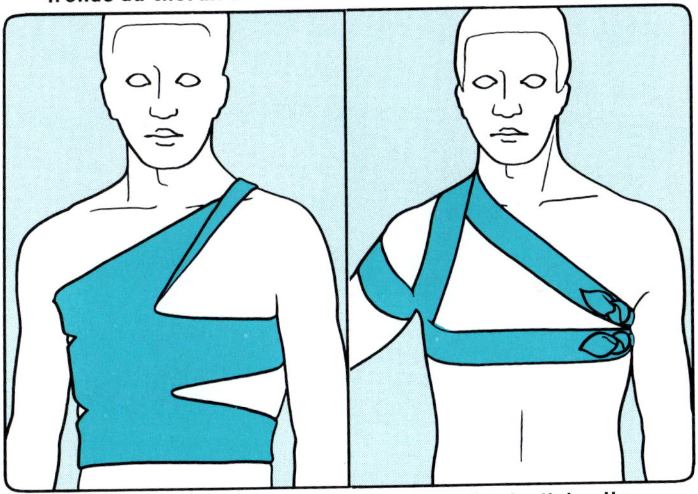

fronde du thorax à 3 chefs — fronde de l'aisselle

Fronde du thorax : permet de maintenir notamment l'obturation d'une plaie soufflante. Le plein doit faire au moins 30 cm de large, chaque chef fait donc 10 cm de large, et au moins 80 cm de long.

Les chefs du milieu sont fixés horizontalement sous l'aisselle. Les chefs supérieurs passent sur l'épaule opposée. Les chefs inférieurs passent autour de la taille.

4

LES TRIANGLES

Le triangle comprend : un sommet, une base, 2 chefs ou pointes, un plein

Toujours sommet vers le haut du membre

Pas de nœud sur la plaie

Principes

Les emballages triangulaires sont improvisés à l'aide de triangles de toile, ou de carrés de toile repliés en triangle ; ils permettent de faire rapidement l'emballage provisoire d'une plaie grave (il existe des triangles comprimés sous un faible volume ; certains sont *stériles*).

Le triangle comporte un *sommet* ou angle droit, opposé à la *base* ou grand côté, et deux *chefs* (ou pointes ou angles aigus). La partie centrale s'appelle *le plein.*

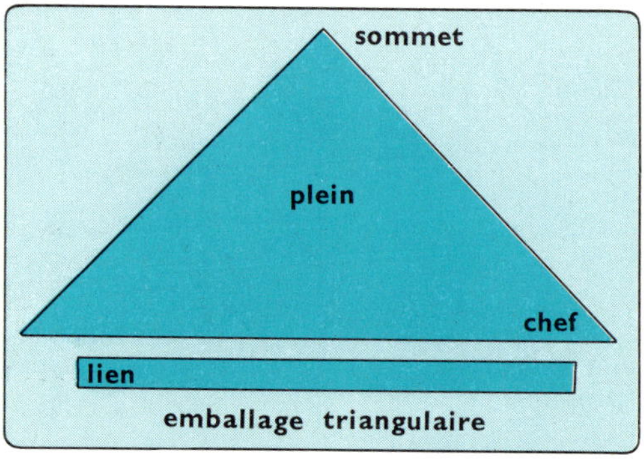

Les emballages triangulaires constituent de bons emballages de fortune qu'on peut appliquer, après avoir mis sur la plaie des compresses stériles ou un linge propre, à la tête et aux membres, en prenant soin de ne *jamais faire de nœud sur la plaie* elle-même. Il faut parfois un lien pour fixer le triangle.

Propreté des triangles : les triangles ne doivent pas être conservés en vrac dans une sacoche. Ils doivent être lavés, repassés, pliés en carré, et conservés en sachet de plastique. Pour les utiliser on saisit les 2 pointes sur lesquelles on tire pour déplier le triangle ; on ne le tient jamais par le plein pour ne pas le souiller.

Emballages triangulaires de la tête

On procède différemment selon l'endroit où siège la plaie :

Front : on applique la base sur le front, le sommet retombant sur la nuque ; on noue les deux chefs sur la nuque en prenant le sommet dans le nœud. Les oreilles sont dégagées.

Nuque : on procède comme précédemment, mais en plaçant la base sous la nuque et le nœud sur le front. Les oreilles sont couvertes.

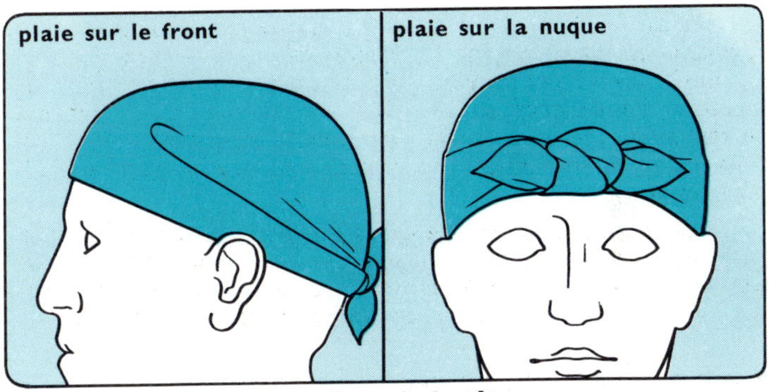

emballage de la tête

Emballages triangulaires des articulations et des extrémités

Le principe général est de placer *le sommet du triangle en haut vers la racine du membre*, la base étant placée horizontalement.

Epaule : placer le sommet sur l'épaule ; l'enrouler autour d'un lien posé dessus (cravate par exemple) qu'on noue après l'avoir fait passer sous l'aisselle opposée ; croiser les deux chefs autour du bras et les nouer au-dessus du coude.

Coude : placer le sommet au-dessus de la partie extérieure du coude à demi fléchi ; croiser les deux chefs dans le pli du coude et revenir les nouer au-dessus du coude.

Main : placer le triangle sur la main, le sommet étant au niveau du poignet ; rabattre la base du triangle sur les doigts ; croiser les deux chefs et venir les nouer autour du poignet ; le pouce peut être laissé libre s'il n'est pas blessé.

Hanche : procéder comme pour l'épaule, le lien maintenant le sommet étant noué autour de la taille et les chefs croisés en dedans de la cuisse.

Genou : procéder comme pour le coude, le sommet étant placé en avant, au-dessus du genou demi-fléchi.

Pied : le sommet est posé sur le dessus du pied, pointe vers la racine du membre. La base est rabattue en-dessous du pied, entoure le talon qu'elle recouvre. Les chefs sont croisés en avant sur le sommet et noués autour de la cheville.

Emballages triangulaires des segments de membre

Ils permettent d'emballer le bras, l'avant-bras, la cuisse et la jambe.

Placer le sommet en haut du segment de membre, sous l'articulation, en disposant *horizontalement* un des deux côtés de cet angle droit ; enrouler le chef terminant ce côté autour du membre ; l'autre chef, situé en bas, est enroulé en sens inverse, en remontant ; les deux chefs sont noués à mi-hauteur ; s'ils sont trop courts, ils sont glissés séparément sous une partie du triangle déjà serrée.

Les triangles, repliés plusieurs fois sur eux-mêmes forment de larges *bandes* utilisables pour faire : des liens non blessants lors de l'appareillage des fractures ; des pansements compressifs ; des bandages en « 8 » comme ceux de l'entorse de la cheville.

Emballages de corps

Ces bandages sont faits avec des pièces de toile triangulaires ou rectangulaires.

On peut utiliser des *triangles :*

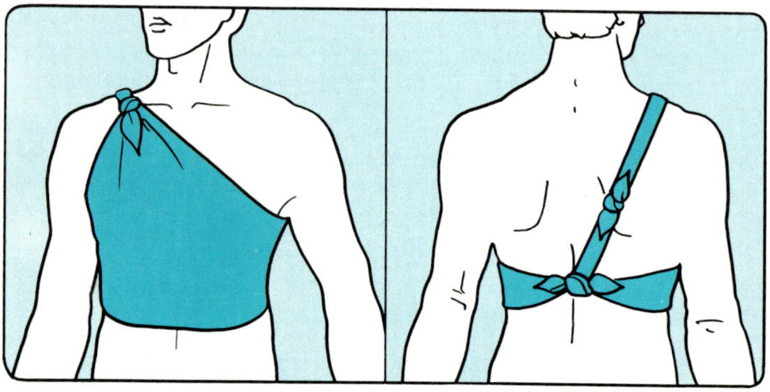

emballage du thorax

L'emballage du thorax, par exemple, se fait avec le sommet placé d'un côté sur l'épaule et la grande base nouée à la partie inférieure du thorax. Le sommet est allongé par un lien fixé par un nœud plat ; le lien est fixé dans le nœud des chefs.

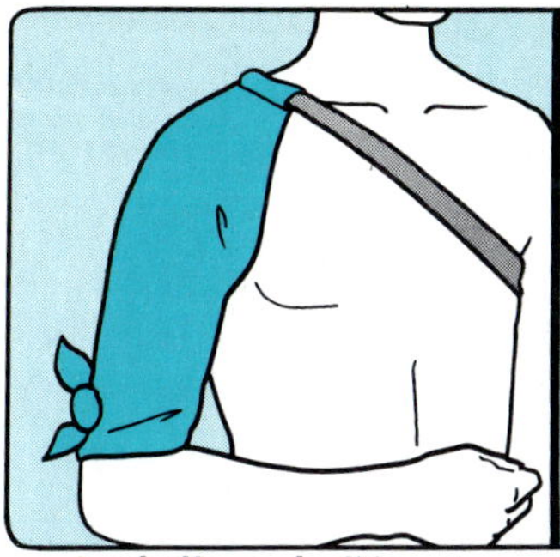

emballage de l'épaule

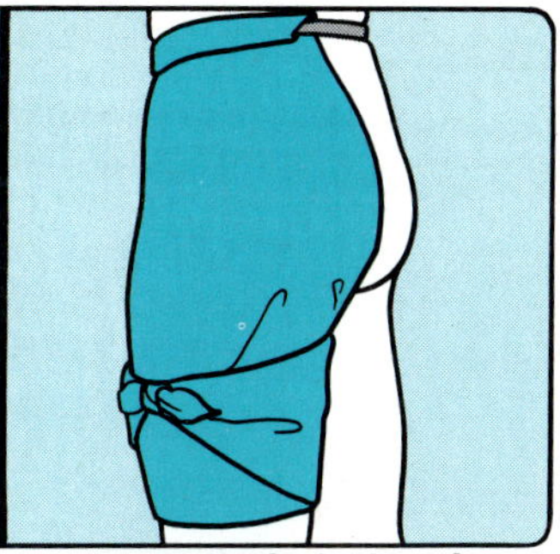

emballage de la hanche

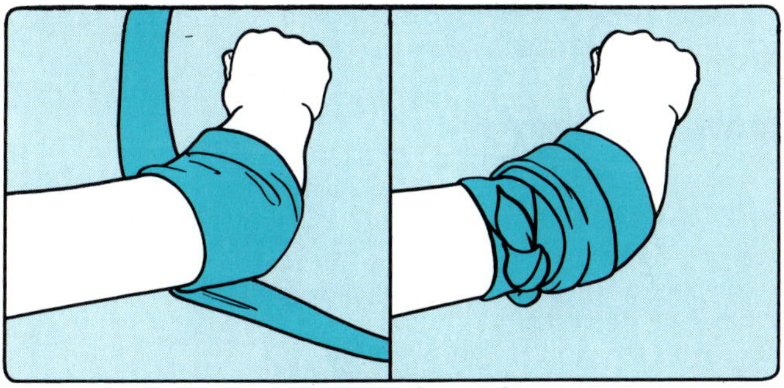

emballage du coude

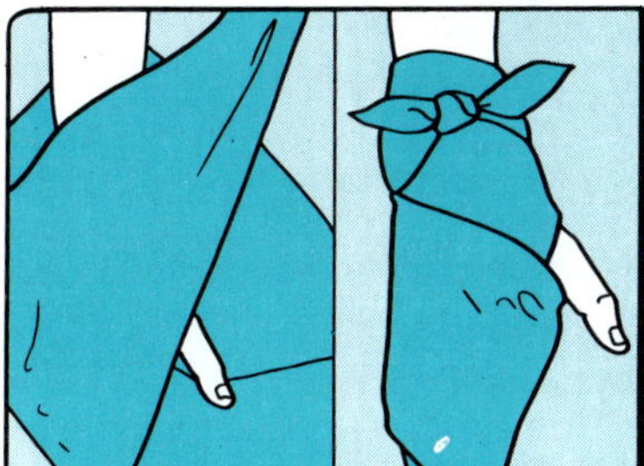

emballage de la main

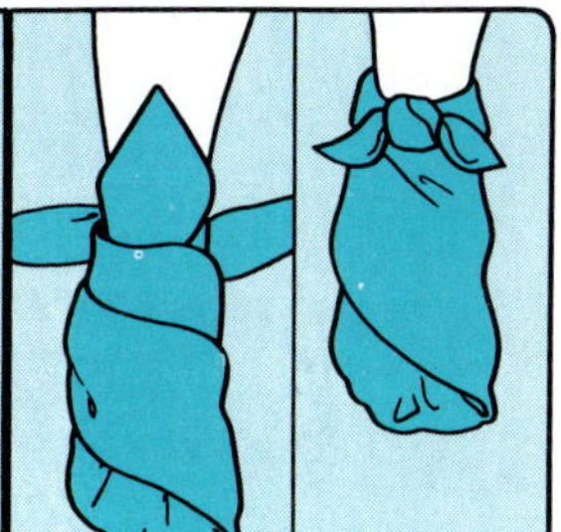

emballage du pied

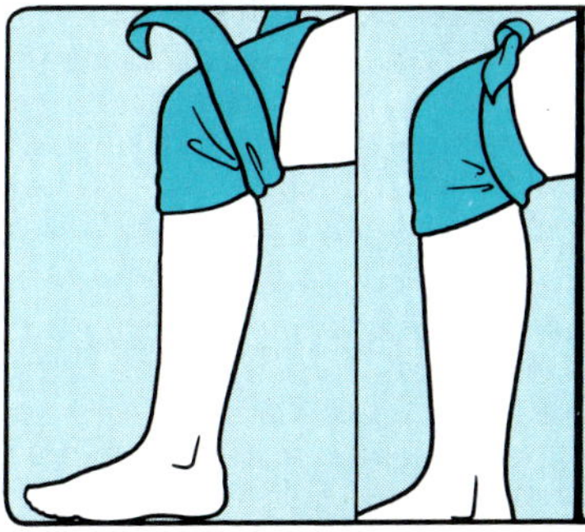

emballage du genou,

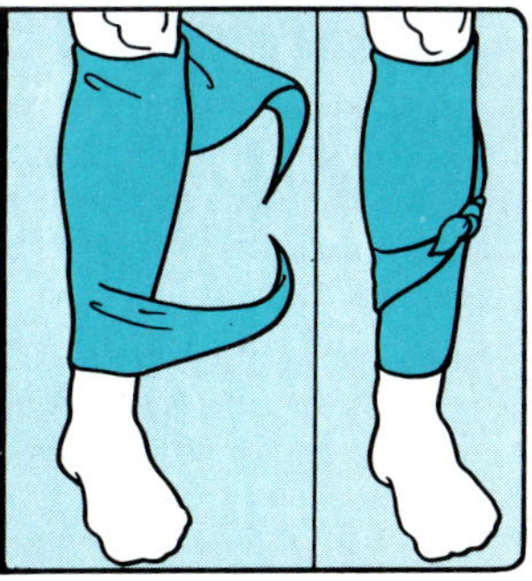

du segment de membre

Le *rectangle* peut être appliqué sur le **thorax** ou sur l'**abdomen.** On le fixe par des épingles de sûreté mises de haut en bas pour éviter l'ouverture. Il peut être utile de maintenir le bandage de corps par des liens sur les épaules pour le thorax ou sous les cuisses pour l'abdomen.

5

LES ÉCHARPES

Les écharpes sont destinées à soutenir le membre supérieur blessé, fracturé ou non.

Écharpe improvisée

Quand il est impossible d'improviser une écharpe, on peut *passer le membre blessé dans la ceinture, l'ouverture d'une chemise ou d'un vêtement.*

On peut aussi utiliser une *veste* en repliant un coin et en le fixant par une cravate.

Écharpes de toile

On utilise de grandes pièces de toile, triangles ou carrés repliés.

Echarpe simple : le sommet (angle droit) du triangle est placé au niveau du coude ; les pointes ou chefs (angles aigus) sont noués autour du cou. Au sommet, on fait un tortillon rentré entre le coude et l'écharpe ou on met une épingle.

Contre-écharpe : l'écharpe simple peut être complétée par une contre-écharpe, qui permet de maintenir le membre immobile ; la base passe sur l'épaule, les deux pointes nouées sous l'aisselle opposée ; le sommet est replié sur le coude.

Echarpe de Mayor : on utilise un carré ou un rectangle replié : les deux angles droits superposés sont décalés et complétés par des bretelles de toile. On glisse l'écharpe entre l'avant-bras et le corps, et on rabat sur le membre le grand côté du triangle. Les pointes sont nouées dans le dos. Les bretelles sont attachées dans le dos à l'écharpe ou à la ceinture du sujet. Cette écharpe ne doit pas être utilisée pour immobiliser une fracture de l'avant-bras.

Echarpe oblique : le sommet (angle droit) du triangle est placé au niveau du coude ; une pointe passe en *avant* de l'avant-bras, l'autre passe en *arrière* du tronc. Les deux pointes sont nouées sur l'épaule saine. Au sommet, faire un tortillon rentré entre le coude et l'écharpe ou mettre une épingle.

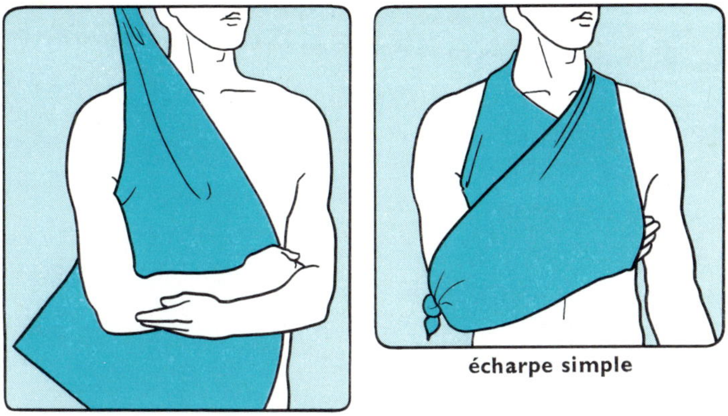

écharpe simple

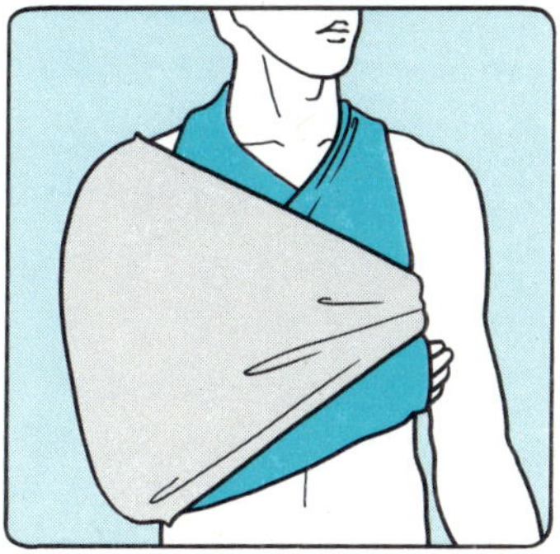

contre-écharpe

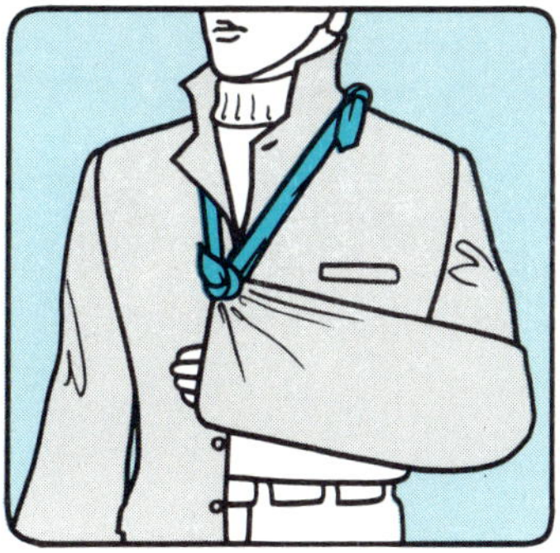

écharpe improvisée

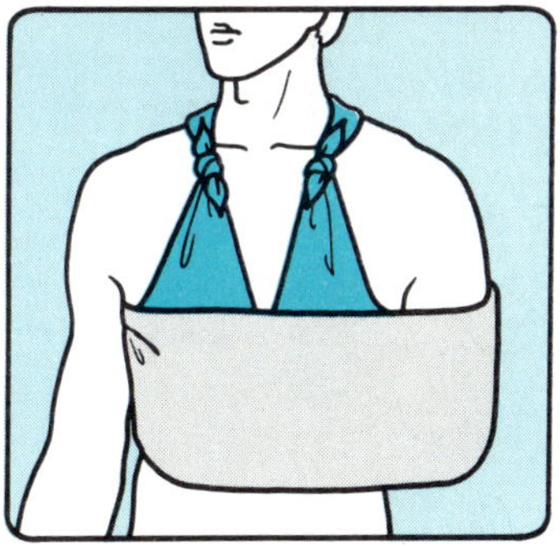

écharpe de Mayor

Chapitre VII

LES ATTEINTES DU SQUELETTE

1

LE SQUELETTE ET LES MUSCLES

Le squelette

Le squelette constitue la charpente du corps ; c'est l'ensemble des *os* reliés entre eux par des *articulations*.

Il existe trois **types d'os :**

- *long* (exemple : fémur), qui se casse comme une branche ;
- *plat* (exemple : os du crâne), qui se casse comme une vitre ;
- *court* (exemple : vertèbre), qui s'écrase comme une noix.

Le crâne contient les organes nerveux de commande (cerveau, cervelet, bulbe) ; sur le crâne sont fixés les os de la *face*, notamment les maxillaires.

La colonne vertébrale est un axe mobile, formé de vertèbres séparées les unes des autres par des disques fibreux. Elle est creusée d'un canal où passe la moelle épinière, d'où naissent les nerfs.

La cage thoracique est formée de côtes qui sont réunies au sternum en avant, et articulées à la colonne vertébrale en arrière ; elle contient les poumons, le cœur, de gros vaisseaux et l'œsophage.

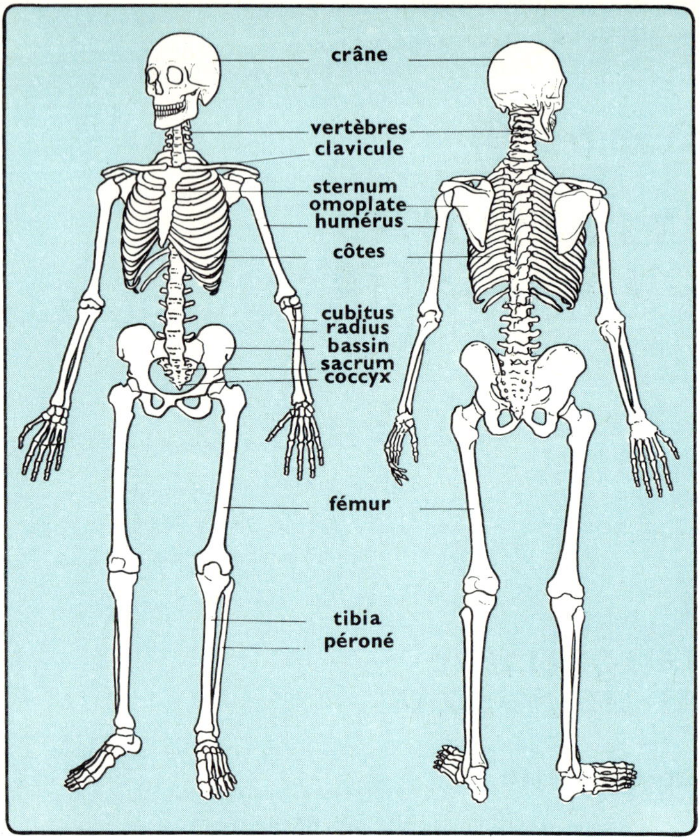

Le bassin est formé sur les côtés et en avant par les os iliaques, en arrière par le sacrum et le coccyx (vertèbres soudées) ;

Les membres supérieurs sont reliés au thorax par les omoplates en arrière et les clavicules en avant ;

Les membres inférieurs s'articulent avec le bassin par une cavité creusée dans l'os iliaque

Les os peuvent s'accroître jusqu'à vingt-cinq ans.

Le squelette n'a pas uniquement un rôle de soutien ; l'os est une matière vivante ; c'est dans la moelle rouge de l'os que se forment les globules rouges.

Un os fracturé se répare spontanément lorsque les fragments osseux sont au contact l'un de l'autre ; la membrane qui enveloppe l'os (périoste) fabrique de l'os neuf (cal).

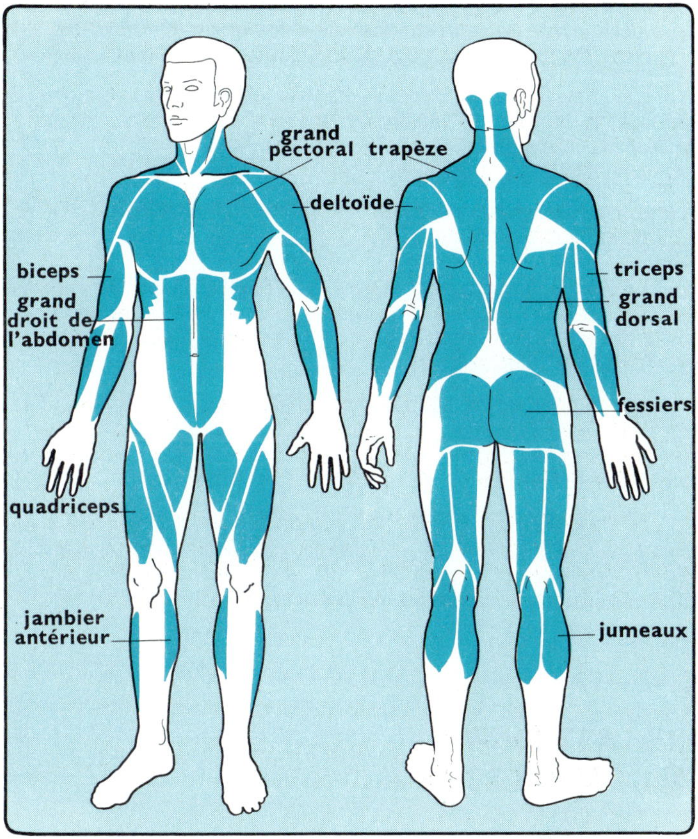

Les **articulations** unissent les os entre eux. Une articulation comporte :

- les *extrémités des deux os* recouvertes de *cartilage :* l'une formant poulie creuse, l'autre poulie pleine ;
- une *capsule fibreuse* et des *ligaments*, qui réunissent les os, fermant ainsi la cavité articulaire ;
- la *cavité de l'articulation*, qui est revêtue d'une membrane appelée *synoviale* et contient une petite quantité de liquide ; les mouvements de l'articulation sont ainsi facilités.

A la suite d'une entorse, ce liquide peut devenir abondant, on dit qu'il y a « épanchement de synovie ».

Les muscles

Les muscles sont des organes contractiles. Il en est de deux sortes :

- **les muscles rouges ou striés :** leur contraction est volontaire ; ils permettent les mouvements de notre corps. Une exception : le cœur est un muscle rouge à contraction involontaire.

Les muscles rouges sont répartis en plusieurs groupes : muscles de la colonne vertébrale, muscles respiratoires, muscles de la paroi abdominale, muscles des membres.

- **les muscles blancs ou lisses :** leur contraction est involontaire ; ils assurent les mouvements des *organes :* muscles de l'intestin par exemple.

Le *fonctionnement des muscles* est commandé par le *système nerveux*. Celui-ci est très complexe : il peut être comparé à un ensemble de circuits électriques ; le système nerveux ordonne et coordonne les mouvements.

Le volume et la qualité des muscles peuvent se modifier par l'*éducation physique* ; celle-ci doit être conduite par des spécialistes et sous contrôle médical, surtout chez les jeunes, pour éviter des déformations qui peuvent être définitives.

L'entraînement sportif doit comporter *un équilibre entre les exercices d'entraînement à l'endurance et ceux d'entraînement à l'effort maximal* pour permettre un développement harmonieux de la musculature, cardiaque en particulier.

2

LES ATTEINTES DU SQUELETTE

Les atteintes du squelette comportent : les fractures des os, les entorses et les luxations des articulations.

Fracture : l'os est brisé. Une fracture peut être provoquée *par un coup direct ou indirectement à la suite d'une chute :* on peut se fracturer une vertèbre en tombant sur les talons. Il y a 2 types de fracture : la fracture *sans déplacement*, la fracture *avec déplacement* des fragments ; la fracture *ouverte* est une fracture compliquée d'une plaie.

Entorse : les ligaments de l'articulation sont *distendus ou déchirés*.

Luxation : les extrémités des os de l'articulation *ne sont plus au contact*. L'articulation est « déboîtée ».

Le secouriste doit savoir reconnaître ou suspecter une atteinte du squelette, et l'immobiliser correctement pour éviter les complications. En effet, le danger immédiat des fractures est dû aux fragments de l'os brisé. Ceux-ci sont pointus et coupants : ils peuvent embrocher un muscle, déchirer un vaisseau sanguin

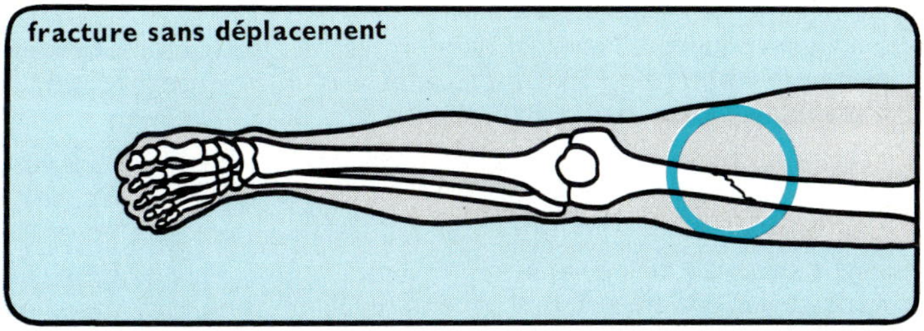

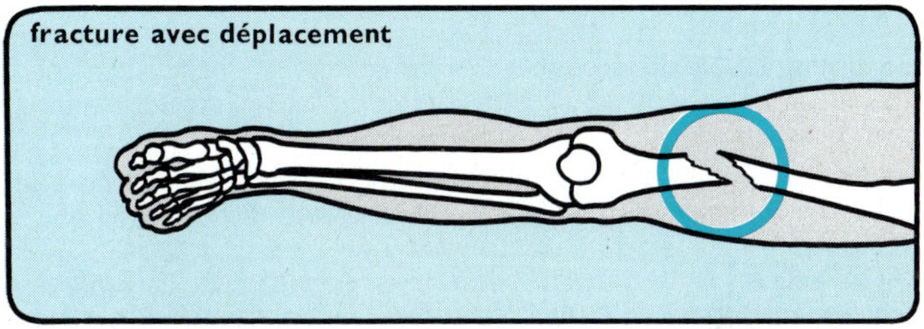

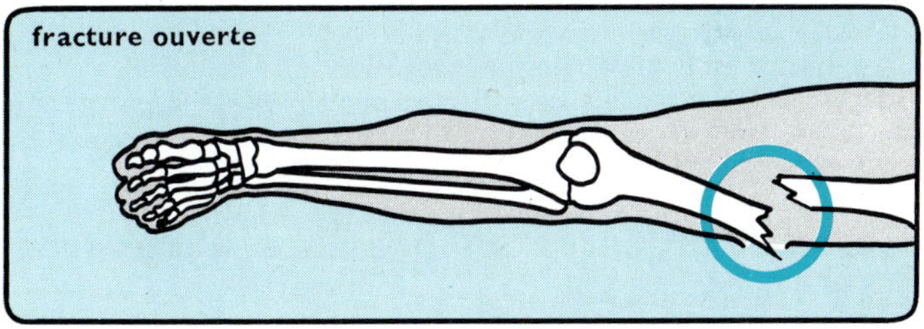

(hémorragie) ou un nerf (paralysie), ils peuvent perforer la peau (fracture ouverte), d'où l'importance d'une *stricte immobilisation* de la fracture.

3

LES FRACTURES DES MEMBRES

Comment reconnaître la fracture d'un membre ?

Le secouriste peut se trouver devant deux cas : la fracture est évidente ou bien le cas est douteux.

Parfois la fracture est évidente

Le blessé a ressenti une *douleur violente*, quelquefois un craquement, il ne peut pas remuer le membre blessé (*impotence*). Il existe une *déformation :* le membre fait un angle, il est raccourci ; ou bien il est « tordu » (le pied ou la main tombe en dehors ou en dedans) ; parfois l'axe du membre est décalé. Cette déformation peut s'apprécier par comparaison avec l'autre membre, mais un *gonflement* peut apparaître et masquer la déformation.

Il vaut mieux ne pas déshabiller ; appareiller sur les vêtements.

Parfois le cas est douteux

Le blessé a des contusions diverses, ou il n'a pas toute sa connaissance, ou bien les vêtements cachent la déformation, ou encore il s'agit d'une fracture sans déplacement.

On peut essayer très prudemment et *sans remuer le membre* de découdre ou de découper les vêtements. Si cette manœuvre se révèle difficile ou douloureuse pour le blessé, arrêter et appareiller tel quel.

C'est seulement chez une personne n'ayant reçu qu'un petit coup, ne souffrant pas et ne présentant aucune déformation que le secouriste est autorisé à rechercher une *douleur localisée* en un point précis. Il le fait avec une grande prudence, en appuyant légèrement l'index le long du membre. A l'endroit de la fracture, il réveille une douleur vive. Dans le doute, *il faut toujours supposer que la lésion est plus grave que ce qu'on peut penser* ; il vaut mieux immobiliser pour une simple contusion que méconnaître une fracture incomplète ou sans déplacement qui est aggravée par des mouvements intempestifs.

Gestes d'urgences en présence d'une fracture de membre

- **IMMOBILISER UNE FRACTURE AVANT TOUT DÉPLACEMENT**

  Pour empêcher la souffrance
  Pour éviter l'aggravation
  Pour éviter l'état de choc
  Pour permettre le transport

Interdire tout mouvement au blessé et *empêcher le transport avant immobilisation* du membre atteint. C'est par une tentative de marche, par un essai de réduction, par un transport sans appareillage que la fracture s'aggrave.

Examiner complètement et interroger le blessé pour rechercher des *lésions associées :* une plaie (voir chap. IV), une hémorragie, une autre fracture (colonne vertébrale) ; une contusion abdominale ou thoracique (hémorragie interne possible) ; les accidentés de la route doivent toujours être considérés comme des *polytraumatisés.*

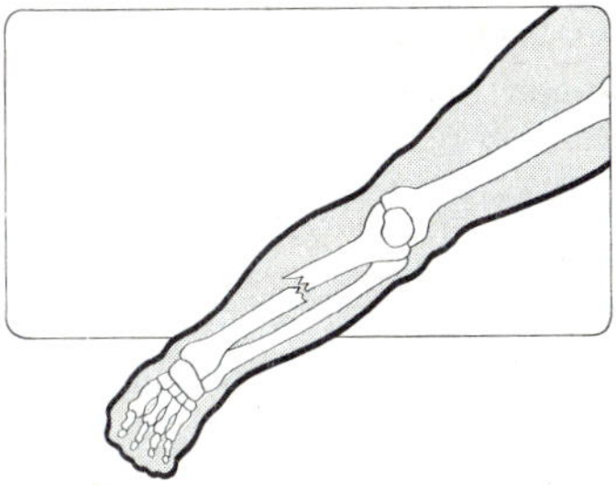

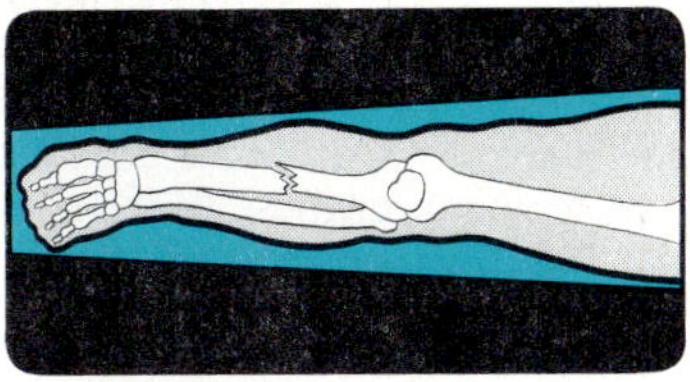

immobiliser toute fracture

Immobiliser le membre fracturé, sans chercher à réduire la fracture, en respectant la déformation.

Eviter l'état de choc : sujet allongé, couvert, au calme.

Surveiller l'accidenté et l'*évacuer confortablement.*

La conduite du secouriste est différente suivant qu'il s'agit d'une fracture du membre supérieur ou du membre inférieur.

Le principe général est d'immobiliser les fractures du membre supérieur par des écharpes et les fractures du membre inférieur par des attelles.

Immobilisation des fractures du membre supérieur

IMMOBILISATION IMPROVISÉE

En absence de tout matériel, on effectue une immobilisation provisoire avec un pull-over retourné ou le pan d'une veste qu'on maintient avec une épingle ou mieux avec un lien (cravate, foulard (voir p. 128).

IMMOBILISATION AVEC UNE ÉCHARPE

On maintient le membre par une écharpe. L'avant-bras doit toujours être maintenu, la main légèrement plus haute que le coude, le poignet soutenu, les doigts visibles. La main ne doit devenir ni violacée ni froide.

Fracture du bras : il faut *bloquer l'épaule et le coude.* Le thorax rembourré fait fonction d'attelle. Une écharpe simple bloque le coude ; un chef de cette écharpe est glissé contre le thorax et posé sur l'épaule du côté de la fracture. L'autre est rabattu sur l'épaule opposée. Une contre-écharpe bloque l'épaule (voir p. 128).

Fracture du coude : on immobilise la fracture du coude *dans la position où on la trouve :* avec des écharpes si le coude est plié, avec une attelle si le coude est en extension.

Fracture de l'avant-bras : il faut *bloquer le coude et le poignet*. Pour bloquer le poignet, on improvise une gouttière avec du carton, ou avec plusieurs journaux pliés en 4 et rentrés les uns dans les autres, ou mieux avec une revue. Penser à enlever délicatement bagues, bracelet, montre, si cette manœuvre n'est pas douloureuse. Si l'on dispose d'un coin de table on l'utilise comme plan d'appui.

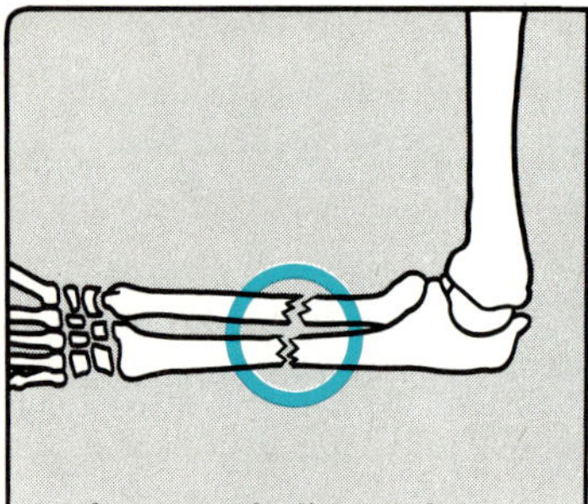
fracture de l'avant-bras

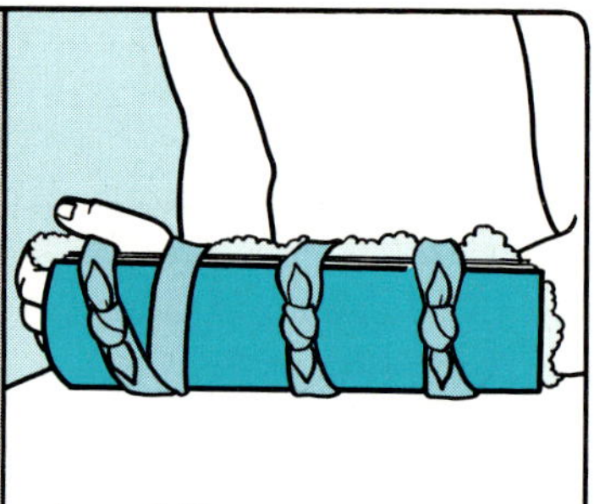
immobiliser avec une revue

On place *3 liens* sur la table, la revue au-dessus ; sur la revue on pose un foulard ou une serviette pliée pour rembourrer. On pose l'avant-bras blessé sur la revue et *on forme la gouttière* en rabattant de chaque côté. On maintient par le *lien du milieu* peu serré. On *rembourre les creux* (tissu, coton, mousse de plastique) et on termine l'appareillage en serrant les 3 liens, le lien de la main passé un brin en avant du pouce et l'autre en arrière. Les nœuds sont faits à l'extérieur. Enfin, on bloque le coude par une écharpe en s'assurant que l'extrémité de la revue ne gêne pas le pli du coude.

On peut aussi utiliser 2 attelles : l'attelle située en dehors va du dos de la main à la pointe du coude ; celle située en dedans va de la paume au creux du coude qu'elle n'atteint pas. Bien rembourrer les attelles et terminer par une écharpe qui bloque le coude.

Ecrasement de la main : emballer et immobiliser sur une planchette dépassant le poignet. Mettre une écharpe.

Fracture d'un doigt : fixer le doigt sur une petite attelle rembourrée et mettre l'avant-bras en écharpe.

IMMOBILISATION AVEC UNE GOUTTIÈRE

Il existe des *gouttières* pour immobiliser les atteintes du membre supérieur ; elles sont peu employées parce que mal commodes et encombrantes. On peut utiliser *des attelles métalliques modelables*.

Immobilisation des fractures du membre inférieur

Le secouriste ne doit jamais tenter de réduire une fracture ; *on appareille le membre dans la position où on le trouve.*

Sauf exception (isolement, urgence), le secouriste laisse à une personne plus qualifiée le soin de remettre dans l'axe du corps un membre très déformé (pied rabattu sur le genou, cuisse brisée à angle droit par exemple).

S'il y a plusieurs secouristes, l'un d'eux, s'il est bien entraîné, se charge dès le début de maintenir le pied sur lequel il exerce une légère traction.

IMMOBILISATION IMPROVISÉE

A défaut d'attelle, on met un vêtement plié entre les 2 membres inférieurs, on réunit le membre blessé et le membre sain *par des liens larges et rembourrés* (écharpe, cravate). Les nœuds sont faits sur le membre sain. Les pieds sont maintenus perpendiculaires aux jambes par un lien en huit.

On peut aussi faire une gouttière avec une couverture enroulée de chaque côté du membre. A défaut de lien large on peut utiliser exceptionnellement (en montagne) un cordage.

IMMOBILISATION PAR DES ATTELLES

On utilise 2 attelles : une en dedans, une en dehors. Elles doivent être *solides :* planche étroite, branche, manche, lame de contreplaqué ou carton très fort. Ces attelles sont choisies *assez longues* pour dépasser les articulations qui encadrent la fracture. Elles sont *rembourrées* surtout à chaque extrémité.

On peut aussi utiliser des *attelles métalliques modelables :* attelles grillagées, attelles de Kramer qui s'adaptent à la taille du blessé et à la déformation.

Fracture de jambe : Il faudra bien bloquer le genou et la cheville.

Le membre fracturé ne doit jamais être remué ; le secouriste se place en dehors du membre blessé :

1. *On passe 6 liens* (cravate, ceinture, bas, etc.) sous le membre en utilisant les creux (cheville, genou), en évitant de passer au niveau de la fracture. La jambe saine est légèrement écartée pour ne pas gêner. Ainsi, il y a 3 liens pour la jambe et 3 pour la cuisse.
2. *On dispose les attelles rembourrées* de chaque côté du membre en les plaçant sur les liens. L'attelle située en dehors va de la cheville à la hanche, l'attelle située en dedans va de la cheville jusqu'au haut de la cuisse, sans atteindre l'entrejambe.

3. *On fixe les attelles à l'aide des 2 liens des extrémités.* Ces liens font un tour supplémentaire autour de l'attelle (« un tour mort ») pour l'empêcher de glisser. Ils sont serrés de façon lâche par des nœuds plats faits sur l'attelle externe.

4. *On procède au rembourrage* surtout au niveau des creux et des déformations à l'aide de tissu, de mousse de plastique, de coton.

5. *On procède alors au serrage définitif* à l'aide des autres liens fixés par des nœuds plats, toujours sur l'attelle externe, puis à celui des liens des 2 extrémités. Ce serrage doit être suffisant pour maintenir l'appareillage en place, mais pas excessif ; le pied ne doit devenir ni froid, ni violacé.

6. *On délace la chaussure*, on ramène doucement le pied à angle droit par rapport à la jambe à l'aide d'un lien large en 8, passant sur les attelles. Si cette manœuvre est douloureuse, on laisse le pied dans la position où on le trouve, on le maintient par le lien en 8.

7. *On bloque le genou* à l'aide d'un lien large.

On se contente de desserrer la chaussure.

Quel que soit le mode d'immobilisation d'une fracture des membres inférieurs, liens larges, attelles, gouttières, *on ne doit jamais retirer une botte* du membre fracturé. On l'immobilise de la même façon qu'un membre nu.

Fracture de cuisse : Il faut bloquer le tronc, la hanche, le genou et la cheville.

On opère comme pour la fracture de jambe.

1. *On place* 6 *à* 8 *liens :* de préférence 2 au tronc, 3 à la cuisse, 3 à la jambe. Aucun lien ne doit passer sur la partie inférieure de la poitrine, ni sur la partie supérieure de l'abdomen, pour ne pas gêner la ventilation.

2. *On dispose les attelles rembourrées.* L'attelle située en dedans va du pied jusqu'à l'entrejambe sans l'atteindre ; (bien rembourrer à ce niveau) ; l'attelle située en dehors va du pied jusqu'au creux de l'aisselle sans l'atteindre.

3. *On met en place les attelles à l'aide de* 3 *liens :* un au niveau de la cheville, un au niveau de la racine de la cuisse, un en haut de la poitrine.

4. *On effectue le rembourrage.*

5. *On procède au serrage définitif* de tous les liens, par des nœuds plats sur l'attelle externe.

6. *On applique les mêmes règles pour la chaussure :* délacée et fixée par un lien en 8.

7. *On bloque le genou* par un lien large.

Ecrasement du pied : délacer la chaussure sans l'ôter, emballer et immobiliser le pied dans la position où il se trouve à l'aide d'un lien en 8.

fracture de la jambe

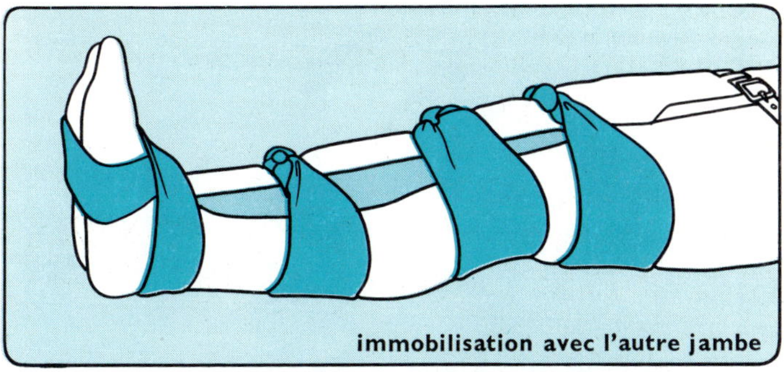

immobilisation avec l'autre jambe

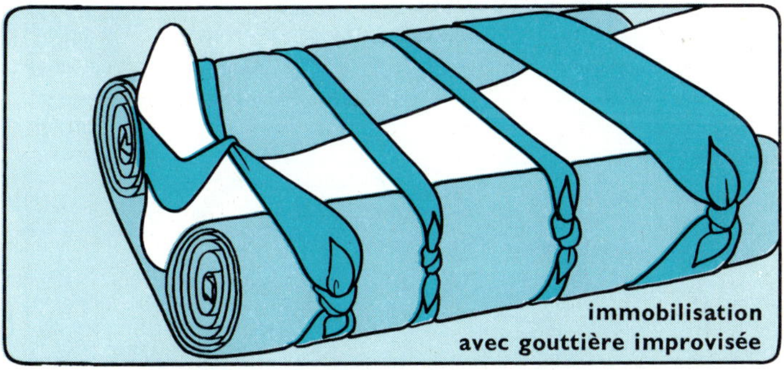

immobilisation
avec gouttière improvisée

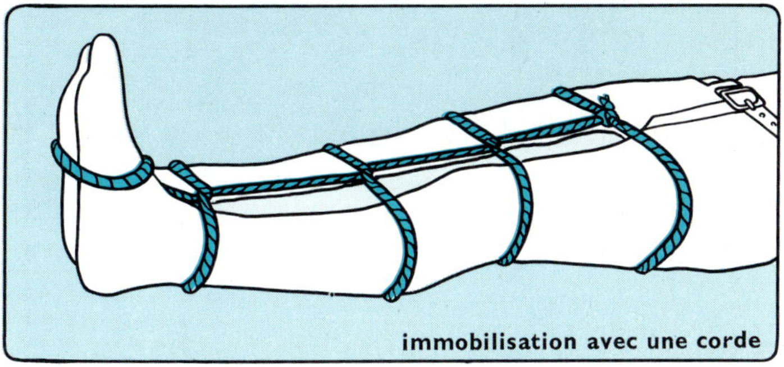

immobilisation avec une corde

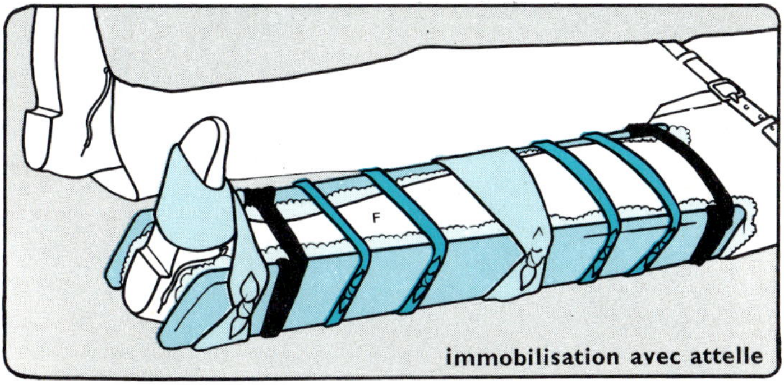

immobilisation avec attelle

immobilisation de cuisse

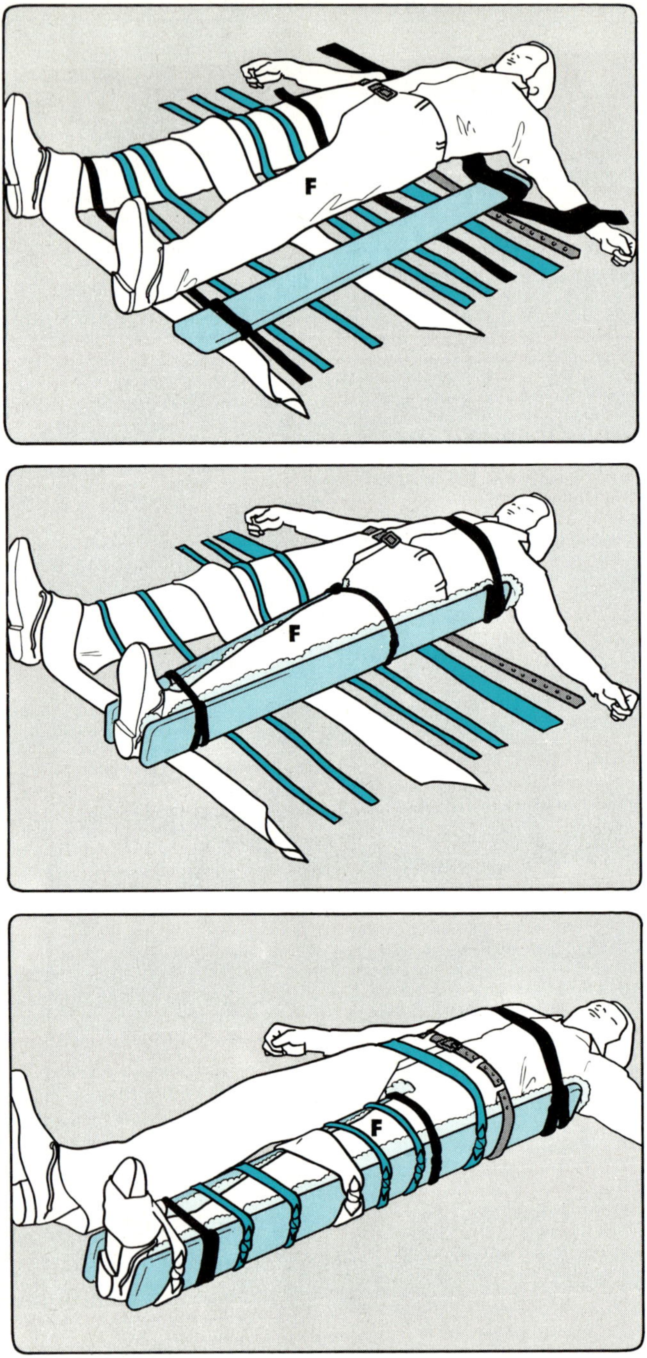

IMMOBILISATION PAR DES GOUTTIÈRES

On peut utiliser soit une *gouttière improvisée* avec 2 morceaux de bois autour desquels on enroule une couverture, soit des *gouttières métalliques*, qui sont encombrantes. Le membre doit être

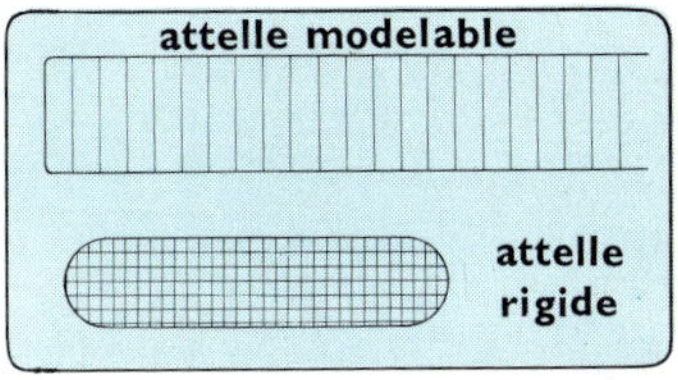

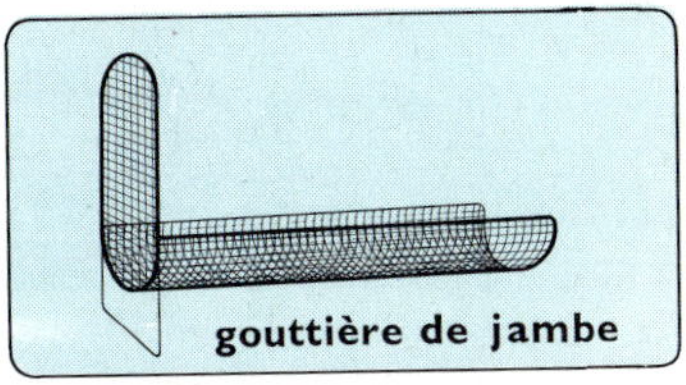

soulevé juste de la hauteur nécessaire pour pouvoir glisser la gouttière rembourrée à l'avance. S'il y a plusieurs secouristes, ils peuvent former sous le membre un véritable « matelas de mains » ; on soulève d'un bloc, on repose doucement. Un secouriste entraîné se charge dès le début de maintenir le pied sur lequel il exerce une légère traction pour éviter la chute du pied. On immobilise ensuite avec des liens sans omettre le lien large au genou et le lien en 8 au pied.

IMMOBILISATION PAR DES ATTELLES PNEUMATIQUES

Il existe des modèles différents suivant le segment de membre à immobiliser.

Il faut choisir un modèle dont la fermeture devra permettre l'ouverture complète. On procède comme pour les gouttières : le membre soulevé est reposé sur l'attelle ouverte glissée dessous. Puis l'attelle est refermée et gonflée à la bouche suffisamment, mais sans excès.

L'usage des attelles pneumatiques *n'est pas toujours sans danger :* si la température extérieure augmente elles se dilatent, donc serrent davantage et peuvent même faire garrot. En montagne, elles se vident lors de la descente car la pression atmosphérique augmente. Elles se dilatent lors des évacuations en hélicoptère. Par temps froid elles deviennent rigides, donc inutilisables.

IMMOBILISATION PAR L'ATTELLE DE THOMAS-LARDENOIS

Ce dispositif réservé aux secouristes entraînés permet une excellente immobilisation sous traction : l'écartement des fragments osseux évite la douleur et les complications. Il évite le contact du membre avec le sol. La manipulation de l'attelle de Thomas-Lardenois doit faire l'objet d'un entraînement par les équipiers.

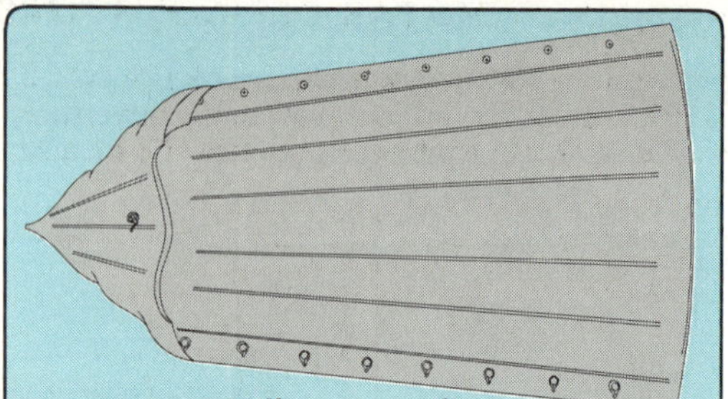

attelle pneumatique

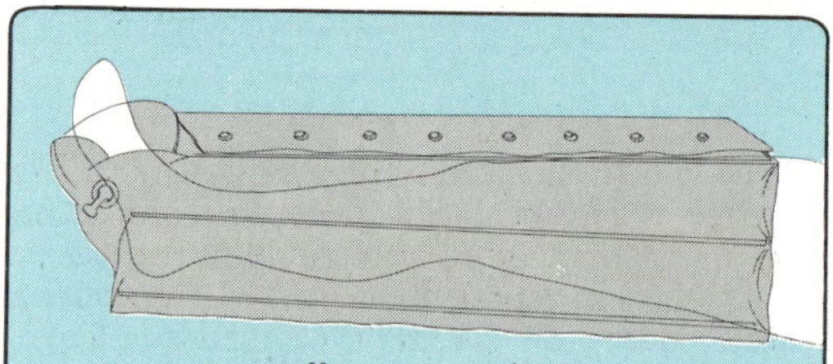

attelle pneumatique

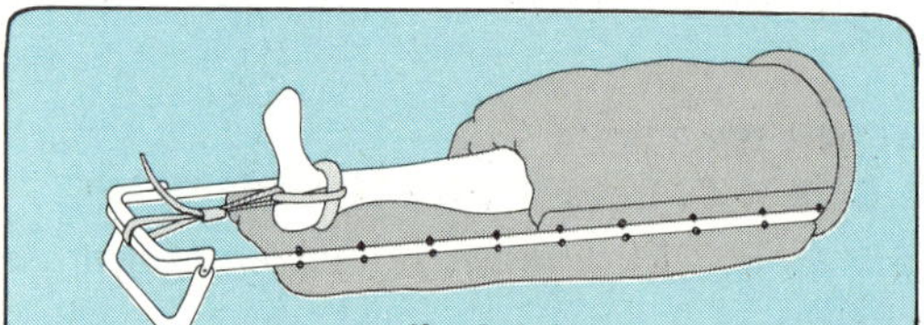

attelle Atlair

L'attelle se compose de plusieurs éléments :

- une armature métallique en forme d'épingle à cheveux, pour encadrer le membre inférieur fracturé ; elle sera munie d'un *berceau* fait d'une bande de toile ; une encoche au niveau de la coudure permet l'arrimage d'un lien entourant le cou-de-pied ;

- deux demi-anneaux, articulés sur l'extrémité de la branche interne de l'armature, se glissant et se rabattant facilement autour de la racine du membre convenablement rembourrée, viennent s'enclencher sur l'extrémité de la branche externe de l'armature ;

- le système de bouclage est conçu pour permettre aux deux demi-anneaux de se rabattre en pince sur la racine du membre et d'assurer la contre-extension ;

- deux supports latéraux en forme d'anneaux évitent au membre le contact du sol ;

attelle de Thomas-Lardenois

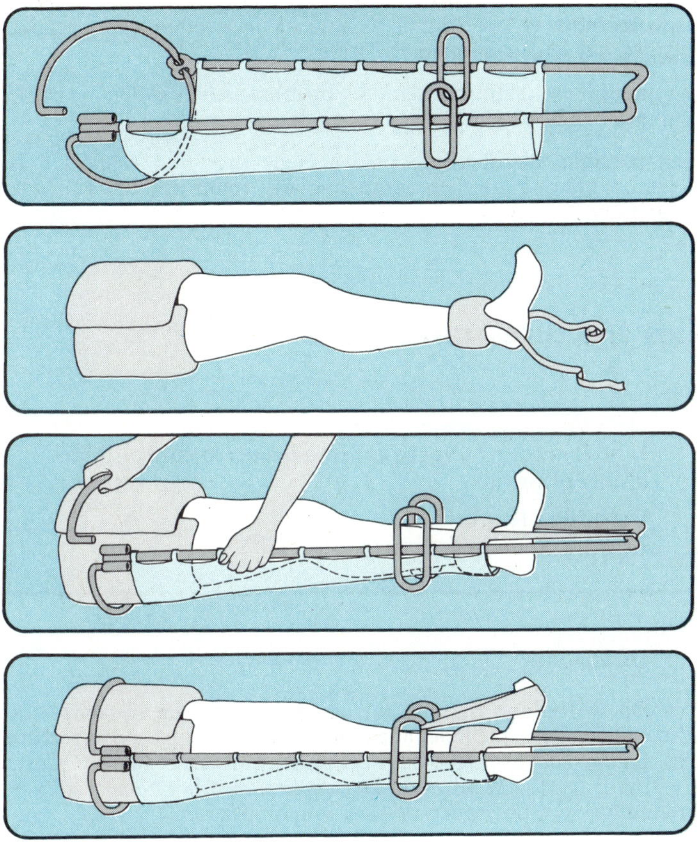

- un anneau de toile pour faire traction ;

L'utilisation se décompose en plusieurs temps :

- un secouriste confirmé tient l'extrémité du membre fracturé, en exerçant une traction douce et très prudente dans l'axe du membre ;
- réaliser le berceau de toile à l'aide d'une bande réunissant les deux tiges de l'armature ; ne pas trop tendre la toile et laisser libre la partie qui correspondra à la cheville et au pied ;
- disposer : un rembourrage large et épais autour de la racine du membre ; l'anneau de toile peu serré autour de la cheville ;
- fixer solidement l'extrémité d'un lien résistant de chaque côté de cet anneau (l'anneau est parfois livré muni de ces liens) ;
- mettre l'attelle en place ;

- assurer simultanément la traction prudente et permanente du membre et son soutien ; l'anneau de traction doit prendre appui sur le cou-de-pied et l'arrière du talon ;
- immobiliser définitivement le membre sur l'attelle à l'aide d'une bande ou de plusieurs liens larges ;
- si possible, maintenir le pied à angle droit par rapport à la jambe grâce à un lien large prenant appui sur les anneaux latéraux.

Les fractures ouvertes

Une fracture ouverte est une fracture compliquée d'une plaie :

Emballer la plaie
Immobiliser la fracture

Définition

On dit qu'une fracture est ouverte lorsqu'elle se complique d'une plaie. Cette plaie peut être produite par l'objet qui a fracturé l'os, ou par l'os lui-même qui déchire les muscles et la peau. Cette fracture ouverte est souvent *la complication d'un ramassage sans précaution* ou d'un transport sans immobilisation.

Circonstances : la fracture ouverte est fréquente lors des accidents de la voie publique. Elle est toujours infectée : les os fracturés communiquent avec l'extérieur. C'est une *fracture grave :* d'une part le blessé est souvent choqué, d'autre part, l'infection peut se développer : infection locale, infection généralisée, tétanos. Cette fracture risque de ne pas se consolider.

Conduite à tenir : le secouriste ne désinfecte pas la plaie. Il pose sur la plaie, *sans y toucher*, des compresses stériles si possible, à défaut il met un linge propre. Il immobilise ensuite la fracture. Il évite l'aggravation de l'état de choc en installant le blessé à plat et en le couvrant ; il le surveille. Il évacue le blessé sans retard car *une fracture ouverte est plus urgente qu'une fracture fermée.*

Le membre broyé peut être la cause d'une hémorragie grave à retardement ; il nécessite la pose d'un garrot d'attente non serré ; on le serre si l'hémorragie apparaît (voir page 79).

4

LES AUTRES FRACTURES

Fracture du crâne

Toujours hospitaliser une personne qui a reçu un coup sur la tête

Ce qui est grave est non seulement la fracture des os, mais surtout les lésions du cerveau, toujours possibles, même en l'absence de fracture. Parfois les symptômes apparaissent à retardement *après un intervalle libre.*

Parfois la fracture est évidente

Le blessé a perdu connaissance immédiatement :

- ou il saigne du nez, d'une oreille, ou de la bouche ;
- ou il a une plaie à la tête ; on peut apercevoir des fragments osseux et le cerveau ;
- ou il existe un enfoncement du crâne ou une déformation du cuir chevelu.

Conduite à tenir

Installer le blessé horizontalement, en position latérale de sécurité s'il a perdu connaissance ; emballer la plaie ; couvrir le blessé ; le surveiller ; l'évacuer sans retard vers l'hôpital sous surveillance.

Parfois les signes sont trompeurs

Parfois, le blessé vomit, il a des troubles de l'équilibre ou des troubles du comportement. Il risque de mourir rapidement par compression du cerveau. La conduite à tenir est la même que dans le cas précédent.

Parfois le sujet ne ressent aucun trouble sur le moment ou seulement une brève perte de connaissance ; mais quelques minutes, quelques heures ou plusieurs jours après le traumatisme, c'est-à-dire *après un intervalle libre,* il présente des troubles du comportement, de l'équilibre, de la somnolence. Une poche de sang se développe dans le crâne et comprime le cerveau : cet état, d'une particulière gravité, aboutit plus ou moins rapidement au coma et à la mort faute d'intervention chirurgicale.

Cette notion d'intervalle libre est primordiale pour le secouriste, car sa découverte impose l'hospitalisation d'urgence.

Ceci souligne une fois de plus *la nécessité d'une surveillance étroite* des accidentés : le secouriste en présence d'un blessé note son état de conscience, interroge les témoins et observe l'évolution. Il note aussi l'heure de l'accident, l'heure de la reprise de conscience, l'heure de la deuxième perte de conscience. Ces renseignements sont précieux pour les médecins.

Conclusion

L'avenir d'un traumatisé du crâne est imprévisible, l'apparition de troubles après intervalle libre est toujours possible. Aussi : *toute personne qui a reçu un coup sur la tête doit être considérée comme suspecte de fracture du crâne* et mise sous surveillance médicale, immédiate et prolongée.

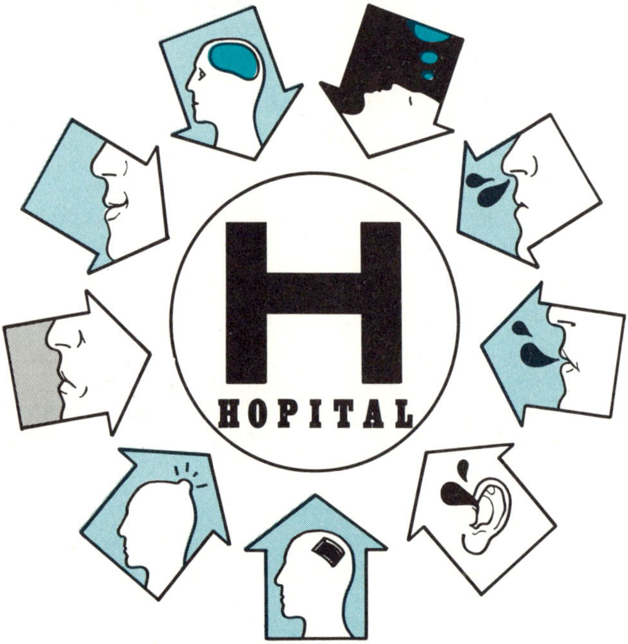

quel que soit l'état de la victime, après un coup sur la tête : hôpital

Prévention

Le port du casque est indispensable aux conducteurs de 2 roues, même du simple vélomoteur aussi dangereux qu'une moto. Recommandons le modèle dit casque intégral qui protège également la face. Deux tiers des accidents arrivent en ville ; un « deux-roues » doit donc toujours porter son casque.

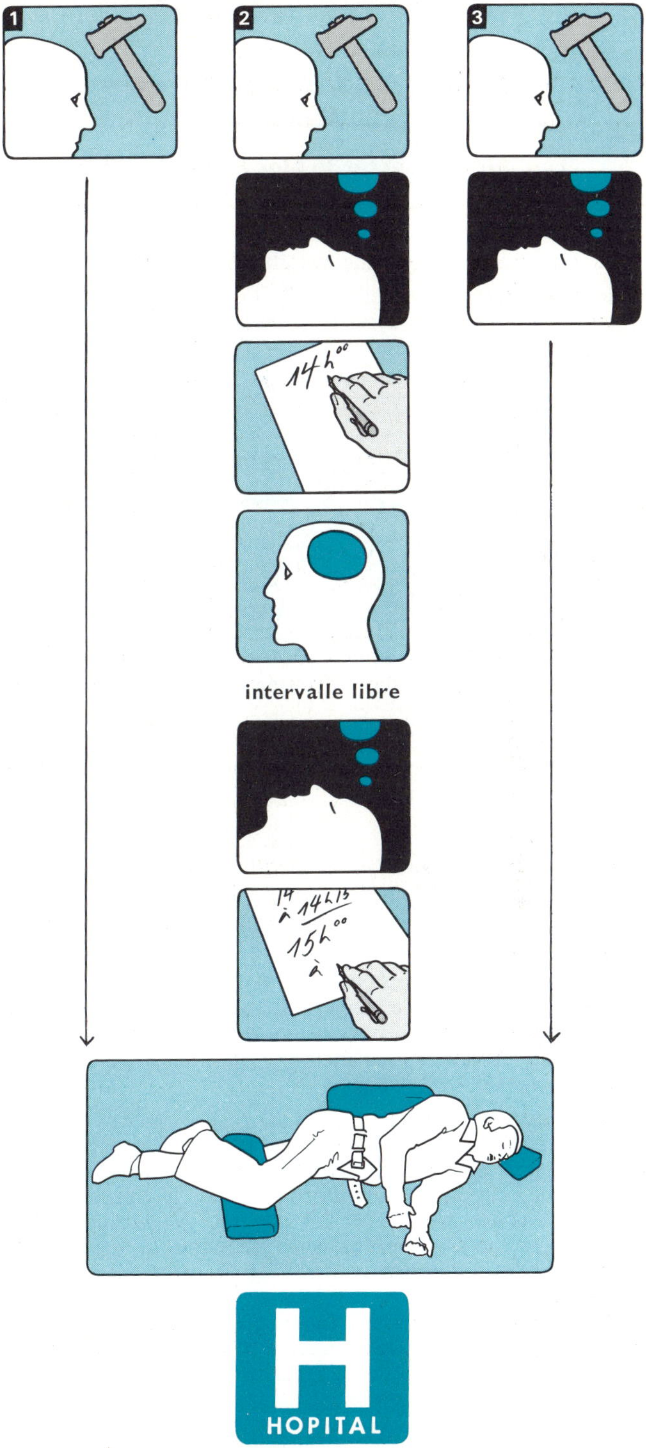
1
2
3
14 h00
intervalle libre
à 14h15
15h00
à
H
HOPITAL

Fracture de la colonne vertébrale

Toujours respecter le bloc tête-cou-tronc

Ses causes

La fracture de la colonne vertébrale se produit à la suite :

- **d'un choc direct :** coup dans le dos, qui peut provoquer la fracture des vertèbres cervicales : « le coup du lapin » ;

fracture de colonne vertébrale

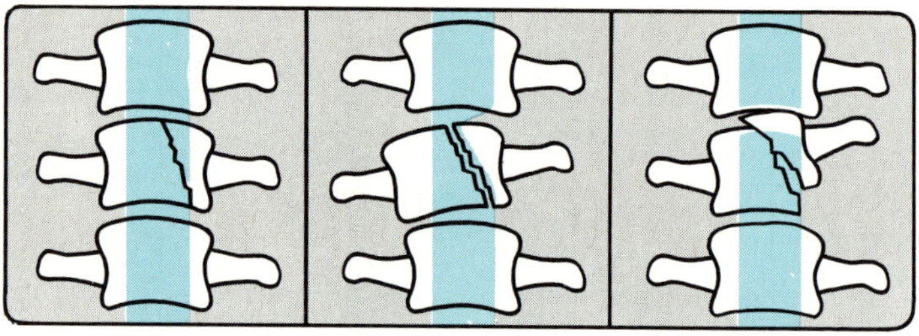

sans déplacement — avec déplacement moelle pincée — avec déplacement moelle sectionnée

- **d'un choc indirect** (fracture par tassement) : chute sur le dos, les fesses, les talons ; elle est fréquente chez les accidentés de la voie publique.

Les lésions

Les lésions peuvent être de gravité diverse.

Fracture sans déplacement : il peut exister une douleur locale, la sensibilité est conservée, les mouvements des membres sont possibles.

Fracture avec déplacement : il existe une compression ou une section de la moelle épinière. Le blessé ressent des douleurs, des fourmillements, une impression d'eau froide, de décharge électrique au niveau de ses membres inférieurs ou des quatre membres.

La conduite à tenir

C'est la même, que la fracture soit compliquée de lésions de la moelle ou non. Elle consiste *à ne jamais plier ce blessé*, surtout pas en avant : ne pas le faire asseoir, ne pas le transporter en le saisissant sous les aisselles et les genoux. *Ne jamais fléchir, ni tourner la tête :* on risquerait alors de sectionner la moelle épinière coincée dans les vertèbres fracturées et de provoquer des lésions irréversibles.

Il faut remuer le blessé le moins possible ; *le relever d'un bloc* pour la méthode du « pont amélioré » à 5 secouristes ou pour le placer en position latérale de sécurité.

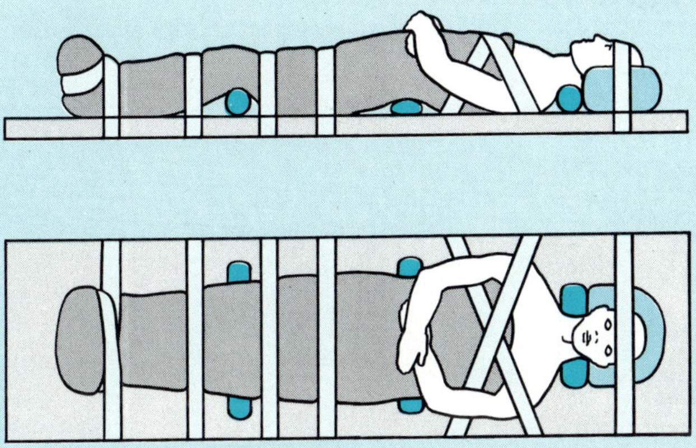

blessé de la colonne vertébrale sur un plan dur

Plusieurs cas peuvent se présenter :

Le blessé est conscient :

- des Secouristes en Equipe disposent parfois de matériel spécial (Matelas-coquille de Loeb-Haederlé, voir chap. IX) ; à défaut, immobiliser sur un plan dur ;
- dans les autres cas, surveiller et attendre les secours.

Traiter toujours ainsi un accidenté ressentant la moindre douleur dans le cou, le dos ou les reins, ou bien la moindre gêne à remuer les membres supérieurs ou inférieurs.

Si un *vomissement* survient, ne pas tourner la tête sur le côté (manœuvre très dangereuse), mais basculer l'appareillage sur le côté ou mettre le blessé en P.L.S. (voir p. 25).

Le blessé est inconscient

Le danger est l'*obstruction des voies aériennes.*

Installer le blessé en P.L.S. en s'efforçant de respecter l'axe tête-cou-tronc : les deux secouristes les plus qualifiés exerceront une **traction** sur la tête et les membres inférieurs.

Un secouriste seul ne pratiquera la mise en P.L.S. que si la victime ronfle, s'encombre ou vomit.

En raison de la fréquence et de la gravité de tels accidents, *tout accidenté dans le coma doit être considéré comme porteur d'une fracture de la colonne vertébrale et manipulé comme tel.*

Prévention

Port de la ceinture de sécurité et repose-tête sur les sièges. L'efficacité de la ceinture de sécurité a été largement démontrée : elle évite des morts, des traumatisés graves, elle diminue la gravité des accidents. Cette ceinture doit être bien ajustée, portée même en ville, où se produisent les deux tiers des accidents. Les sièges de l'auto doivent être équipés de repose-tête pour éviter la fracture des vertèbres cervicales par un brusque à-coup en arrière en cas de choc frontal.

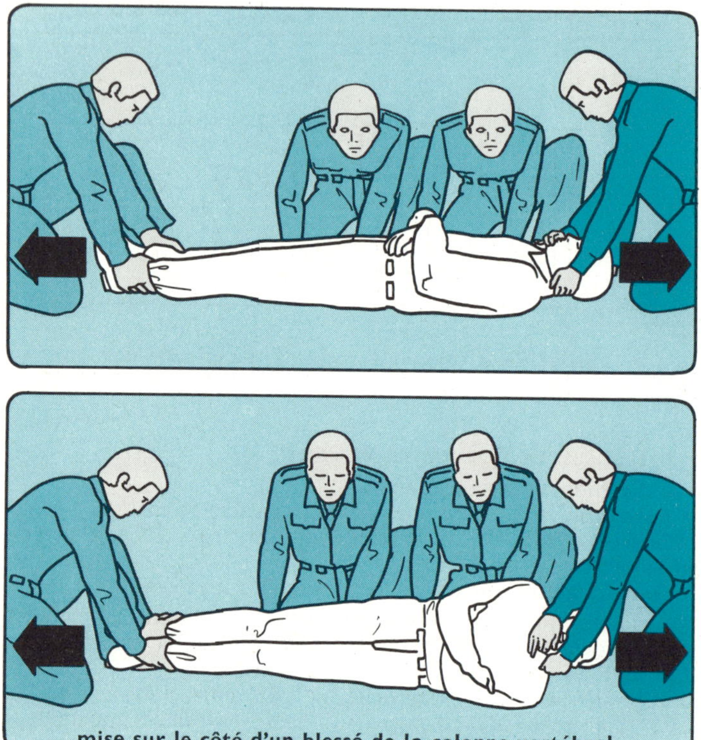

mise sur le côté d'un blessé de la colonne vertébrale

Fracas du visage

Le blessé risque d'être étouffé par le sang surtout s'il est inconscient ; il faut l'allonger en *position latérale de sécurité*, tête calée sur un coussinet et basculée avec douceur en arrière, face légèrement tournée vers le sol.

S'il est gêné pour respirer (il ronfle, il vomit, il devient « violet ») : ouvrir la bouche et la maintenir ouverte.

L'évacuer en le maintenant dans cette position et surveiller.

Prévention

- pare-brise en verre feuilleté ;
- ceinture de sécurité ;
- pas d'enfant à l'avant des voitures.

Fracture de la mâchoire

La fracture de la mâchoire est provoquée par une chute sur le menton, c'est souvent une fracture ouverte. On met un pansement stérile sur la plaie et on maintient le maxillaire par une fronde.

Prévention : le casque intégral protège bien la mâchoire.

Fracture de la clavicule

La fracture de la clavicule se produit à la suite d'une chute sur l'épaule ou sur la main, ou en lançant avec violence un objet.

Elle se reconnaît facilement à la déformation ; parfois il n'y a pas de déplacement des fragments osseux, mais le blessé ressent une douleur nettement localisée.

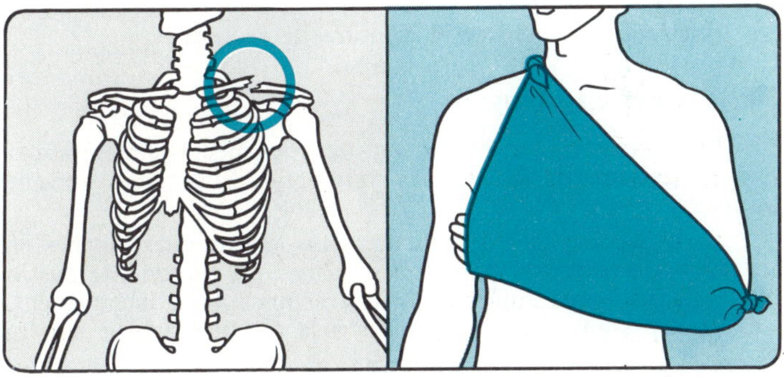

fracture de la clavicule

Soutenir le membre blessé par une *écharpe oblique* ; cette écharpe oblique est indiquée dans tous les traumatismes de l'épaule.

Fracture de côtes

La fracture de côtes est provoquée par un coup sur le thorax (volant d'auto) ou par écrasement.

Il peut s'agir d'une fracture sans déplacement d'une ou deux côtes : douleur localisée, impossibilité de « respirer à fond », parfois toux d'irritation ; le blessé est évacué en position assise.

S'il s'agit d'un enfoncement ou d'un écrasement de plusieurs côtes, la respiration est haletante, superficielle, douloureuse. Le blessé ne peut pas tousser, il émet parfois des crachats teintés de sang. *Il peut être nuisible de mettre un bandage de corps.* Le blessé est installé dans la position où « il se sent le moins mal » : demi-assis, ou couché sur le côté blessé tête et épaules surélevées. S'il étouffe, il est évacué d'extrême-urgence.

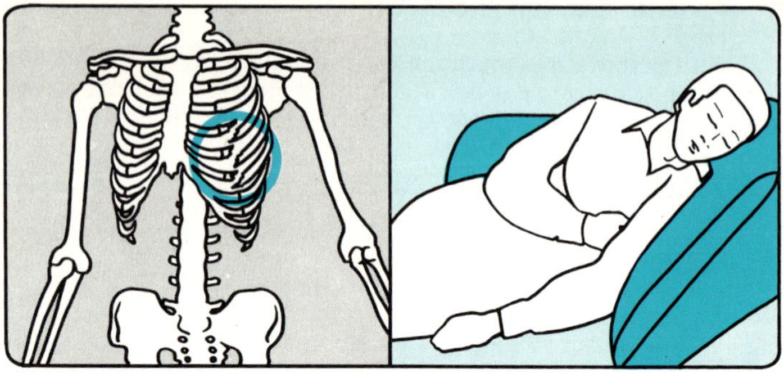

fracture de côtes

La fracture peut être ouverte (plaie) et même « souffler ». Voir la conduite à tenir chapitre IV.

Prévention : porter la ceinture de sécurité.

Fracture du bassin

La fracture du bassin survient dans les mêmes circonstances que la fracture de la colonne vertébrale. Elles sont souvent associées.

Le blessé se plaint de douleurs dans le ventre, les hanches ou les reins. Il est transporté avec les mêmes précautions, le bassin bien calé par deux rouleaux de couvertures placés latéralement. Les liens passent sur les cuisses et à la ceinture, jamais sur les hanches.

Broiement de membres

En plus de la fracture qu'il faut appareiller, un tel accident expose à une hémorragie grave : mettre en place un garrot d'attente sans le serrer. Voir la conduite à tenir chapitre III.

Fractures multiples

Les accidents de la vie moderne entraînent fréquemment des blessures et des fractures multiples. Quand un heurt a provoqué une fracture, il a souvent fait d'autres dégâts. Le secouriste *examine complètement l'accidenté.* Il ne se précipite pas sur ce qui est visible et parfois sans gravité ; il s'efforce de dépister une lésion moins évidente, souvent plus grave.

Les blessés atteints de lésions multiples (polytraumatisés) risquent de mourir de choc ; ils doivent être transportés par priorité. Les dispositifs spéciaux de ramassage et de transport sont alors particulièrement utiles : dispositif de Sicard et Mans, matelas-coquille de Loeb-Haederlé, matelas-portoir de Happert et Quillet (voir chap. IX).

5

LES LUXATIONS ET LES ENTORSES

Ce sont des atteintes des articulations ; elles se produisent comme les fractures par un choc direct, ou plus souvent à la suite d'un faux mouvement.

Entorse

> **Mouvements possibles mais douloureux**
> **Gonflement**
> **Attention à la fracture méconnue**

Dans l'entorse il y a étirement ou déchirure d'un ligament ; les surfaces articulaires restent au contact.

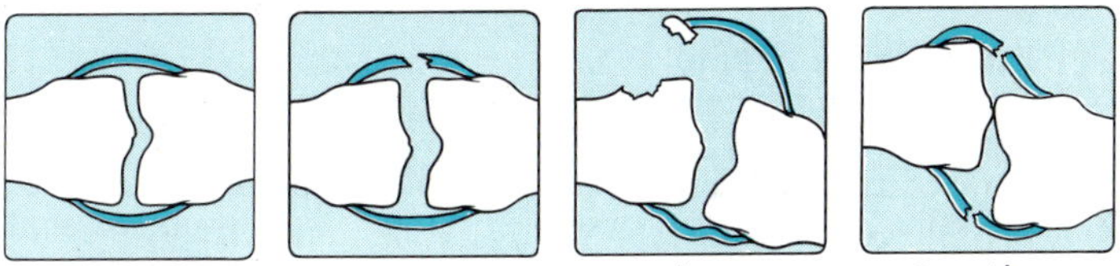

articulation normale — entorse — entorse plus fracture — luxation

Signes : *douleur, gonflement, mouvements possibles.*

L'entorse la plus fréquente est celle de la cheville ; le gonflement est habituellement localisé sur la partie externe, les mouvements de l'articulation sont douloureux, mais souvent la marche est possible

Conduite à tenir : *immobilisation + visite médicale.*

On maintient le cou-de-pied par un bandage assez serré ; il vaut mieux s'abstenir de marcher tant qu'on n'est pas sûr qu'il n'y a pas de fracture (arrachement d'un fragment osseux par le ligament).

Il est prudent de montrer toute entorse au médecin.

Luxation

Mouvements impossibles ou très douloureux
Déformation
Gestes d'urgence comme pour une fracture

Dans la luxation, des ligaments sont déchirés, l'articulation est déboîtée, les surfaces articulaires ne sont plus en contact, le mouvement est impossible. Les luxations les plus fréquentes sont celles de l'épaule, du pouce, du coude et de la mâchoire.

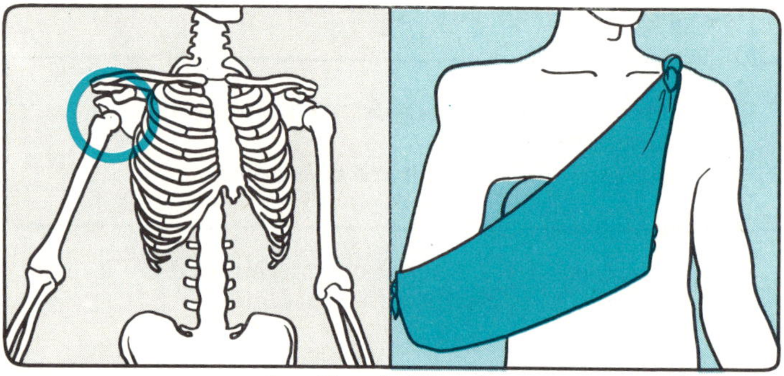

luxation de l'épaule

Luxation de l'épaule

Signes : *articulation douloureuse, déformée, raide.*

Cette luxation est celle qu'on voit le plus souvent, elle se reconnaît en examinant le blessé torse nu et en comparant avec l'épaule saine : l'épaule apparait déformée, les mouvements sont impossibles, en particulier le blessé ne peut pas rapprocher le coude de son corps.

Conduite à tenir : *immobilisation par une écharpe oblique.* Le secouriste s'abstient de toute tentative de remise en place de l'articulation : un tel geste est interdit, il risque de provoquer une fracture. On immobilise l'articulation dans la position où on la trouve : on place dans l'aisselle un gros tampon (un imperméable ou un tricot roulé), on maintient le coude et le tampon par une écharpe oblique (voir chap. VI).

Luxation du genou et du coude

On les immobilise dans la position où on les trouve ; pour le coude on choisit l'écharpe, qui permet de maintenir sans changer la position ni faire souffrir le malade (écharpe simple ou oblique) ; les attelles métalliques modelables sont très commodes.

Luxation de la mâchoire

La mâchoire est pendante, la bouche ouverte ; le sujet ne peut rapprocher ses arcades dentaires. Ne pas tenter de refermer la bouche, soutenir la mâchoire avec une fronde

FRACTURE D'UN MEMBRE

■ **COMMENT LA RECONNAITRE ?**

souvent : douleur, déformation, gonflement, impotence
parfois rien : rechercher la douleur localisée

■ **QUE FAIRE ?**

immobiliser avec douceur
interdire tout mouvement, tout transport avant appareillage
examiner complètement l'accidenté : autres lésions possibles
appareiller la fracture

■ **TOUJOURS**

éviter l'état de choc
évacuer confortablement en ambulance, vers l'hôpital

IMMOBILISATION DES MEMBRES

■ **MEMBRE SUPÉRIEUR : IMMOBILISER PAR DES ÉCHARPES**

bras : écharpe simple + contre-écharpe
avant-bras : revue ou petite attelle + écharpe simple
clavicule : écharpe oblique

■ **MEMBRE INFÉRIEUR : IMMOBILISER PAR DES ATTELLES**

immobiliser l'articulation au-dessus et au-dessous
utiliser des attelles assez longues et solides
mettre 3 liens par segment de membre
secouriste entraîné : traction prudente sur le pied

■ **TOUJOURS REMBOURRER ET RESPECTER LES DÉFORMATIONS**

FRACTURE OUVERTE

■ **QU'EST-CE QU'UNE FRACTURE OUVERTE ?**

c'est une fracture GRAVE, COMPLIQUÉE D'UNE PLAIE
danger de choc, d'infection (tétanos)

■ **QUE FAUT-IL FAIRE ?**

emballer la plaie
immobiliser la fracture
éviter l'état de choc
évacuer d'urgence vers l'hôpital.

FRACTURE DU CRANE

■ **ÉVIDENTE : PERTE DE CONNAISSANCE IMMÉDIATE ET PROLONGÉE**
ou plaie profonde
ou sang par le nez, l'oreille, la bouche

■ **PROBABLE : PERTE DE CONNAISSANCE, MÊME BRÈVE, AU MOMENT DE L'ACCIDENT**

■ **TROMPEUSE : PERTE DE CONNAISSANCE A RETARDEMENT**

sur le moment : RIEN
courte perte de connaissance
troubles de l'équilibre ou du comportement

intervalle libre : sujet normal pendant quelques minutes, heures, jours

apparition d'un coma A RETARDEMENT

■ **QUE FAIRE ?**

position latérale de sécurité
hospitaliser tous les traumatisés du crâne

FRACTURE DE LA COLONNE VERTÉBRALE

■ **QUAND DOIT-ON LA CRAINDRE ?**

coup violent direct dans le dos
chute sur le dos, les fesses, les talons
brusque flexion du tronc ou extension du cou
chez tous les accidentés de la route éjectés ou inconscients

■ **COMMENT LA RECONNAIT-ON ?**

douleurs, fourmillements, décharges électriques
paralysie des membres inférieurs ou des 4 membres

■ **QUE FAIRE ?**

ramasser avec précaution en tenant **RIGIDE** le bloc tête-cou-tronc-jambes : **NE PAS PLIER LE CORPS**

installer sur **PLAN DUR** : grande attelle de la tête aux pieds, « **FICELER** »

ÉVITER le choc

si inconscient : position latérale de sécurité

Chapitre VIII

RAMASSAGES

1

PRINCIPES GÉNÉRAUX DE RAMASSAGE

Le ramassage a pour but d'installer un blessé sur un brancard sans l'aggraver. Pour cela, *il faut de la technique et de l'entraînement*.

L'accidenté

On le remue le moins possible. Il faut toujours *respecter le bloc tête-cou-tronc-jambes* : pour cela on soutient toujours l'accidenté *par 6 points d'appui au moins :* toujours un point de soutien sous l'ensemble tête-nuque, 3 à 5 points de soutien sous le tronc et toujours 2 points de soutien sous les membres inférieurs.

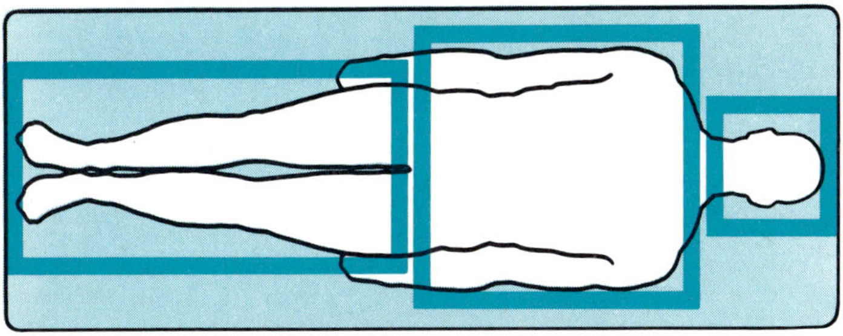

bloc rigide tête-cou-tronc-jambes

Le blessé est ramassé *dans la position d'attente où il se trouve :* soit à plat en position dorsale, soit en position latérale de sécurité. Une fois installé, on le couvre, on le sangle, on le surveille.

Les secouristes

Ils travaillent en équipe, c'est-à-dire à 4 ou à 5. A leur tête, un chef donne des ordres précis. Les commandements se font toujours en annonçant le mouvement avant l'exécution : « Attention pour lever... levez ».

Le chef occupe généralement la position la plus délicate : le soutien de la tête et de la nuque par exemple.

Les secouristes ont des *mouvements doux et coordonnés.* Pour manœuvrer avec plus d'aisance, plus de force et d'efficacité et sans se faire de lumbago, *ils respectent les règles de la manutention : les ramassages se font les genoux fléchis, le dos plat.*

Le brancard

Le principe général est que *le brancard aille au blessé.* Le brancard est muni d'une *couverture*, disposée en diagonale, sans la faire traîner, un angle sous la tête, les trois autres angles roulés par-dessous jusqu'aux hampes.

On glisse le brancard sous le blessé légèrement soulevé, juste pour son passage. Les rembourrages destinés à maintenir le blessé en bonne position sont mis à l'avance.

Principes de manutention

Le ramassage est fait en appliquant les règles de la manutention. Ces règles sont simples mais presque toujours méconnues, car la nature est mauvaise conseillère : *tous les mouvements faits spontanément sont faux*, dans la plus mauvaise utilisation mécanique du squelette et des muscles.

Dans le cadre de cet ouvrage, il est seulement possible de donner un aperçu des règles de la manutention. On ne saurait trop recommander aux secouristes de suivre quelques exercices pratiques sous la conduite d'un moniteur qualifié. Les équipes pourraient utilement déléguer un secouriste pour suivre un stage organisé par l'Institut National de Recherche et de Sécurité * ou par l'Institut de Formation aux Techniques de Manutention Manuelle (I.F.T.I.M.) **.

---

* I.N.R.S. : 30, rue Olivier-Noyer, 75680 Paris Cedex 14, et auprès des Services de Prévention des Caisses Régionales d'Assurance Maladie.

** I.F.T.I.M. : 46, rue Troyon, 92310 Sèvres.

Nous recommandons la lecture de la brochure de Richard Chapuis *L'homme au travail*, édition A.N.T.C.P., 23, rue de la Sourdière, 75001 Paris.

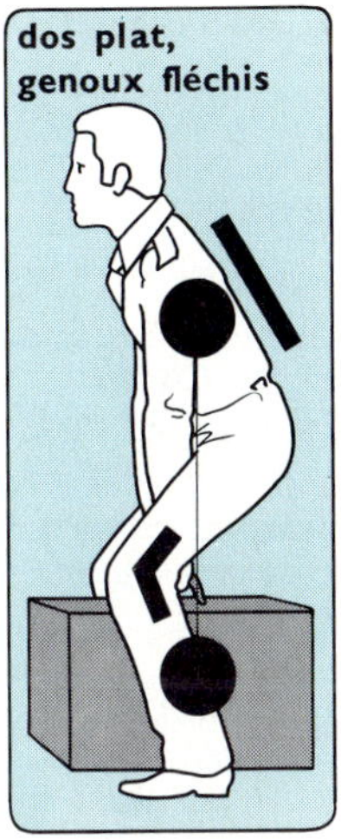

1. **Principe fondamental : Il faut toujours, pour lever une charge, fléchir les genoux, bloquer sa colonne vertébrale** en gardant *le dos plat* et le *plus vertical possible*, comme les haltérophiles.

Lever une charge le dos plié et les jambes droites exige un effort cinq fois plus grand qu'en fléchissant les genoux, et risque de provoquer une lésion (déchirure ligamentaire ou hernie discale).

2. **Il faut superposer verticalement les centres de gravité** du corps et de la charge pour que l'effort se fasse le plus possible selon une ligne verticale passant entre les pieds.

3. **Il faut écarter les pieds pour améliorer l'équilibre** et **les décaler** l'un en avant de l'autre. L'écartement des pieds ne doit pas dépasser la largeur du bassin.

4. **Les pieds doivent être mobiles pour accompagner le mouvement** et éviter une chute par déséquilibre. Si nécessaire, il faut déplacer les pieds plusieurs fois *pour éviter toute torsion de la colonne vertébrale.*

5. **On porte une charge les bras tendus,** à « bout de bras » et non pas les bras fléchis, car les muscles en élongation se fatiguent moins.

6. **Les charges doivent être réparties symétriquement :** il vaut mieux porter 2 charges de 6 kg qu'une de 12 d'un seul bras.

2

LES MÉTHODES DE RAMASSAGE

Il existe 2 catégories de méthodes de ramassage : les méthodes « de Pont » et les méthodes « de Cuiller ».

La méthode de base est dite « du Pont Simple », elle se fait à 4 secouristes. Il arrive cependant que les secouristes ne soient que 3. Il peut se faire que le brancard ne puisse être glissé sous le blessé parce qu'un obstacle gêne la manœuvre. Il faut donc pratiquer d'autres méthodes.

Dans les méthodes de Pont les secouristes s'installent au-dessus du blessé, un pied de chaque côté.

Les méthodes de Pont comprennent :

- *le Pont Simple* à 4 secouristes (méthode de base) ;
- *le Pont Amélioré* à 5 secouristes, utilisé surtout pour les fractures de la colonne vertébrale ;
- *le Pont Néerlandais* à 3 secouristes.

Dans les méthodes de Cuiller les secouristes s'installent d'un ou des deux côtés de l'accidenté.

Elles comprennent :

- *la cuiller à 2 + 1* secouristes lorsque le blessé est accessible des 2 côtés : 2 d'un côté, le troisième en face ;
- *la cuiller à 3 secouristes :* 3 secouristes du même côté lorsque le blessé est accessible d'un seul côté ;
- *la cuiller à 2 + 2 secouristes :* 2 de chaque côté du blessé, dite encore des « *Secouristes Alternés* », lorsque le blessé est accessible des 2 côtés et qu'on ne peut glisser le brancard.

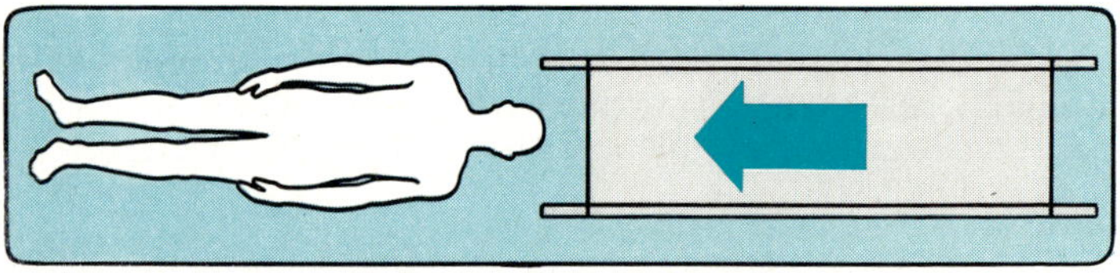

le brancard va au blessé

On choisit de préférence une méthode où le brancard va au blessé : Pont Simple, Pont Amélioré ou Cuiller à 2 + 1.

Si l'équipe ne comporte que 3 secouristes, on pratique de préférence le Pont Néerlandais.

Si le brancard ne peut être glissé sous le blessé, on pratique : la cuiller à 3 ou la cuiller à 2 + 2 (« secouristes alternés »).

Toutes ces méthodes sont décrites pour un sujet conscient, donc simplement couché à plat sur le dos. Dans le cas où la victime est inconsciente, donc installée en position latérale de sécurité, le ramassage est alors possible par les diverses méthodes de Pont ou par la Cuiller à 4.

3

LE BRANCARD VA VERS LE BLESSÉ

Méthode du pont simple : 4 secouristes

Préparation du brancard : il est posé dans le prolongement du blessé, il est recouvert d'une couverture.

Préparation des secouristes : 3 secouristes se placent, les jambes écartées, au-dessus du blessé, leurs pieds sont décalés, le gauche en avant. Le secouriste de la tête fait face aux 2 autres.

Ces 3 secouristes fléchissent les genoux, en gardant le dos plat ; ils engagent leurs mains sous le blessé :

- *le secouriste de tête,* le chef, glisse une main sous l'ensemble tête-nuque du blessé et l'autre sous la colonne vertébrale entre les 2 omoplates ;
- *le secouriste du milieu* engage ses 2 mains l'une en face de l'autre sous la taille du blessé ; il peut accrocher ses doigts les uns aux autres ;
- *le secouriste des pieds* glisse une main sous les cuisses et l'autre sous les mollets.

Le commandement est : « Attention pour vous préparer ». Chaque secouriste en position répond « Prêt ».

Mouvement : au commandement « Attention pour lever... levez », les 3 secouristes se relèvent en gardant le dos droit, et soulèvent légèrement le blessé (30 cm maximum) en respectant le bloc tête-cou-tronc-jambe. *Le quatrième secouriste* glisse le brancard entre leurs jambes suffisamment écartées. Au commandement « Attention pour poser... posez », les secouristes fléchissent leurs genoux en gardant le dos plat et reposent doucement, d'un bloc, le blessé sur le brancard. Les secouristes se dégagent alors sans enjamber le brancard. Le blessé est couvert, sanglé, surveillé.

pont simple

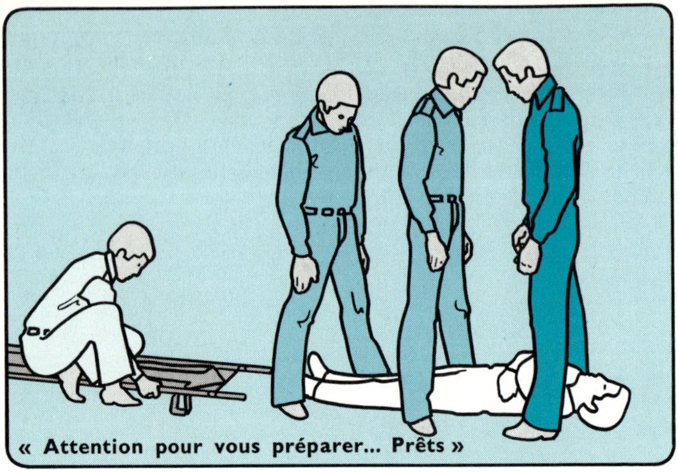

« Attention pour vous préparer... Prêts »

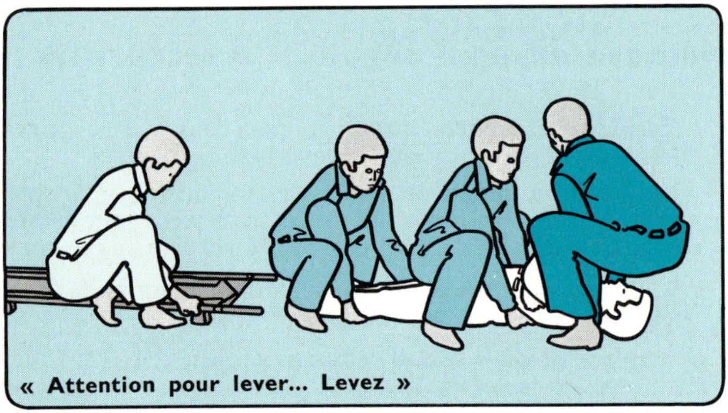

« Attention pour lever... Levez »

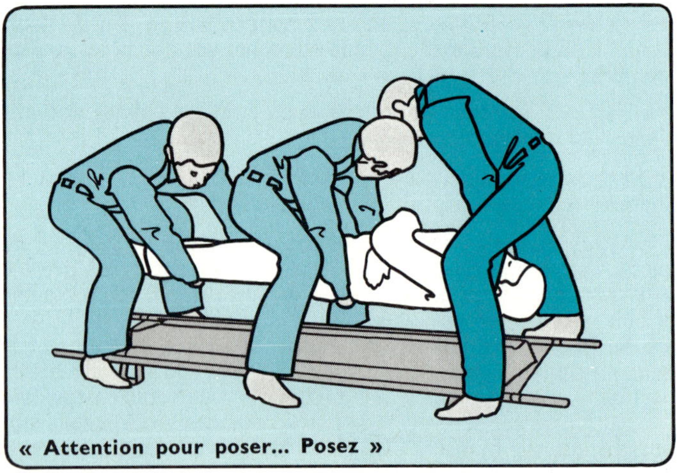

« Attention pour poser... Posez »

pont amélioré

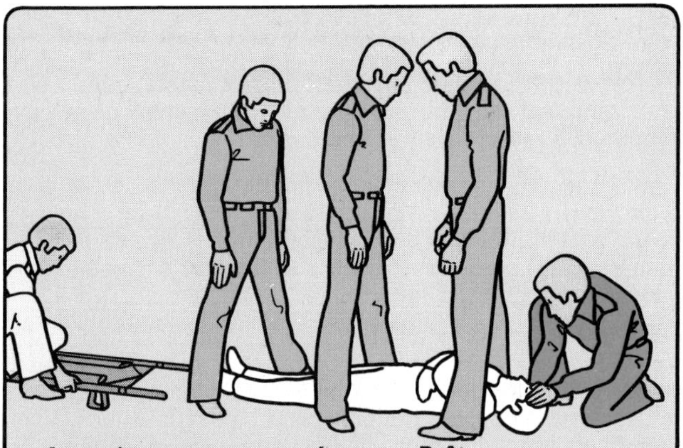

« Attention pour vous préparer... Prêts »

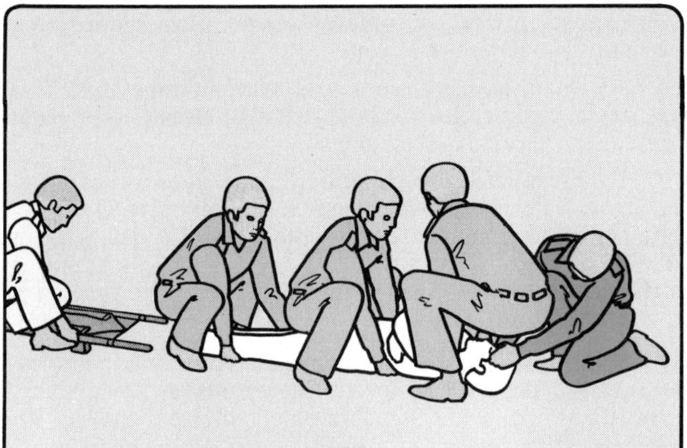

« Attention pour lever... Levez »

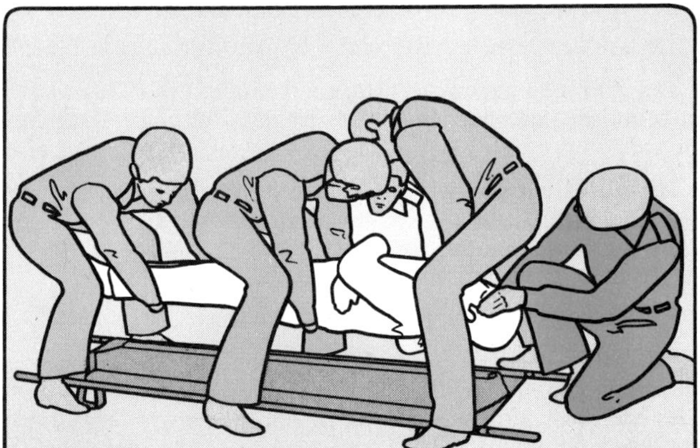

« Attention pour poser... Posez »

Méthode du pont amélioré : 5 secouristes

C'est une variante de la technique précédente, utilisée surtout pour le ramassage des blessés suspects de fracture de la colonne vertébrale. Elle se pratique à 5 secouristes.

On demande à l'accidenté de *ne pas bouger*.

Le premier sauveteur se place à la tête de l'accidenté, sur le côté, un genou à terre. Pour empêcher la bascule de la tête lors du ramassage, il pose une main sur le front et il glisse avec prudence l'autre main sous la nuque.

Préparation du plan dur : on le place à la tête de l'accidenté. On prend un brancard recouvert d'une planche ou bien un volet, une porte posée sur 4 briques. On pose une couverture pliée en 3 ; on prépare 3 rembourrages : pour la nuque, le creux des reins, les genoux. Enfin, on pose au niveau de la tête un lien large sur lequel repose un anneau de toile ou « torchette ».

Préparation des secouristes : le premier secouriste continue à maintenir la tête et le cou.

Les 3 secouristes porteurs sont placés jambes écartées au-dessus de la victime, les pieds légèrement décalés, le secouriste de tête faisant face aux deux autres.

Au commandement « Attention pour vous préparer », les 3 secouristes fléchissent les genoux, le dos plat. Le premier porteur place ses mains sous les omoplates. Le deuxième place ses mains croisées sous la taille. Le troisième place une main sous les cuisses, l'autre sous les mollets. Lorsqu'ils sont en position, chacun répond « Prêt ».

Mouvement : au commandement « Attention pour lever... Levez », les 3 porteurs se lèvent par extension des genoux, en gardant le dos plat, soulevant d'un bloc le blessé d'environ 30 cm.

Le secouriste qui tient la tête reste le genou à terre ; il accompagne le mouvement en maintenant toujours rigide l'axe tête-cou-tronc, la tête toujours légèrement basculée en arrière.

Le cinquième secouriste glisse le plan dur sous le blessé.

Au commandement « Attention pour poser... posez... », l'accidenté est posé doucement sur le plan dur. Les 3 porteurs se dégagent.

Immobilisation de l'accidenté : on cale la tête qui repose sur la torchette par une couverture en rouleau. Le lien large qui fait un tour mort autour de la tête et de la torchette est croisé sur le front et noué latéralement autour de la couverture.

Une couverture est placée sur le corps.

La corde est placée en anneau sur les pieds. Serrer au-dessous du genou, puis au-dessus. Serrer au haut des cuisses, sur les hanches (jamais sur la partie supérieure de l'abdomen) et nouer avec un nœud plat.

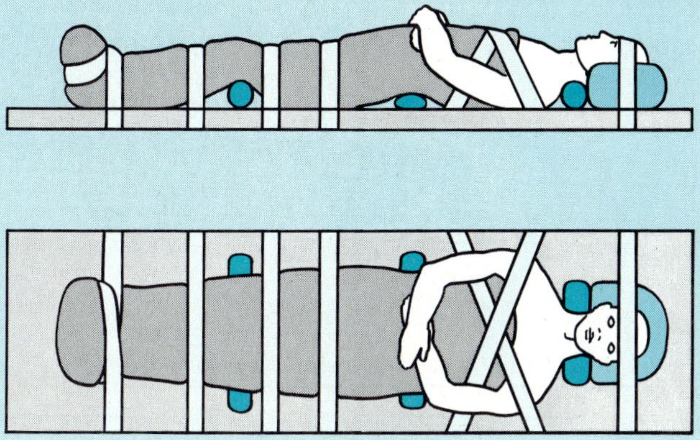

blessé de la colonne vertébrale sur un plan dur

On termine par un lien large croisé sur le haut du thorax.

On peut aussi, surtout au niveau du front, remplacer les liens par des bandes de tissu adhésif (Albuplast, Leucoplast, papier adhésif, ruban isolant électrique...).

Le blessé ainsi appareillé peut être transporté jusqu'à l'hôpital sans subir le moindre mouvement.

Méthode de la Cuiller à 2 + 1

Cette méthode est utilisée pour le ramassage par 3 secouristes d'un blessé accessible des 2 côtés.

Préparation du brancard : à proximité du blessé, sans gêner la manœuvre.

Préparation des secouristes : 2 secouristes se placent d'un côté, le troisième du côté opposé. Ils fléchissent un genou à terre tout en gardant le dos plat. Ce genou vient au contact du blessé, le genou libre est écarté à l'extérieur du coude. Le pied repose bien à plat sur le sol le long de l'accidenté. C'est la position dite « *du trépied* ». Les secouristes, au commandement « Attention pour vous préparer », engagent leurs avant-bras le plus loin possible sous le blessé, en les alternant :

- *le secouriste à la hauteur du thorax* soutient l'ensemble tête-nuque (en prenant appui sous l'épaule opposée) et la taille ;
- *le secouriste qui lui fait face* glisse un avant-bras sous le thorax, l'autre sous les cuisses ;

cuiller à 2 + 1

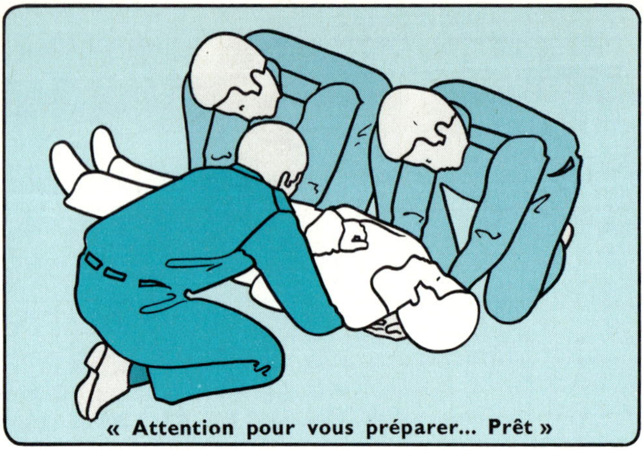

« Attention pour vous préparer... Prêt »

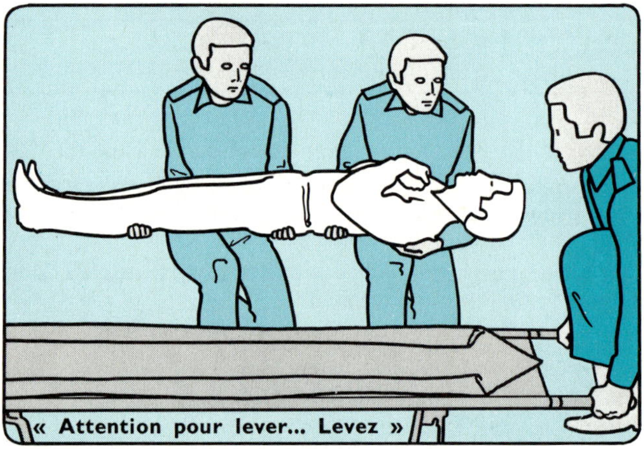

« Attention pour lever... Levez »

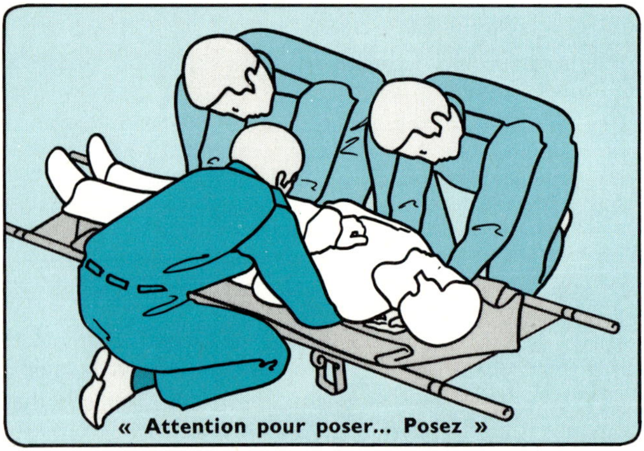

« Attention pour poser... Posez »

trépied

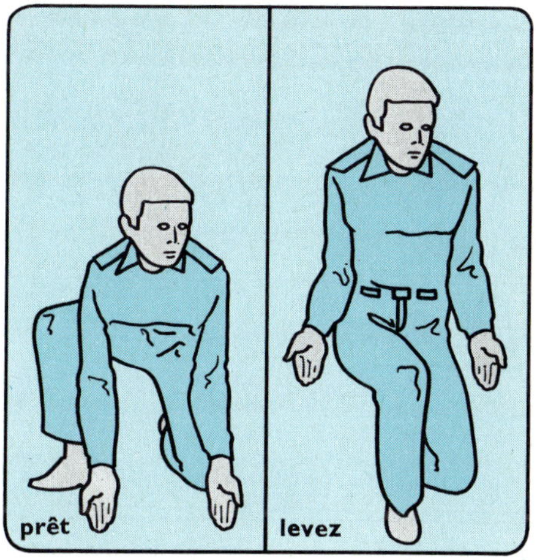

• *le troisième secouriste* soutient sous le bassin et sous les mollets.

En position, chaque secouriste répond « Prêt ».

Mouvement : au commandement « Attention pour lever... levez », ils soulèvent le blessé d'un bloc ; en même temps ils font pivoter le pied au sol pour amener le genou sous le blessé, entre leurs avant-bras. Le blessé est posé sur les cuisses des 2 secouristes situés du même côté, qui le soutiennent également de leurs avant-bras. Le blessé *repose ainsi sur* 6 *points d'appui :* 2 cuisses et 4 avant-bras.

Le troisième secouriste va prendre le brancard, le dépose le long du blessé.

Au commandement « Attention pour poser... posez », il aide les 2 secouristes à soulever légèrement le blessé tandis qu'ils dégagent leurs genoux à l'extérieur des coudes. Ils déposent le blessé d'un bloc sur le brancard, aidés par le troisième.

Le blessé est alors couvert, sanglé, surveillé.

4

LE BLESSÉ VA AU BRANCARD

Méthode du pont néerlandais à 3

Position du blessé : il est à plat, accessible de 2 côtés.

Préparation du brancard : le long du blessé.

Préparation des secouristes : les secouristes se placent

pont néerlandais

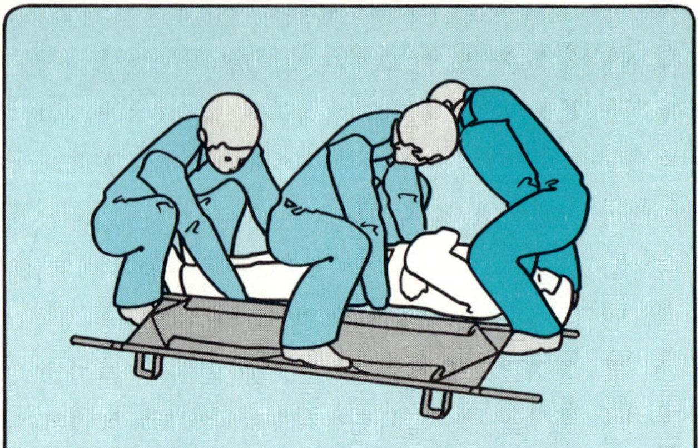

« **Attention pour vous préparer... Prêts** »

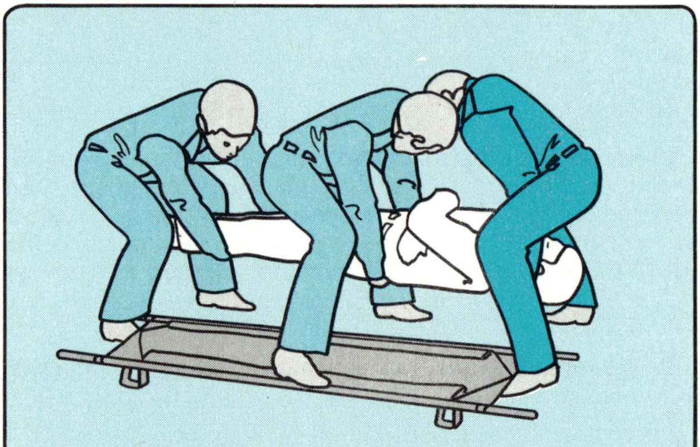

« **Attention pour lever... Levez** »

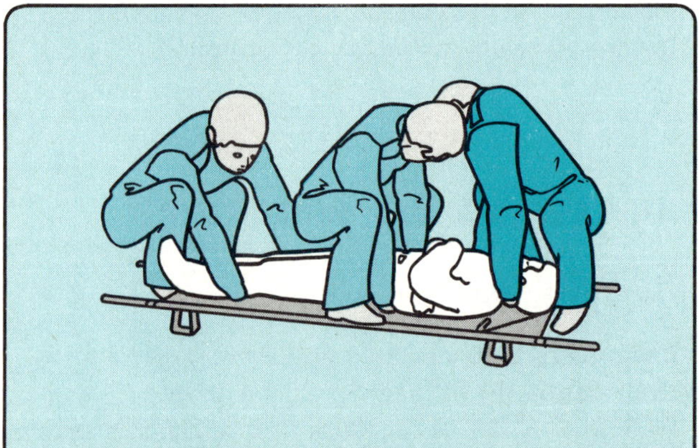

« **Attention pour poser... Posez** »

en pont les jambes écartées au-dessus du blessé, *le secouriste de tête fait face aux 2 autres.* Les secouristes des 2 extrémités se placent les premiers, ils mettent chacun un pied à l'intérieur de la poignée de la hampe qui est contre le blessé. Le secouriste du milieu s'appuie sur l'épaule du secouriste de tête, enjambe le blessé et pose son pied sur le milieu de la hampe extérieure, sous la couverture.

Au commandement « Attention pour vous préparer », les 3 secouristes fléchissent les genoux, le dos plat. Le secouriste de tête, le chef, glisse une main sous l'ensemble tête-nuque du blessé, l'autre main sous le thorax. Le secouriste du milieu engage les 2 mains sous la taille. Le secouriste des pieds glisse une main sous les cuisses, l'autre sous les mollets. En position, chaque secouriste répond « Prêt ».

Mouvement : au commandement « Attention pour lever... levez », les 3 secouristes se relèvent en gardant le dos droit, ils soulèvent légèrement le blessé (30 cm) en respectant le bloc tête-cou-tronc-jambes. *Ils font passer le poids de l'accidenté d'un pied sur l'autre sans les déplacer.* Ce déplacement latéral amène le blessé au-dessus du brancard.

Au commandement « Attention pour poser... posez », le blessé est posé doucement, d'un bloc, sur le brancard.

Le blessé est alors couvert, sanglé, surveillé.

Méthode de la Cuiller à 3

Position du blessé : il n'est accessible que d'un côté.

Préparation du brancard : à distance, c'est le blessé qui va au brancard.

Préparation des secouristes : les 3 secouristes se placent sur le côté libre, un à la hauteur des épaules, le deuxième à la hauteur des hanches, le troisième à la hauteur des genoux.

Au commandement « Attention pour vous préparer... », ils placent le genou gauche à terre contre le blessé, l'autre genou est dégagé à l'extérieur du coude, le pied posé le long du blessé. C'est *la position du trépied* ; ils ont le dos plat.

Les secouristes glissent leurs avant-bras sous le blessé.

Le premier secouriste soutient d'une main l'ensemble tête-nuque et s'appuie sur l'omoplate opposée, l'autre main s'engage sous le thorax.

Le deuxième secouriste place un avant-bras sous la taille, l'autre sous les fesses.

Le troisième secouriste place un avant-bras sous le haut des cuisses, l'autre sous les mollets. Chaque secouriste a le genou en l'air à l'extérieur des coudes. Chacun répond alors « Prêt ».

cuiller à 3

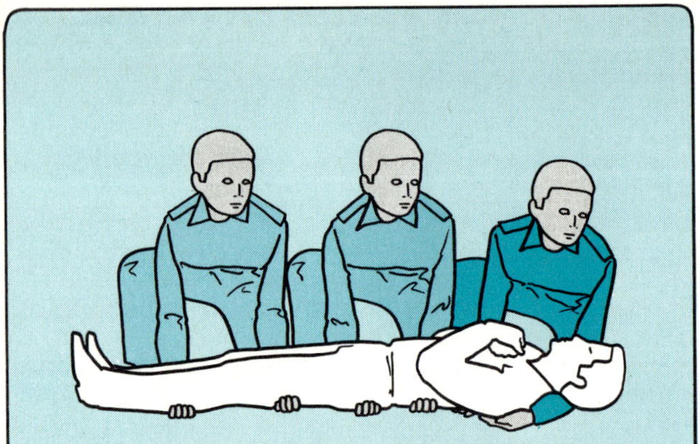

« Attention pour vous préparer... Prêts »

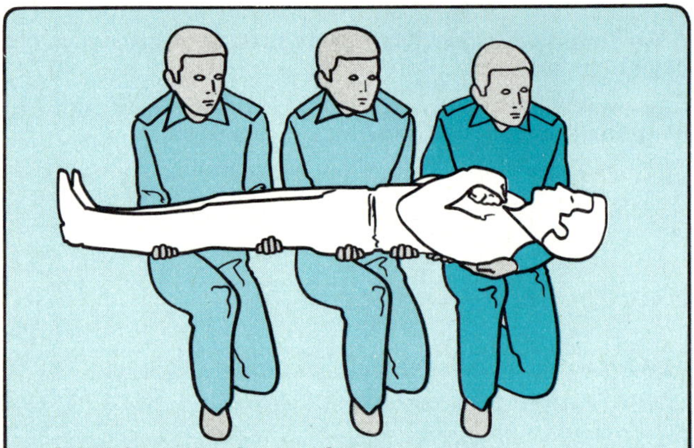

« Attention pour lever... Levez »

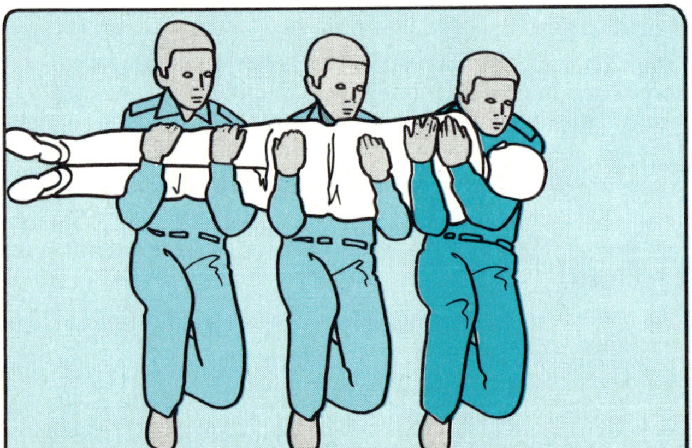

« Plaquez »

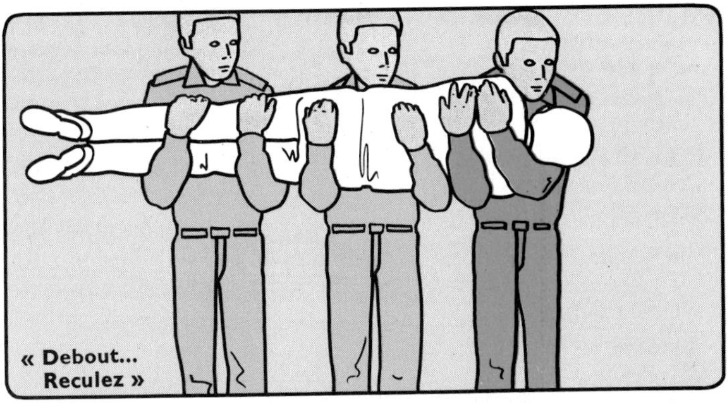

« Debout... Reculez »

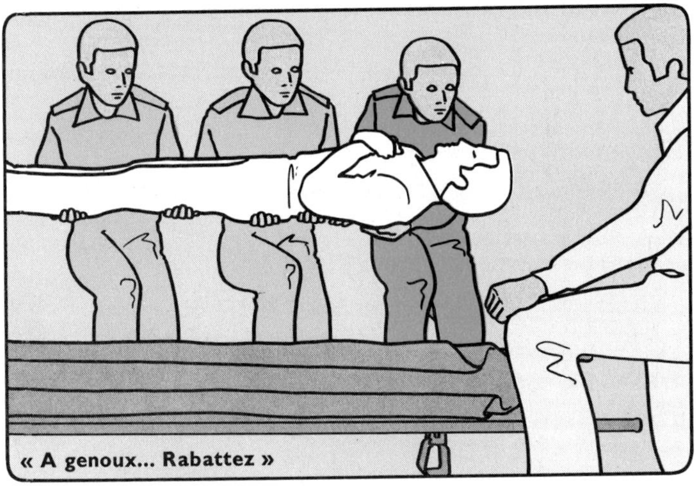

« A genoux... Rabattez »

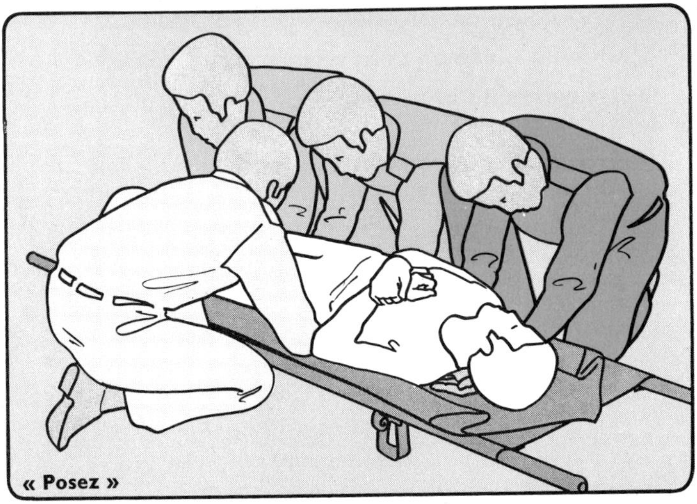

« Posez »

Mouvement : au commandement « Attention pour lever... levez », les secouristes soulèvent le blessé à la hauteur du genou levé, qui se place sous le blessé entre les avant-bras. A partir de ce moment, le chef ne dit plus « Attention pour ».

Le chef commande « Plaquez » : les secouristes rabattent d'un bloc l'accidenté contre leur poitrine.

« Debout » : ils se lèvent ensemble, toujours le dos plat.

« Reculez » * : ils font les quelques pas nécessaires en se penchant légèrement en arrière pour équilibrer la charge et s'approchent du brancard.

« Arrêtez » : ils s'arrêtent.

« A genou » : ils mettent un genou à terre.

« Rabattez » : ils rabattent le blessé sur leur genou entre les avant-bras.

« Posez » : ils posent d'un bloc le blessé sur le brancard en effaçant le genou.

Ce procédé est réservé au blessé coincé contre un obstacle : l'équilibre des secouristes est mal assuré.

Si un quatrième secouriste est présent, il facilite le mouvement : placé de l'autre côté du brancard, il soutient le blessé qu'on dépose. Si cela est possible, les 3 brancardiers reculent seulement de 3 pas et le quatrième glisse le brancard.

Le blessé est alors couvert, sanglé, surveillé.

Méthode de la Cuiller à 2 + 2 = " Secouristes Alternés "

C'est une méthode d'exception, utilisée pour ramasser un blessé sous lequel il est impossible de glisser le brancard.

Position du blessé : à plat accessible des 2 côtés.

Préparation du brancard : il est posé à distance, le blessé va au brancard.

Préparation des secouristes : les secouristes sont placés 2 d'un côté du blessé, 2 de l'autre.

Au commandement « Attention pour vous préparer », ils posent un genou à terre, contre le blessé, en gardant le dos plat ; l'autre genou est dégagé en dehors du coude, *en position de trépied*. Ils glissent leurs avant-bras sous le blessé, le plus loin possible faisant ainsi un véritable « tapis de mains et d'avant-bras » :

---

* Ou *tournez à droite* ou *tournez à gauche*, suivant le mouvement qu'il faut faire pour dégager le blessé coincé contre un mur, sous un marchepied, sur une marche, entre des piliers, etc.

cuiller à 2 + 2

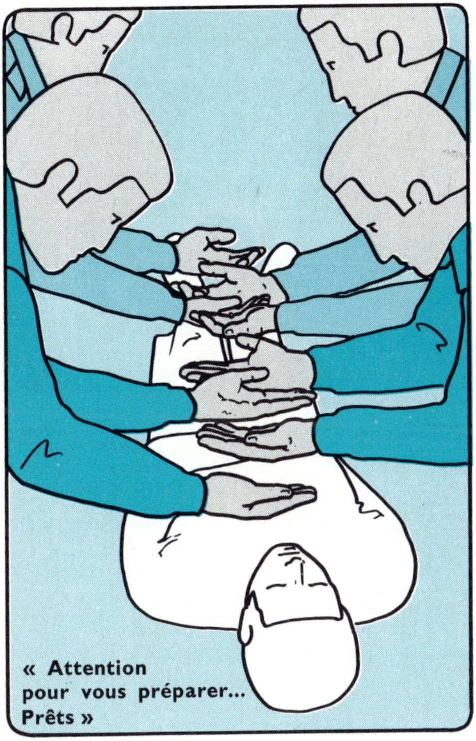

- *le premier secouriste*, à la hauteur des épaules, bloque d'une main l'ensemble tête et nuque et prend appui sur l'omoplate opposée, de l'autre avant-bras il soutient la base du thorax ;
- *le deuxième secouriste*, qui lui fait face, est à la hauteur du thorax ; il glisse un avant-bras vers la partie haute du thorax, l'autre sous la taille, ainsi *les avant-bras sont alternés* ;
- *le troisième secouriste*, à côté du premier, soutient d'un avant-bras le bas de la taille, de l'autre le haut des cuisses ;
- *le quatrième secouriste*, qui lui fait face, glisse un avant-bras sous les fesses et l'autre sous les mollets.

L'un après l'autre, ils répondent « Prêt ».

Mouvement : au commandement « Attention pour lever... levez », ils soulèvent le blessé à la hauteur du genou libre qu'ils font pivoter sous le blessé. Ils reposent alors un coude sur ce genou.

Au commandement « Debout » : ils se lèvent ensemble.

« Avancez » : ils progressent alors à petits pas, *sans croiser les pieds*, jusqu'au-dessus du brancard.

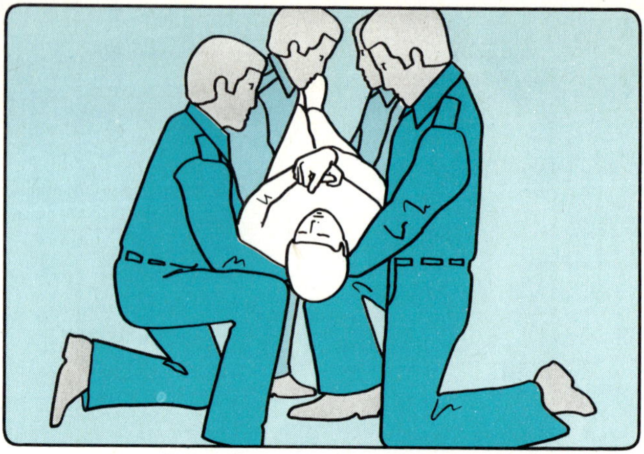

« Attention pour lever... Levez »

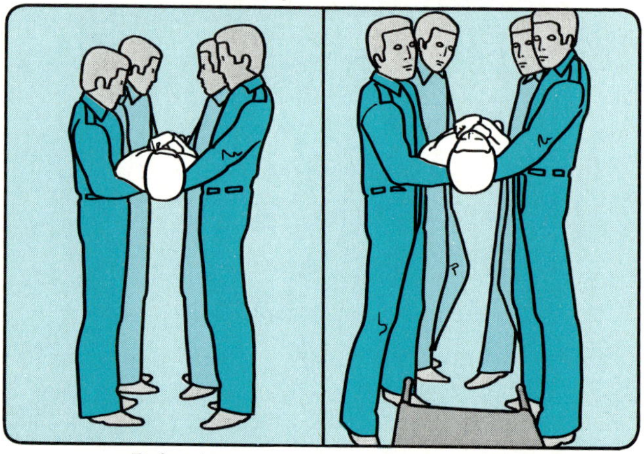

« Debout... Avancez-Arrêtez »

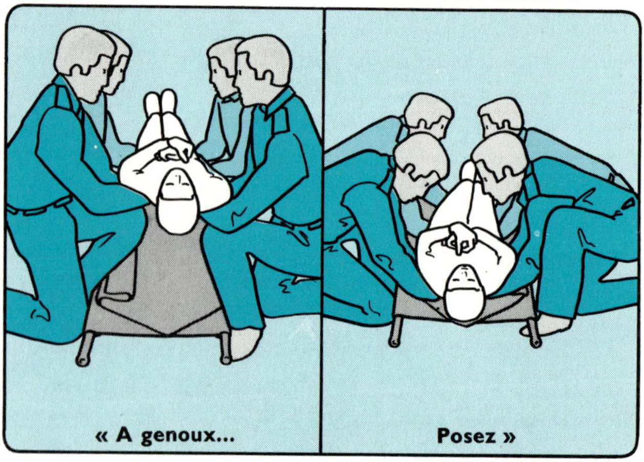

« A genoux... Posez »

« Arrêtez » : ils s'arrêtent.

« A genou » : ils mettent un genou à terre, appuyant un coude sur l'autre genou.

« Posez » ; ils dégagent le genou vers l'extérieur, en soutenant le blessé sur leurs avant-bras et le posent doucement d'un bloc sur le brancard. Le blessé est alors couvert, sanglé, surveillé.

Ce procédé est assez fatigant, mais, utilisé par 5 ou 6 secouristes, il permet de soulever un sujet très lourd. *Il existe des variantes :*

la première est utilisée lorsque le blessé est couché sur une couverture ; on roule les bords latéraux de cette couverture le plus près possible du blessé et on saisit les deux rouleaux en s'en servant comme poignées ;

la seconde est l'emploi d'un portoir ou d'un matelas-portoir qu'on saisit par les poignées ;

la troisième consiste à glisser des liens transversaux sous le blessé ; elle constitue de plus un procédé de dégagement décrit au chapitre X ; lorsque la place le permet, on peut même directement glisser le brancard sous le blessé.

Dans tous les cas, les secouristes doivent veiller à ce que le corps reste bien rectiligne, en respectant l'axe tête-cou-tronc.

5

RAMASSAGE EN P. L. S.

Un sujet installé *en position latérale de sécurité* doit être ramassé dans cette position pour être mis sur le brancard. Les diverses méthodes de ramassage peuvent être utilisées sauf les Cuillers à 3.

La main du blessé au sol est coincée sous l'aisselle opposée.

La position des mains est la suivante lorsqu'il y a 3 secouristes :

- *le premier secouriste* engage une main sous le cou du blessé pour soutenir le cou et la tête, l'autre main sous l'épaule ;
- *le deuxième secouriste* introduit une main sous la taille et remonte vers le thorax, l'autre main introduite sous la taille descend vers le bassin ;
- *le troisième secouriste* met une main sous chaque genou, le pied de la jambe fléchie reste calé par l'autre jambe.

Ainsi le blessé repose toujours *sur* 6 *points d'appui.*

Lorsqu'il y a 4 secouristes, la position des 3 secouristes est la même, le quatrième soutient le tronc.

Le blessé est alors posé, couvert, sanglé, surveillé.

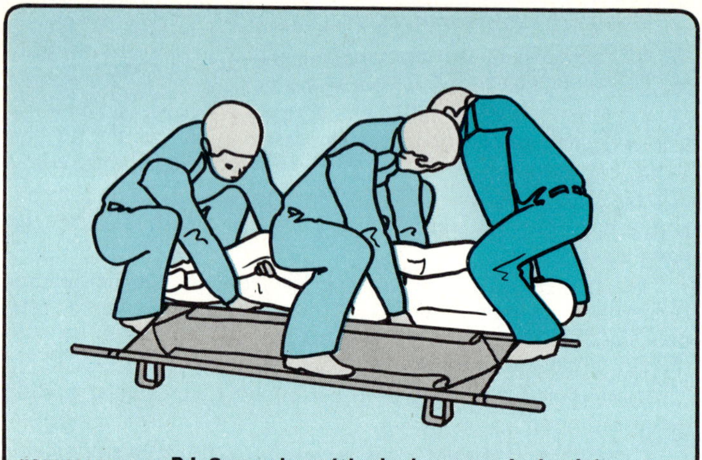

ramassage en P.L.S. par la méthode du pont néerlandais

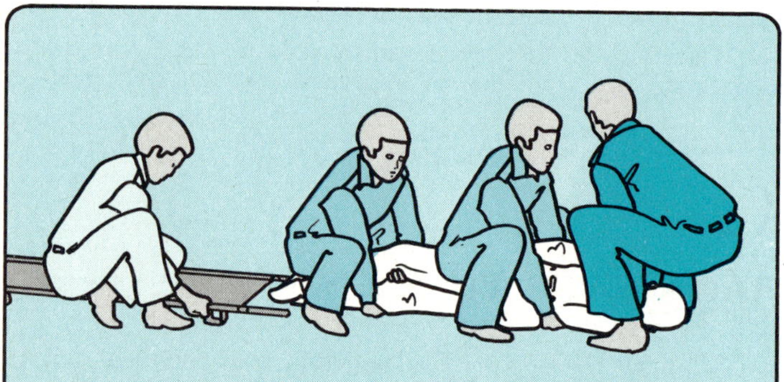

ramassage en P.L.S. par la méthode du pont simple

6

INSTALLATION DU BLESSÉ SUR LE BRANCARD

Le blessé posé sur le brancard est installé *confortablement*, car les mauvaises conditions de transport aggravent l'état de choc. S'il est conscient, on l'installe à plat ; s'il est blessé au thorax, on le met en position demi-assise soit sur le dos, soit sur le côté où il se sent le mieux, tête et épaules surélevées. S'il est inconscient, on le laisse en position latérale de sécurité.

Le blessé doit être *couvert*, *sanglé*, *surveillé*.

Couvert : on déroule les bords de la couverture, on les rabat sur le blessé.

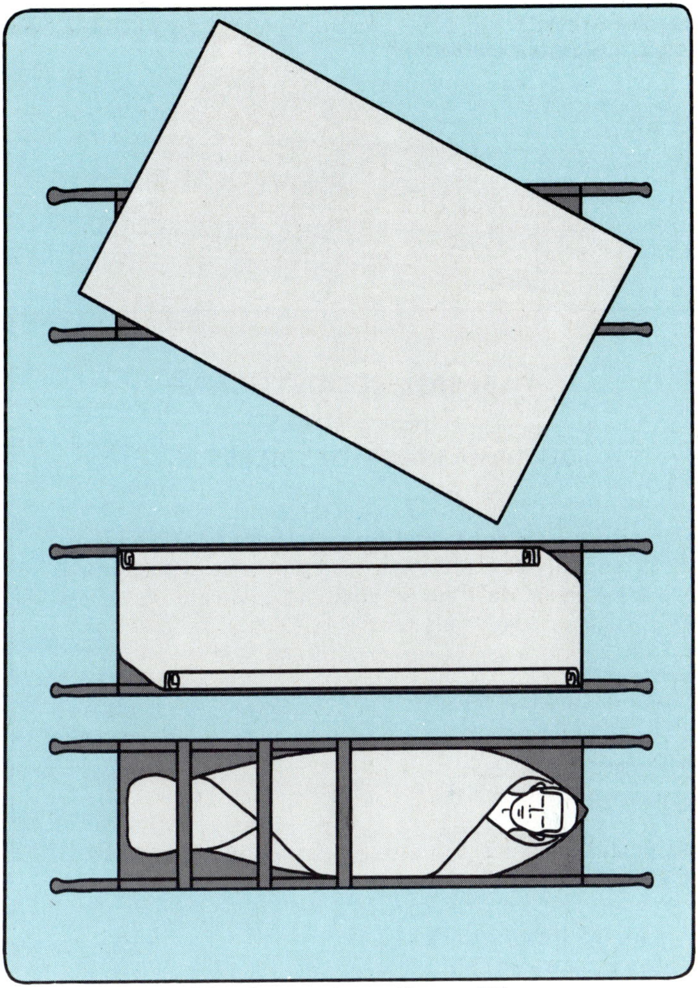

blessé couvert sanglé surveillé

Sanglé : on solidarise le blessé et le brancard : soit à l'aide des 3 sangles, si le brancard en est équipé ; soit à l'aide de liens improvisés : bandes, cravates, ceintures, longues cordes.

Il faut toujours fixer la partie inférieure du corps par 3 liens : un au niveau des chevilles, un aux cuisses, un aux hanches. Éventuellement on fixe les épaules et la tête. Les liens ne doivent pas appuyer sur la région blessée, la respiration du blessé ne doit pas être gênée. Pas de liens à la partie inférieure du thorax, ni à la ceinture, ni au cou. Les mains sont laissées libres si le sujet est conscient. On fixe les mains du sujet inconscient ou agité.

Surveillé : le secouriste ne quitte pas du regard le visage du blessé, prend son pouls, note l'évolution éventuelle de son état (conscience, ventilation).

TABLEAU RÉCAPITULATIF DES ORDRES DE RAMASSAGE DES BLESSÉS

« Pont », « pont amélioré », « pont néerlandais », « secouristes alternés » sur place et **« cuiller » à 2 + un 3e de l'autre côté** sur place (le blessé est seulement levé, puis posé sur le brancard glissé sous lui) :

« Attention pour vous préparer »	« Prêt »
« Attention pour lever »	« Levez »
« Attention pour poser »	« Posez »

« Cuiller » à 3 (le blessé est porté jusqu'au brancard) :

« Attention pour vous préparer »	« Prêt »
« Attention pour lever »...	« Levez »
« Plaquez »	« Debout »
« Reculez »... « Arrêtez »... « A genou »... « Rabattez »...............	« Posez »

« Cuiller » à 2 + 2 ou « Secouristes alternés » avec marche (le blessé est porté jusqu'au brancard) :

« Attention pour vous préparer »	« Prêt »
« Attention pour lever »... « Levez » ...	« Debout »
« Avancez »... « Arrêtez »... « A genou »	« Posez »

LES PROCÉDÉS DE RAMASSAGE

RAMASSAGE		PONT			CUILLER		
		à 4 « Simple »	à 5 « Amélioré »	à 3 « Néer-landais »	à 2 + 1	à 3	à 2 + 2 « Alternés »
Blessé		Dos P.L.S.	Dos P.L.S.	Dos P.L.S.	Dos P.L.S.	Dos	Dos P.L.S.
Accessible		Trois côtés	Trois côtés	Deux côtés	Trois côtés	Un côté	Deux côtés
Points de soutien	Tête nuque	1	2	1	1	1	1
	Tronc	3	4	3	3	3	5
	Membres inférieurs	2	2	2	2	2	2
Brancard		Va au blessé	Va au blessé	Blessé va au brancard	Va au blessé	Blessé va au brancard	Blessé va au brancard

LE RAMASSAGE

■ BUT

installer un blessé sur un brancard sans l'aggraver
pas d'improvisation

■ PRINCIPES GÉNÉRAUX

Accidenté

le remuer le moins possible
respecter le bloc tête-cou-tronc-jambes
le soutenir toujours sur 6 points d'appui au moins
le surveiller

Secouristes

respecter les règles de la MANUTENTION : genoux fléchis, dos droit
travailler en EQUIPE : chef à la tête, ordres précis, mouvement doux et coordonnés

■ MÉTHODE

le brancard VA au blessé sauf impossibilité

Chapitre IX

BRANCARDAGE

1

PRINCIPES GÉNÉRAUX DE BRANCARDAGE

Le brancardage a pour but de transporter un blessé sur un brancard, sans l'aggraver. Pour cela, il faut *de la technique et de l'entraînement.*

L'accidenté est transporté tête en avant. Il est remué le moins possible ; on le transporte, couvert, sanglé, horizontal.

Les secouristes travaillent en équipe avec un chef, dont les ordres sont précis. Les secouristes ont des mouvements doux et coordonnés. *Ils respectent les règles de la manutention :* genoux fléchis, dos droit. Ils ne doivent pas marcher au pas.

Le chef de brancard commande les manœuvres. Il vérifie le montage du brancard, l'appareillage du blessé, son sanglage. Il surveille le blessé pendant le transport, il se tient à l'arrière et à droite dans le brancardage à 4, sur le côté droit dans le brancardage à 5, à l'arrière dans le brancardage à 2.

Tout commandement est donné ainsi : « *Attention pour avancer... avancez* ».

Le brancardage exige un sérieux entraînement d'équipe. Les brancardiers doivent être habitués au maniement du brancard, au franchissement des obstacles, à la manœuvre en terrain accidenté.

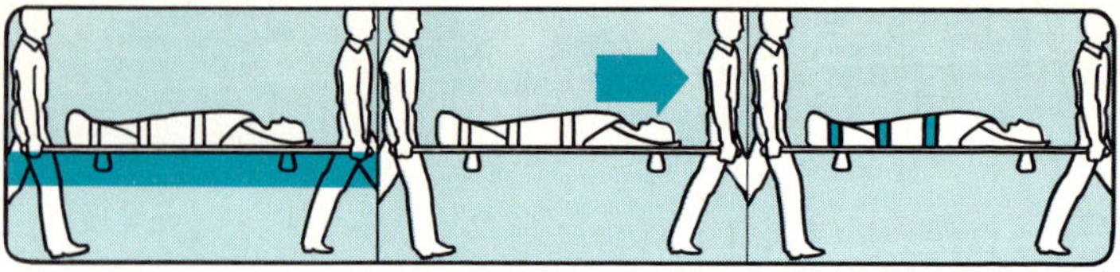

brancard horizontal — tête en avant, — sanglé

Le brancard : pour transporter un blessé, il faut *un brancard*. C'est *sur le même brancard* qu'on pose le blessé, qu'on le transporte jusqu'à l'ambulance, puis dans l'ambulance, enfin jusqu'à son lit d'hôpital. Il faut donc utiliser un brancard normalisé.

Le brancard doit *toujours rester horizontal.*

2

LES BRANCARDS, MATELAS ET PORTOIRS

Il existe de nombreux types de brancard car la normalisation de 1961 ne concernant que les brancards neufs, d'anciens modèles sont encore en service. Les dimensions d'encombrement des brancards sont définies par une norme de l'AFNOR (Association Française de Normalisation NF. S. 90311). Il est souhaitable que cette normalisation soit généralisée, car l'interchangeabilité des brancards est la condition du transport confortable des blessés ; elle évite le transfert d'un brancard sur un autre, manœuvre pénible et parfois dangereuse.

Le brancard normalisé : pliant, sans têtière

Le brancard normalisé se compose :

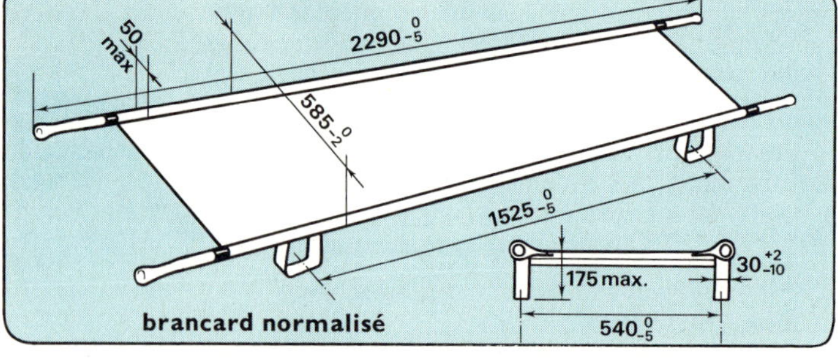

brancard normalisé

- de 2 montants (hampes) de bois ou de métal réunis entre eux par 2 compas métalliques ; les hampes possèdent des poignées à leurs extrémités ;

- d'une forte toile tendue entre les hampes, sans têtière ;
- de pieds fixes qui permettent de poser le brancard en évitant le contact de la toile avec le sol ;
- certains brancards ont une armature métallique.

Ce brancard peut être utilement complété par 3 sangles, une au niveau de la ceinture, une au niveau des cuisses, une au niveau des pieds.

Montage

Les deux brancardiers se placent chacun à une extrémité du brancard replié ; ils débouclent les courroies et déroulent la toile.

Tenant le brancard *à l'envers*, ils écartent les poignées qu'ils posent sur leurs genoux écartés.

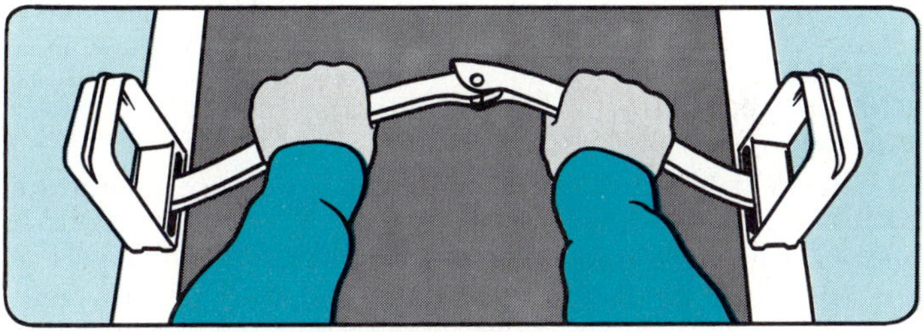

montage du brancard

Les deux brancardiers saisissent les compas en plaçant une main sur chaque branche ; ils tirent alors ensemble et bien à fond pour amener les compas dans leur position extrême d'ouverture (attention aux doigts).

Ils retournent à l'endroit le brancard, le posent à terre, vérifient sa solidité ; enfin, ils enroulent les courroies de fixation sur elles-mêmes.

Démontage

On nettoie et on vérifie le brancard, puis on effectue les manœuvres précédentes en sens inverse :

- retourner le brancard ;
- repousser les branches des compas ;
- rapprocher les hampes ;
- rouler la toile et la fixer avec les courroies.

Entretien

Comme tout matériel mis en réserve pour être utilisé à l'improviste, les brancards doivent être vérifiés et entretenus.

Après chaque utilisation, les brancards sont nettoyés, et désinfectés s'ils ont servi au transport de contagieux ou de suspects de contagion.

Leur état est vérifié : le matériel détérioré est réparé ou remplacé le plus tôt possible. Les brancards en bon état sont repliés et rangés.

Des vérifications périodiques sont faites tous les trois ou six mois ; les toiles sont recousues, les ferrures dérouillées et repeintes, les charnières légèrement huilées (pas trop : attention aux taches !)

Il est également utile de marquer sur une hampe du brancard son numéro, son équipe et sa localité d'origine.

Les autres brancards

Il existe encore différents types de brancards fixes, pliants ou démontables pouvant rendre service dans des *circonstances particulières*. Ils sont pratiques s'ils sont construits selon les cotes des brancards normalisés permettant le chargement dans les ambulances.

Brancard pliant suivant 2 dimensions : ce brancard à compas est pliable dans le sens latéral et en 3 dans le sens de la longueur. Il est aisément transportable à dos d'homme.

Brancard de Zagdoun : il s'agit d'un brancard fixe sans têtière muni de roulettes. Il constitue un plan dur permettant le transport des blessés atteints de fractures de la colonne vertébrale, il est perméable aux rayons X.

Brancards pour le secours en montagne : il en existe plusieurs types :

- perche de portage de Barnaud : toile avec 1 hampe et 2 épaulières à chacune des deux fourches ;
- barquette à neige : pour transport par des skieurs ;
- traîneau-brancard Mariner de sauvetage tout-terrain.

Brancard pour transport aérien : l'exiguité de l'habitacle de certains avions ou hélicoptères rend nécessaire l'usage de brancards plus petits, non normalisés.

Les portoirs

Les portoirs de toile sont renforcés et munis de poignées sur les côtés. Ils sont utiles pour transporter un malade dans un escalier, interdit pour les traumatisés du rachis.

Le dispositif de Sicard et Mans est constitué par une série de lamelles amovibles en matière plastique munies à chaque extrémité d'une boucle de toile. La lamelle du haut porte une courroie permettant la fixation de la tête.

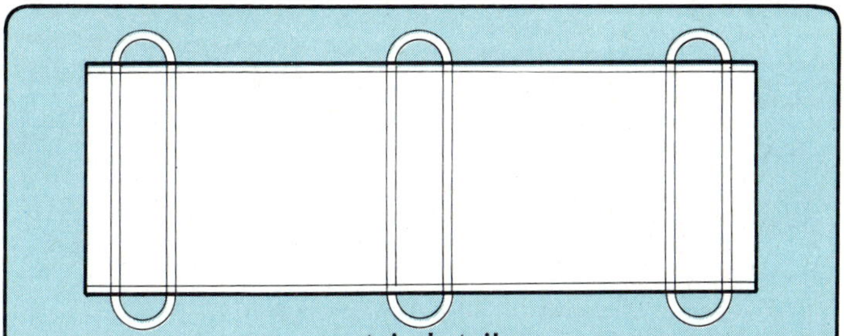

portoir de toile

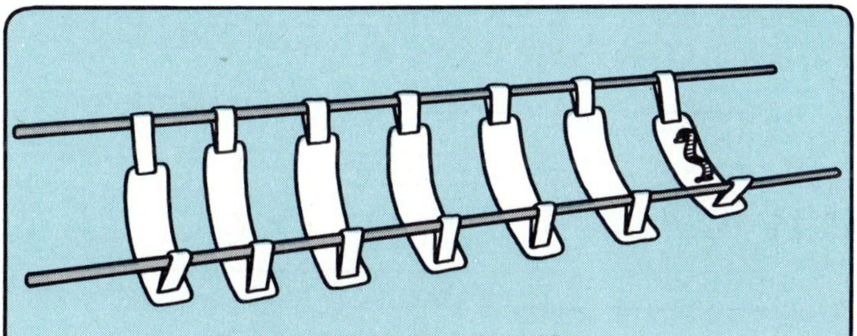

dispositif de Sicard et Mans

On glisse transversalement sous le blessé les lamelles, dont la forme et les nervures facilitent le passage ; les lamelles sont réunies par les hampes glissées dans les anneaux.

Le blessé peut être soulevé puis posé sur le brancard ; les lames peuvent être laissées en place, formant un plan dur ; les lamelles sont perméables aux rayons X (radiographie possible sans manipulation).

Les matelas

Certains matelas spéciaux facilitent le ramassage et permettent une stricte immobilisation pendant le transport. Ils sont perméables aux rayons X, ce qui permet les radiographies sans manipulation.

Matelas-coquille de Loeb-Haederlé : c'est le plus utilisé actuellement. Il comporte une enveloppe remplie de petites boules de plastique. Lorsqu'on fait le vide avec une pompe à pied ou à main, les boules s'agglutinent et l'ensemble devient rigide en moulant le blessé qui est ainsi immobilisé de la tête aux pieds. C'est la meilleure méthode pour les polyfracturés et les traumatisés de la colonne vertébrale. Attention, le sommet de la tête ne doit pas être comprimé.

Matelas-portoir d'Happert et Quillet : c'est un matelas de mousse de plastique assez rigide avec un coussin cale-nuque et

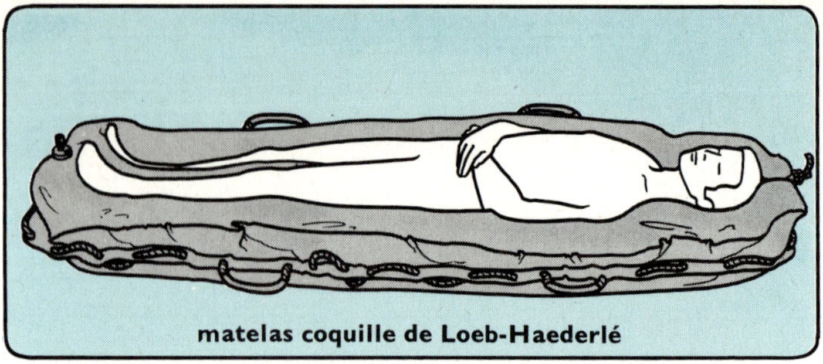

matelas coquille de Loeb-Haederlé

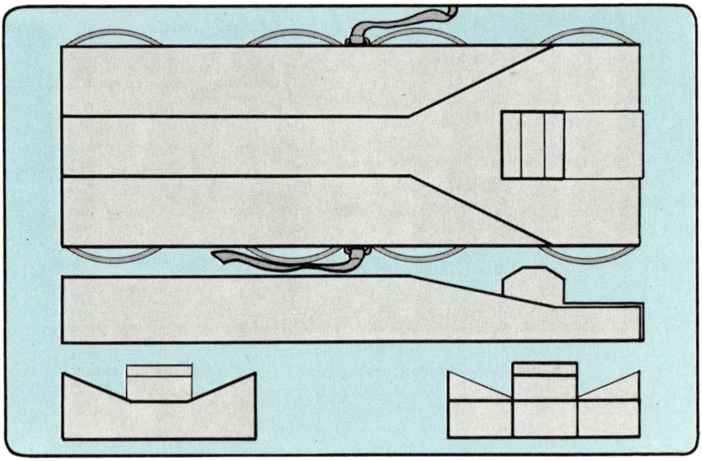

matelas portoir d'Happert et Quillet

des bords profilés sur les deux tiers inférieurs. Des poignées latérales permettent une manipulation aisée.

Sauf exception (impossibilité de faire passer un brancard, manipulations intra-hospitalières...), ces matelas doivent être utilisés posés sur un brancard.

3

LE BRANCARDAGE à 4, à 5, à 2

Brancardage à 4

Départ du brancard

Au commandement « Attention pour vous préparer » les 4 brancardiers faisant face au brancard fléchissent les genoux, et saisissent la poignée des 2 mains, les 2 pouces vers l'arrière : la main qui est vers l'avant, par-dessus, paume en bas ; la main qui est vers l'arrière, par-dessous, paume en l'air. Les secouristes ont les pieds écartés et légèrement décalés. En position, chaque secouriste dit : « Prêt ».

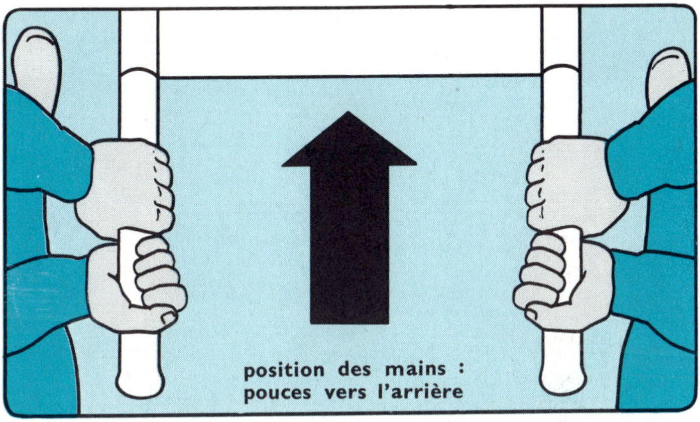

« Attention pour lever... levez » : les brancardiers toujours face au brancard se relèvent, le dos plat. Le brancard se trouve alors à la hauteur de leurs cuisses ; il reste dans cette position si le parcours est accidenté ou dangereux.

« Attention pour épauler... épaulez » : les brancardiers chargent la poignée sur l'épaule en pivotant d'un quart de tour vers l'avant. Le brancard est alors prêt à partir.

« Attention pour avancer... avancez ». Dans un parcours facile, la main extérieure des brancardiers est libre. Si le parcours devient difficile, ils peuvent s'aider de leur main libre.

Marche du brancard

Le blessé est brancardé avec la *tête en avant*, il est ainsi plus facile à surveiller. Dans le cas où le blessé est ventilé par le bouche-à-bouche ou par le bouche-à-nez, on le brancarde pieds en avant pour que le sauveteur pratiquant la ventilation puisse marcher normalement.

La marche se fait d'un pas souple, sans secousse, les brancardiers ne doivent pas marcher au pas. Le brancard doit rester *horizontal* et progresser sans heurt ni balancement.

Passage d'obstacle

Les 2 premiers brancardiers se placent contre l'obstacle avant et après leur passage

On peut franchir un fossé étroit, un obstacle vertical jusqu'à 2 m de haut ; dans cette manœuvre il est inutile de poser le bran-

brancardage à 4

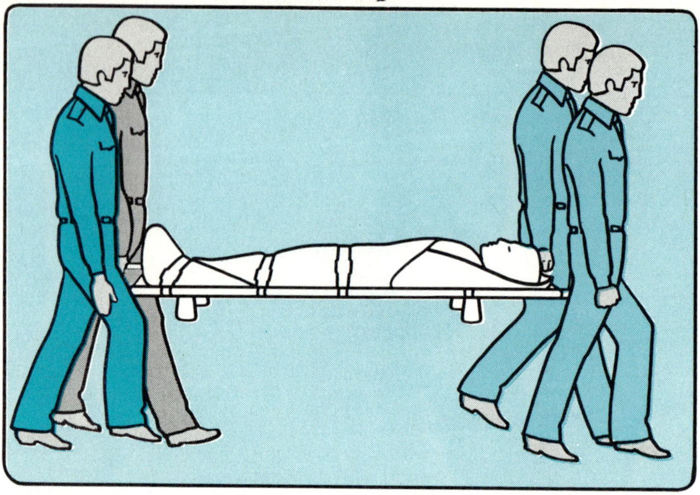

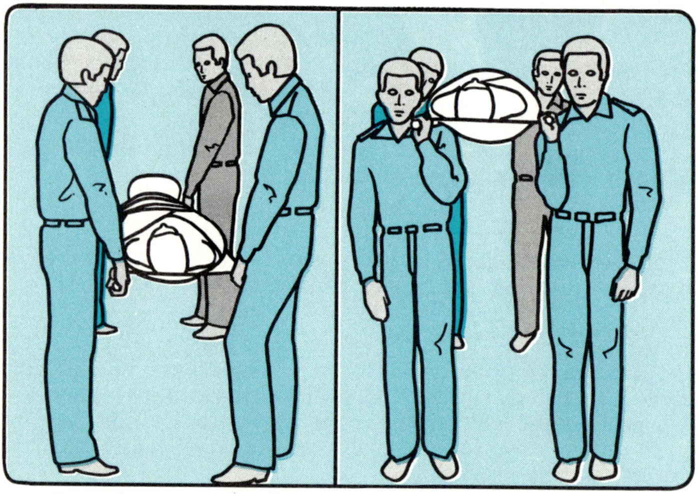

« Attention pour épauler... Epaulez »

« Attention pour avancer... Avancez »

card à terre (sol boueux ou inégal) ou d'appuyer le brancard sur l'obstacle (haie, mur branlant).

1. *Annonce de l'obstacle :* un des brancardiers de l'avant annonce « Obstacle ».

2. *Arrêt du brancard :* le brancard est amené perpendiculairement contre l'obstacle « Attention pour arrêter... arrêtez ».

3. *Préparation du passage :* le brancardier arrière gauche passe entre les poignées arrière et les soutient. Le chef qui était à

passage d'obstacle à 4

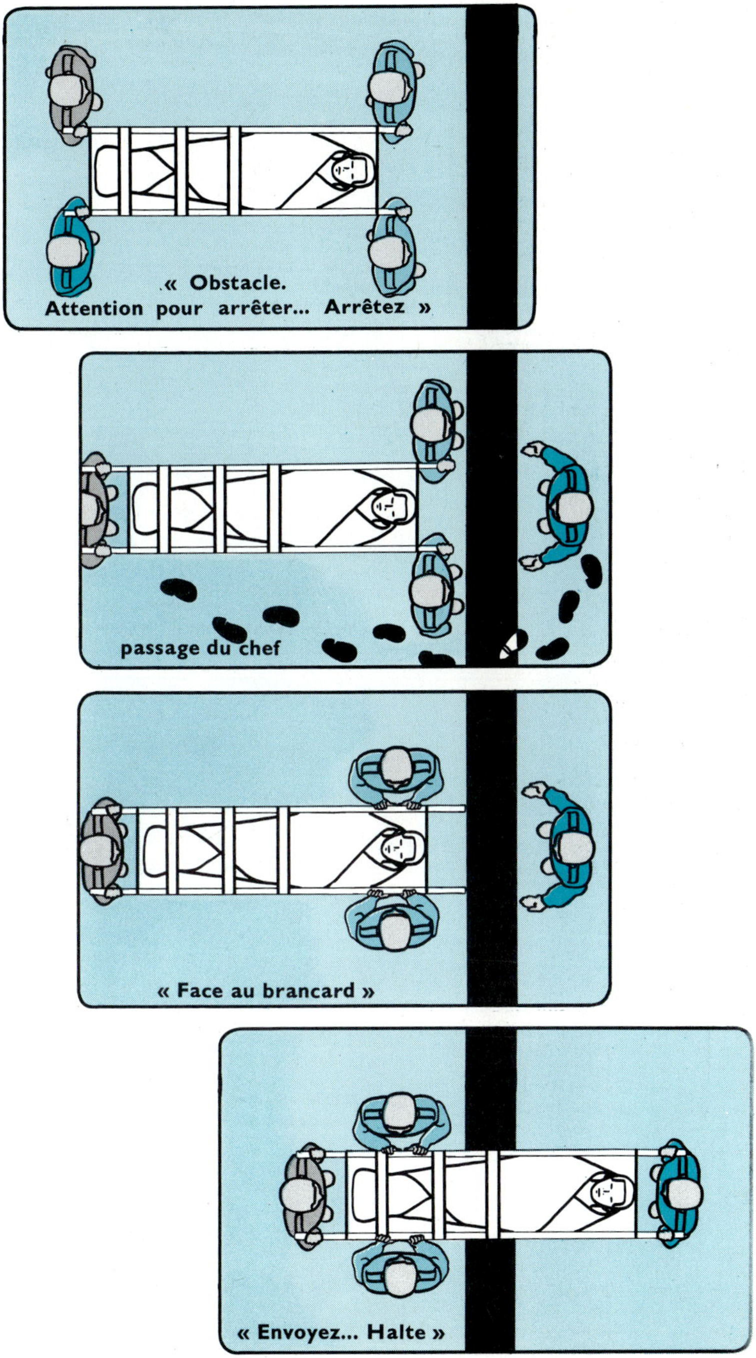

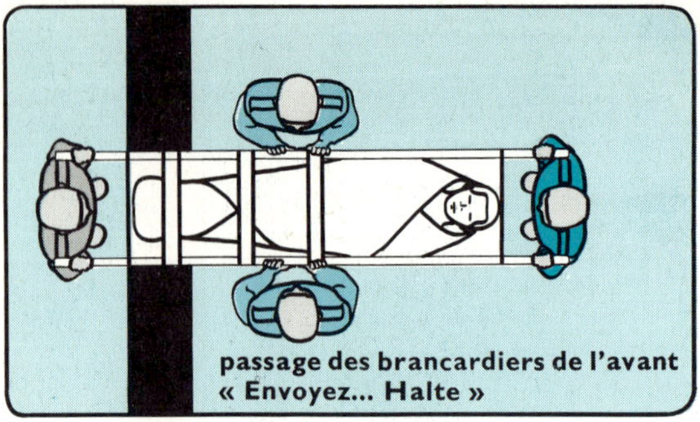
passage des brancardiers de l'avant
« Envoyez... Halte »

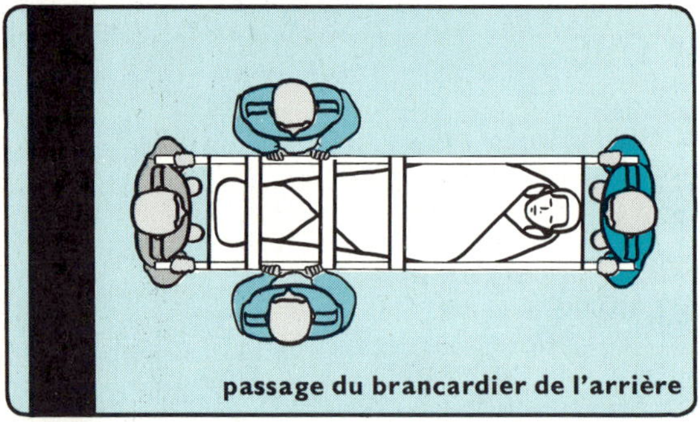
passage du brancardier de l'arrière

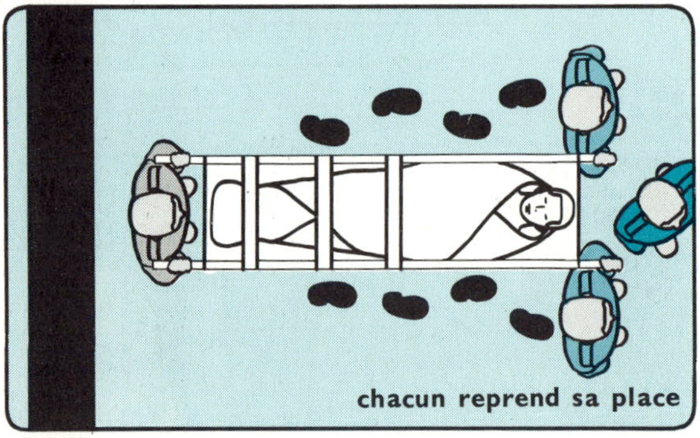
chacun reprend sa place

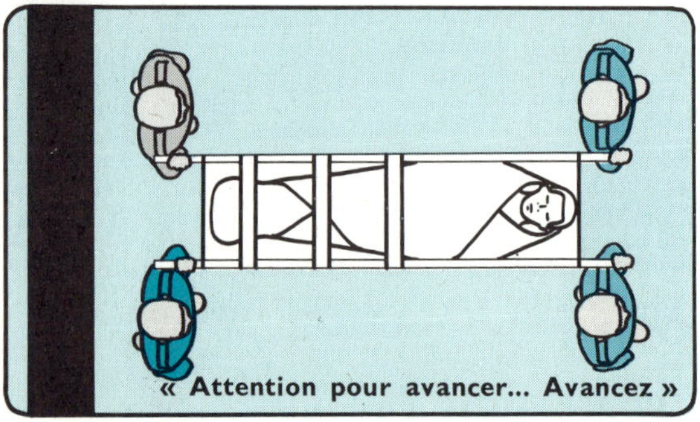
« Attention pour avancer... Avancez »

l'arrière droit franchit l'obstacle et se place de l'autre côté, face à l'avant du brancard. Au commandement « Face au brancard », les 2 brancardiers avant font face au brancard pivotant d'un quart de tour.

4. *Sur l'obstacle :* au commandement « Envoyez », le brancard coulisse sur les mains des brancardiers avant, paumes en l'air, soutenu par le brancardier de l'arrière. Le chef saisit les poignées avant et recule ; le brancard franchit ainsi l'obstacle aux deux tiers puis s'arrête au commandement « Halte ».

5. *Passage des brancardiers avant :* le brancard reste soutenu à ses 2 extrémités tandis que les 2 brancardiers qui étaient contre l'obstacle le franchissent et se placent *tout contre* de l'autre côté.

6. *Fin du franchissement :* au commandement « Envoyez », le brancard recommence à coulisser sur les mains des 2 brancardiers qui restent immobiles contre l'obstacle. Le brancardier arrière soutient le brancard aussi loin qu'il le peut.

7. *Passage du brancardier arrière :* le brancard achève de franchir l'obstacle, soutenu par le chef à l'avant et par les 2 brancardiers placés contre l'obstacle. Il est arrêté 1 m plus loin au commandement « Halte ». Le brancardier arrière franchit l'obstacle et vient se placer entre les poignées arrière qu'il soutient.

8. *Chacun reprend sa place :* le brancard reste soutenu aux 2 extrémités ; les 2 brancardiers latéraux reprennent leur place à l'avant sans cesser de soutenir la hampe. Le chef reprend sa place à l'arrière droit tandis que le brancardier arrière reprend sa place à gauche. Le brancard est prêt à repartir.

Quand l'obstacle est un fossé, les brancardiers baissent le brancard au bout de leurs bras pour effectuer la manœuvre.

Arrêt du brancard

Au commandement « Attention pour arrêter... arrêtez », les brancardiers s'immobilisent.

Le brancard est descendu en 2 temps :

Au commandement « Attention pour baisser... », ils posent leur main libre sur la poignée et font face au brancard. « Baissez », ils baissent le brancard à bout de bras.

« Attention pour poser... posez », ils posent doucement le brancard sur le sol, en fléchissant les genoux, le dos plat.

Brancardage à 5

L'équipe de base en secourisme routier et nautique est de 5 secouristes : 4 brancardiers portent le brancard, le chef marche sur le côté droit ; il peut ainsi plus aisément voir le trajet, commander les manœuvres, surveiller le blessé. La marche du brancard et l'arrêt se font comme dans le brancardage à 4. La présence d'un cinquième secouriste facilite le passage d'obstacle.

brancardage à 5

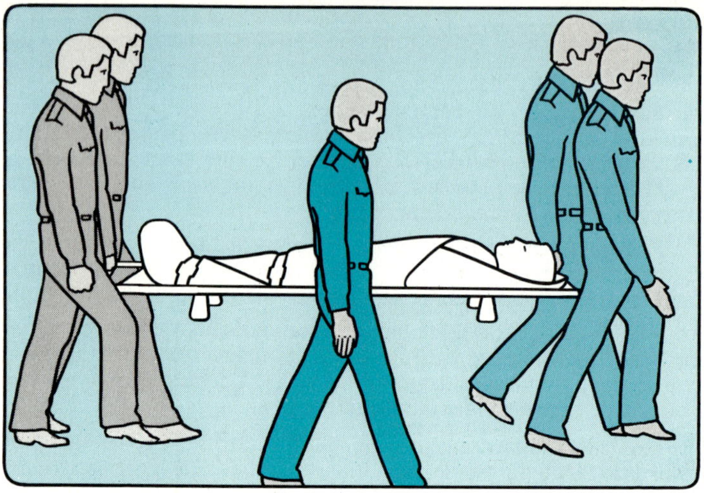

Passage d'obstacle

1. *Annonce de l'obstacle :* un brancardier de l'avant (ou bien le chef) annonce : « obstacle ».

2. *Arrêt du brancard :* le brancard est amené perpendiculairement tout contre l'obstacle, « Attention pour arrêter... arrêtez ».

3. *Préparation du passage :* le chef franchit l'obstacle et se place face à l'obstacle. Au commandement « Face au brancard », les 2 brancardiers avant font face au brancard.

4. *Sur l'obstacle :* au commandement « Envoyez », le brancard coulisse entre les brancardiers avant ; le chef saisit les poignées, le brancard franchit l'obstacle à demi puis s'arrête au commandement « Halte ».

5. *Passage des brancardiers arrière :* les brancardiers de l'arrière passent l'obstacle et *se placent contre lui*, face aux hampes qu'ils soutiennent.

6. *Fin du franchissement :* au commandement « Envoyez », le brancard recommence à coulisser sur les mains des 2 brancardiers arrière qui restent immobiles contre l'obstacle. Les brancardiers restés en avant de l'obstacle soutiennent le brancard le plus loin possible.

7. *Passage des brancardiers avant :* les brancardiers avant franchissent l'obstacle et viennent reprendre leur place à l'avant du brancard. Les brancardiers qui étaient contre l'obstacle retrouvent leur place primitive à l'arrière.

8. *Chacun reprend sa place :* le chef reprend sa place sur le côté et le brancard peut repartir. Pour un fossé étroit la manœuvre s'effectue brancard baissé à bout de bras.

franchissement d'obstacle à 5

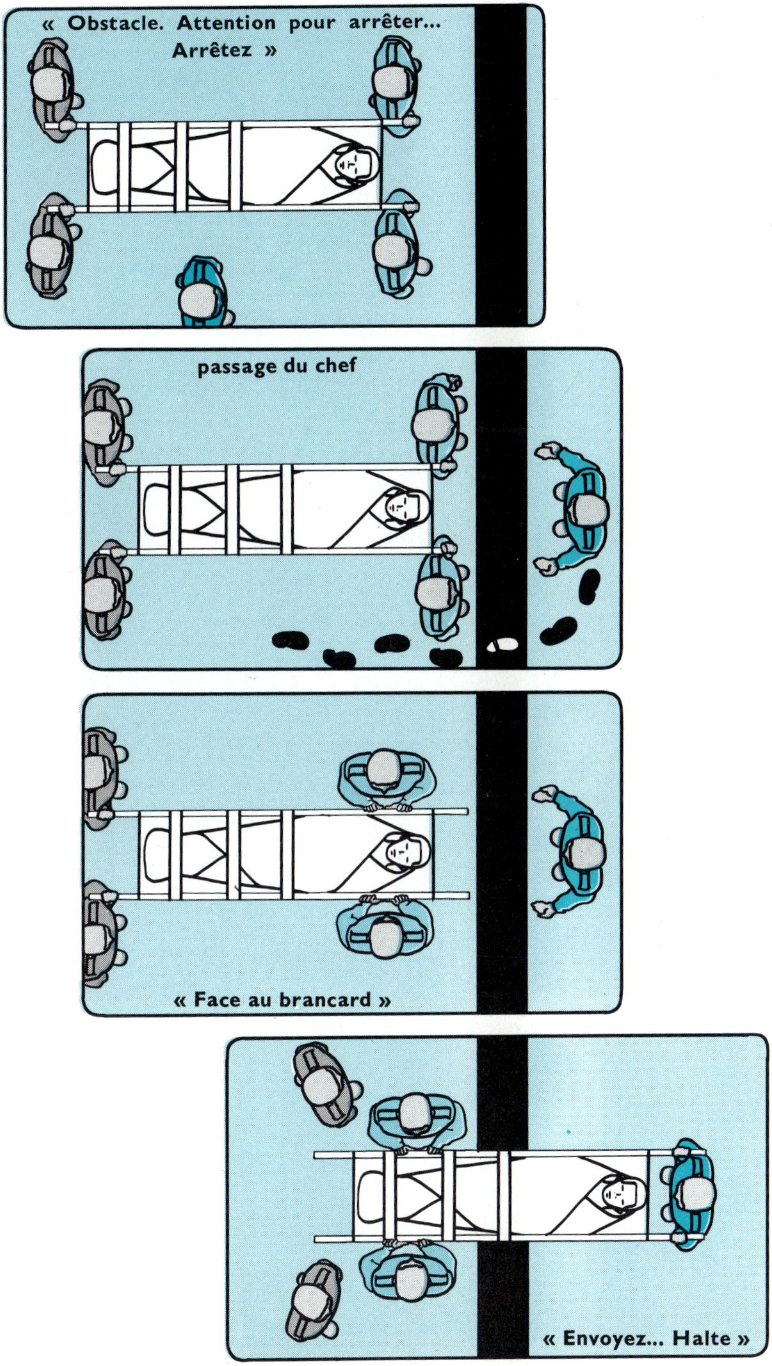

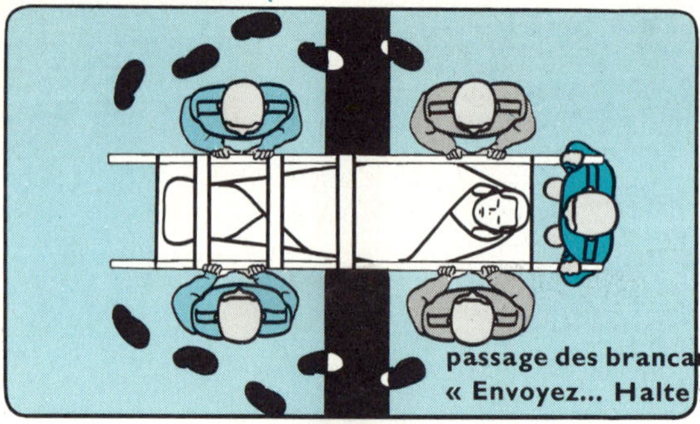

passage des brancardiers de l'arrière : « Envoyez... Halte »

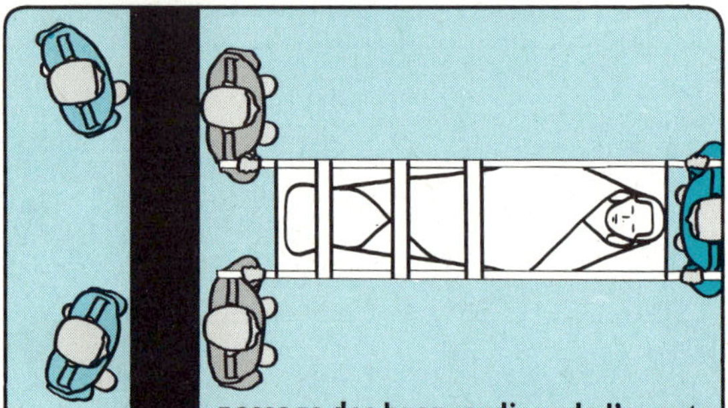

passage des brancardiers de l'avant

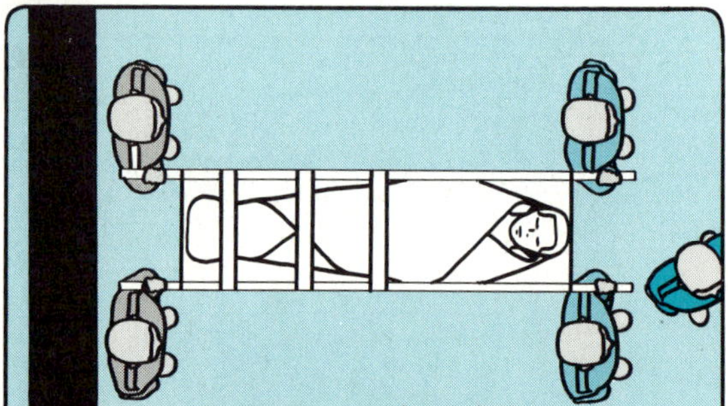

le chef reprend sa place

« Attention pour avancer... Avancez »

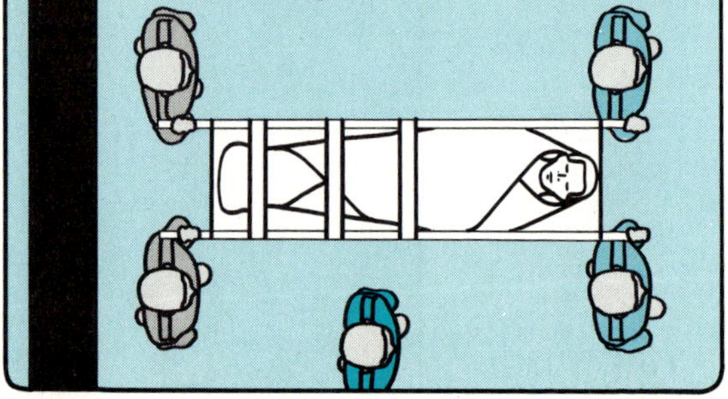

Brancardage à 2

Départ du brancard : le brancardage à 2 est fatigant, les manœuvres sont difficiles, certaines impossibles. Le brancardage à 2 est donc une méthode d'exception ; on ne peut évidemment jamais épauler.

Au commandement « Attention pour vous préparer », les 2 brancardiers s'accroupissent entre les poignées, le dos plat, en regardant dans le sens de la marche ; le chef est à l'arrière. Dans ce type de brancardage à 2, on utilise parfois des bretelles fixées sur les poignées et passant sur les épaules.

brancardage à 2

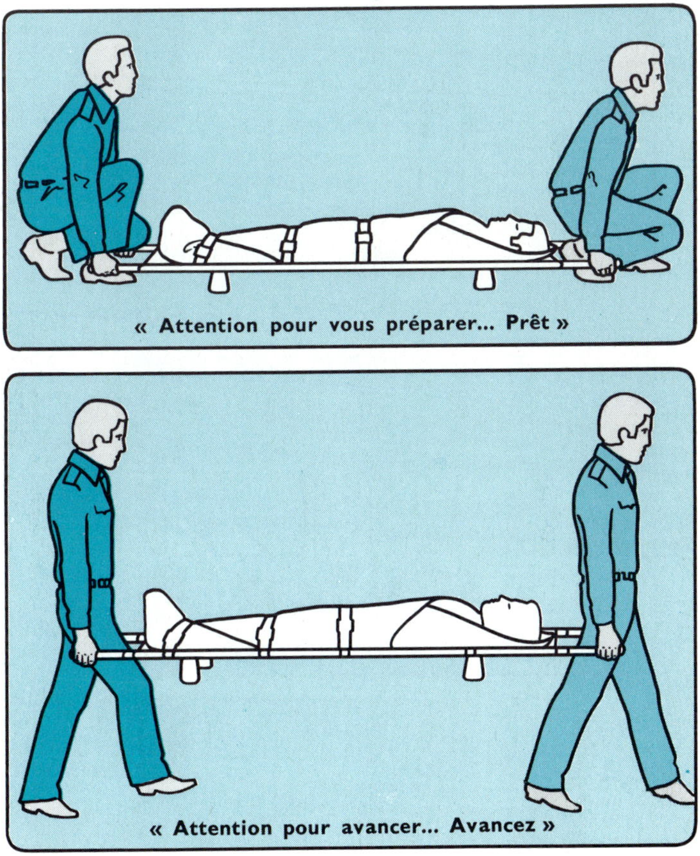

« Attention pour vous préparer... Prêt »

« Attention pour avancer... Avancez »

Quand le brancardier de l'avant a répondu « Prêt », le chef commande « Attention pour lever... levez ». Les brancardiers soulèvent le brancard au bout de leurs bras ; celui de l'avant lève un peu avant l'autre pour ne pas heurter la tête du blessé.

passage d'obstacle à 2

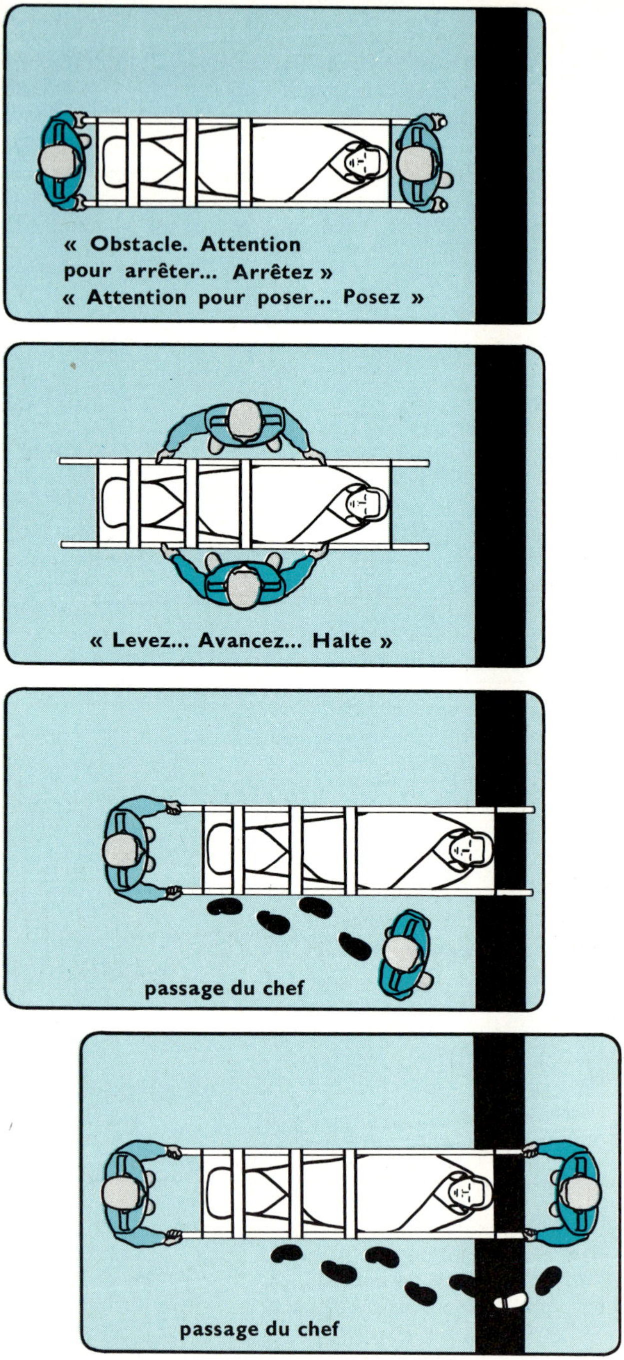

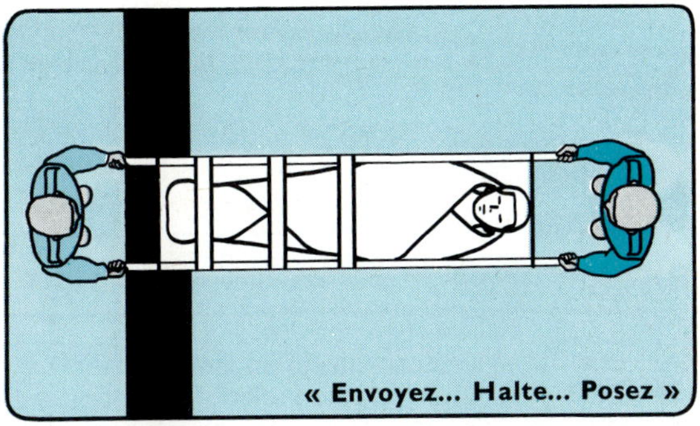

« Envoyez... Halte... Posez »

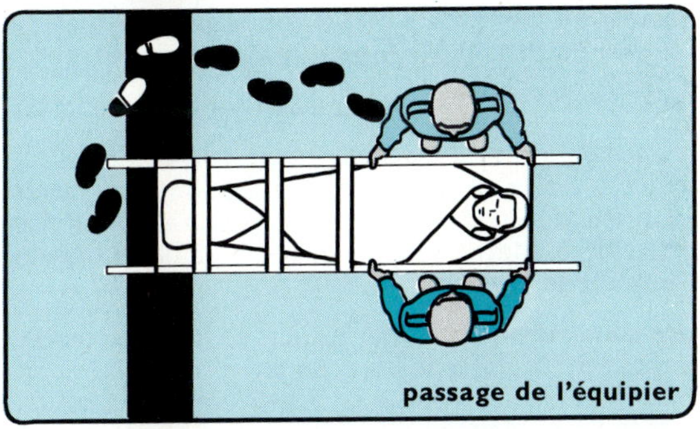

passage de l'équipier

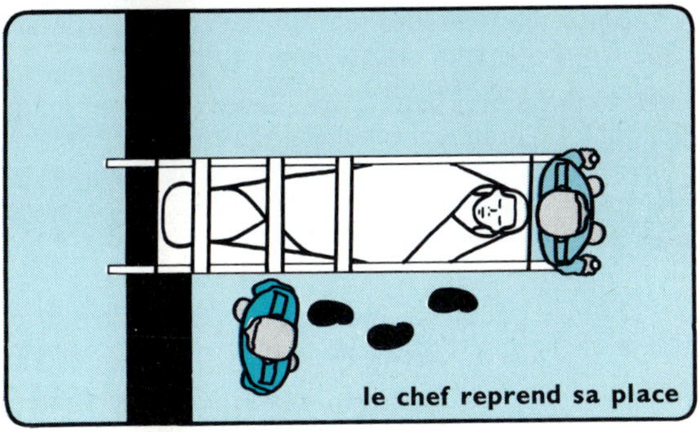

le chef reprend sa place

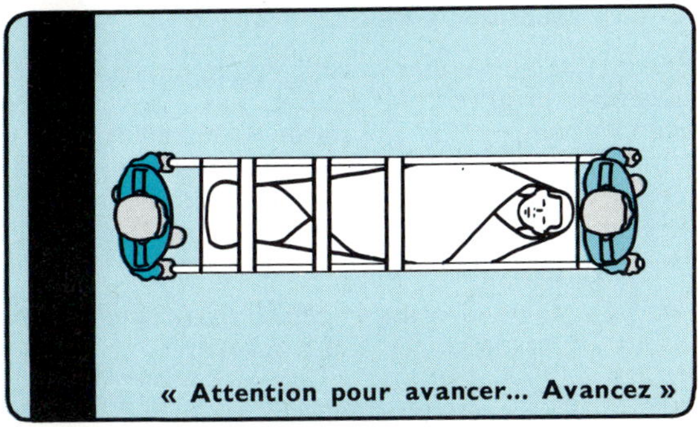

« Attention pour avancer... Avancez »

Le chef commande alors « Attention pour avancer... avancez ». La marche et la descente se font comme dans le brancardage à 4, au bout du bras.

Passage d'obstacle

Il faut pouvoir poser le brancard sur l'obstacle

Lorsqu'on doit franchir un obstacle en brancardant à 2, on s'aperçoit alors de la difficulté : la manipulation du brancard est pénible même pour des hommes solides ; on ne peut guère franchir qu'un fossé d'un mètre de large, ou un mur solide de 1,50 m de haut sur lequel on peut poser le brancard.

1. *Annonce de l'obstacle :* le brancardier avant annonce : « Obstacle ».

2. *Arrêt du brancard :* le brancard est amené perpendiculairement à l'obstacle, il est arrêté à un mètre, « Attention pour arrêter... arrêtez ». Le brancard est posé à terre « Attention pour poser... posez ». Le chef de brancard vérifie l'obstacle (solidité, possibilité de poser le brancard *après* l'obstacle).

3. *Préparation du passage :* les 2 brancardiers se font face de chaque côté des hampes ; ils fléchissent les genoux, le dos plat et saisissent chacun la hampe, les coudes à l'extérieur des genoux. Ils placent une main à la hauteur de l'épaule de l'accidenté, l'autre main le plus loin possible vers les pieds de l'accidenté ; ils écartent leurs pieds suffisamment pour assurer leur équilibre.

4. *Sur l'obstacle :* « Attention pour lever... levez ». « Attention pour avancer... avancez ». Le brancard est engagé au-dessus de l'obstacle. Les brancardiers posent l'avant du brancard sur le mur, les pieds avant sur ou au-delà de l'obstacle. « Halte ». S'il s'agit d'un fossé, on engage seulement le tiers avant du brancard et on le repose sur le sol.

5. *Passage du chef :* le deuxième brancardier passe entre les poignées arrière ; le chef passe l'obstacle.

6. *Fin du franchissement :* le brancard passe l'obstacle soutenu à l'avant et à l'arrière. « Envoyez ». Il est posé les pieds arrière sur ou juste en avant de l'obstacle. « Halte ».

7. *Passage du brancardier avant :* l'équipier franchit l'obstacle et vient saisir la poignée avant gauche. Les 2 brancardiers coulissent le long des hampes vers l'obstacle. Ils écartent leurs mains pour soutenir les hampes comme pour la préparation du passage. Ils soulèvent le brancard, achèvent le passage de l'obstacle. « Avancez ». Ils arrêtent le brancard un mètre plus loin. « Halte ». Le brancard est posé à terre. « Posez ».

8. *Chacun reprend sa place*, le chef à l'arrière, l'autre brancardier à l'avant. Le brancard est prêt à repartir.

Brancardage selon le terrain

PASSAGE ÉTROIT

Il arrive fréquemment que la largeur d'un couloir ou d'une porte ne permette pas aux brancardiers de passer de front avec le brancard.

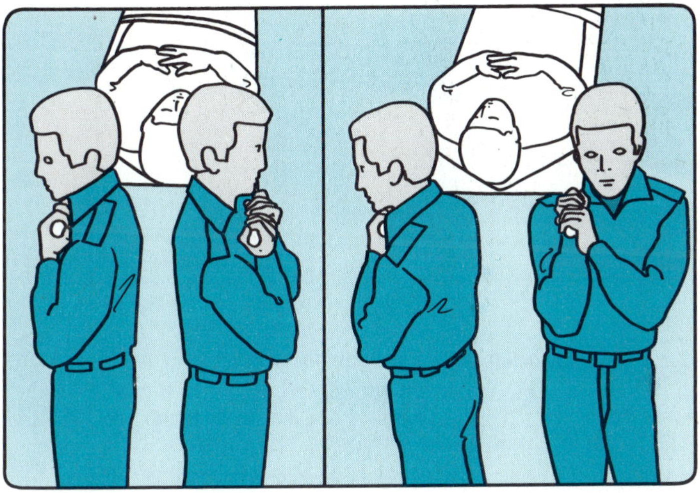

passage étroit

Dans un couloir, les brancardiers d'un côté passent à l'intérieur des poignées, ceux de l'autre côté se plaquent contre la hampe. Si nécessaire, les 4 brancardiers peuvent passer dos à dos à l'intérieur des hampes.

Le passage d'une porte étroite peut se faire en brancardage à deux (attention aux mains).

Le brancard ne sera qu'exceptionnellement incliné sur le côté ; l'arrimage aura alors été vérifié et on penchera le blessé sur le côté sain.

MONTÉES ET DESCENTES

On doit suivre le plus possible la règle générale : maintenir le *brancard horizontal.*

Pour une pente moyenne ou un escalier assez large, on continue à avancer sans changer le sens de marche du brancard. Les brancardiers qui sont vers le haut abaissent les poignées en *désépaulant* jusqu'à la poitrine ou la ceinture, ou à bout de bras, selon la raideur de la pente ; ils maintiennent ainsi le brancard horizontal.

La question d'*incliner le brancard* et de mettre le sujet tête basse ou tête haute, en changeant au besoin le sens de la marche, ne se pose que dans trois cas :

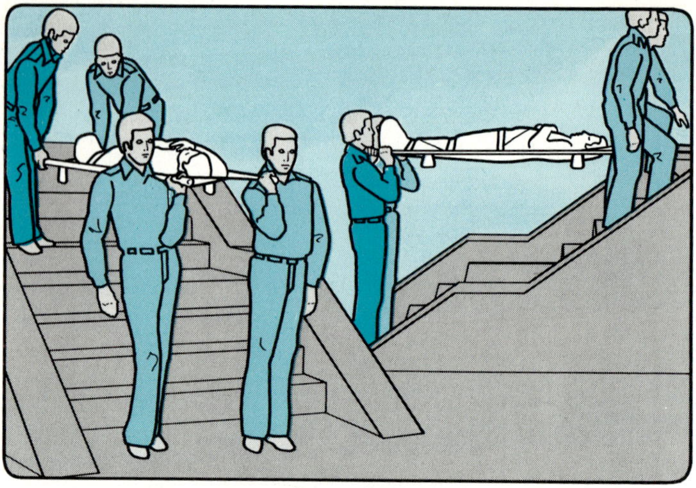

montées et descentes

- les *escaliers étroits*, où l'on peut à peine manœuvrer le brancard ;
- les *pentes très longues*, où le maintien du brancard en position horizontale serait épuisant pour les brancardiers ;
- les *pentes très accentuées*, où la marche normale est impossible.

Dans les escaliers étroits et les longues pentes, on respecte les règles suivantes :

- *sanglage vérifié* ;
- position *tête haute* pour les blessés thoraciques, les fractures de côtes et les malades impotents ;
- position *tête basse* pour tous les autres blessés (les fractures des membres inférieurs, où le corps ne doit jamais peser sur le foyer de fracture, entrent dans ce cas) ;
- brancardiers en nombre suffisant (au moins 4).

On s'efforce de compenser la pente par la différence de taille des brancardiers.

Dans les pentes très accentuées (talus de chemin de fer), le brancard est hissé transversalement.

Avant d'aborder la pente, le brancard fait un quart de tour, puis est baissé au bout des bras. Le brancard est alors monté ou descendu latéralement, maintenu horizontal, presque au ras du sol, pour atténuer les conséquences d'une chute ou d'une glissade.

Deux secouristes se mettent entre les poignées ; deux autres se placent le long de la hampe située vers le bas. Il faut « assurer » le brancard par deux secouristes solidement plantés en haut du talus et tenant fermement des cordes fixées aux deux poignées de la hampe située vers le haut.

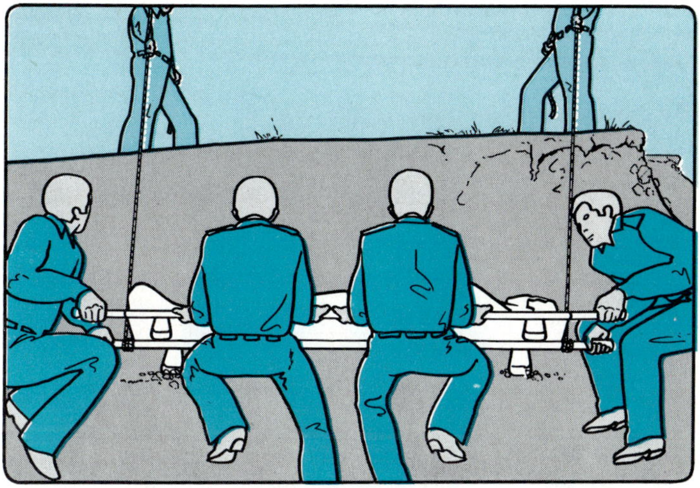

pente très accentuée

Le brancard progresse par bonds d'une quarantaine de centimètres « Envoyez... halte », dans l'intervalle les brancardiers avancent à leur tour ; seuls les deux pieds du brancard vers le haut de la montée sont posés sur le sol.

LARGE FOSSÉ DANS LEQUEL ON PEUT DESCENDRE

(brancardage à quatre ou cinq)

Le brancard est amené jusqu'au bord du fossé et posé à terre.

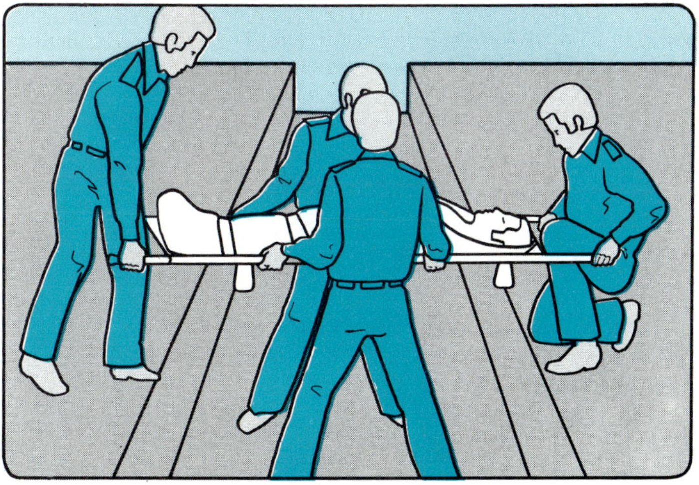

large fosse

Les deux brancardiers de l'avant descendent dans le fossé pour soutenir le brancard. Le brancard est posé à terre sur l'autre côté, et chacun reprend sa place.

DÉNIVELLATION VERTICALE

(*brancardage à quatre ou cinq*)

Un à-pic de un à deux mètres est franchi toujours selon le principe de l'obstacle. Pour le franchissement de bas en haut, le chef monte sur la partie élevée et reçoit le brancard.

Quand on va du haut vers le bas, les deux brancardiers de l'avant (en brancardage à 4) ou de l'arrière (en brancardage à 5) descendent avec le chef pour recevoir et soutenir le brancard.

TAS DE DÉCOMBRES ET LARGE EXCAVATION

La montée et la descente sont considérées comme deux obstacles séparés. D'une façon générale, on doit toujours chercher à *contourner l'obstacle*, car il est moins fatigant d'allonger le parcours que de franchir un obstacle difficile.

PASSAGE BAS

Un passage bas est franchi suivant le même principe que l'obstacle. Si le passage est très bas (50 cm) et très long (plusieurs mètres), les brancardiers le franchissent en rampant. Le brancard progresse entre eux, par bonds successifs de 20 à 40 centimètres « Envoyez... halte », sans secousse ni heurt ; entre chaque bond, les secouristes progresseront à leur tour.

Dans le franchissement de ces obstacles surbaissés, on veille particulièrement à ne pas heurter le visage du blessé au plafond

Couvrir le visage d'une toile fine (compresse ou mouchoir propre dépliés) pour empêcher la chute de petits débris dans les yeux, la bouche et le nez, sans gêner la ventilation.

4

LES TRANSPORTS IMPROVISÉS

On n'a pas toujours de brancard à sa disposition. Il se peut aussi qu'on n'ait ni le temps, ni la place d'utiliser un brancard.

Les secouristes doivent savoir :

- mettre rapidement en sûreté un blessé encore exposé au danger ;
- passer là où le brancard ne passe pas ;
- improviser un brancard.

Transport rapide sans brancard sur quelques mètres

Il est des cas où le secouriste doit se contenter d'un coup d'œil rapide et d'un appareillage réalisé en quelques secondes : le fracturé demeuré sur la voie ferrée, le blessé dans une maison incendiée sont en toute hâte soustraits au danger menaçant.

On passe la main d'un bras blessé dans la ceinture, on garrotte avec une cravate un membre sectionné, on attache l'une à l'autre la jambe brisée et la jambe saine : c'est tout. Faire aussitôt franchir au blessé les quelques mètres qui le mettront en sûreté.

TRANSPORT PAR UN SECOURISTE

Si le blessé peut marcher, il passe un bras valide sur le cou du sauveteur qui lui tient la main. L'autre main du sauveteur passe sous l'épaule opposée de l'accidenté dont il saisit le poignet. Une personne de faible poids, un enfant, ne sont portés dans les bras que par une personne suffisamment forte.

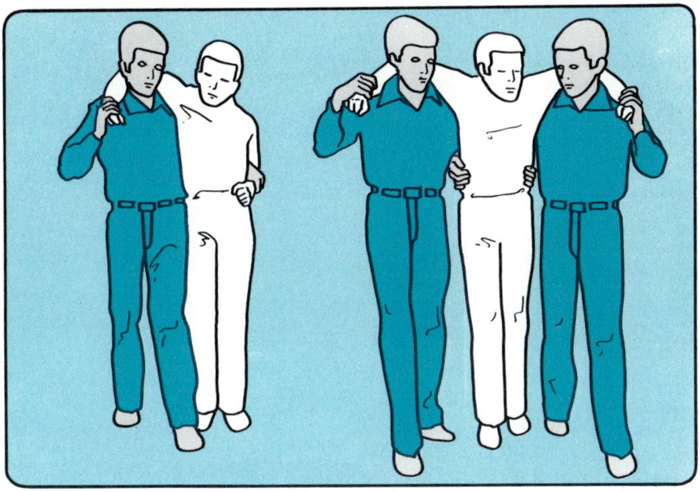

blessé soutenu

Seul un *danger imminent* (accidenté sur la voie publique, arrivée d'un train) autorise un sauveteur à traîner l'accidenté sur le sol. Il s'efforce de saisir la victime ailleurs qu'à la partie blessée ; le moins dangereux est de tirer la victime par les pieds en les élevant le moins possible. C'est le dégagement d'urgence.

Si on est sûr qu'*il n'y a pas de fracture de la colonne vertébrale*, on peut encore se placer derrière la victime, l'asseoir, passer les mains sous ses aisselles et saisir les avant-bras repliés ; on se lève et on tire la victime en reculant.

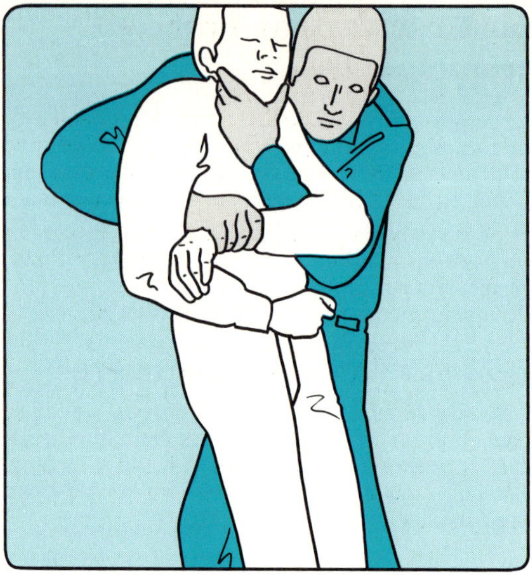

blessé soutenu et tiré par un secouriste

La progression dans un *passage bas et étroit* peut être rendue possible en procédant ainsi :

- le secouriste réunit les poignets de la victime, qu'il attache avec un mouchoir ou une cravate, par exemple ;

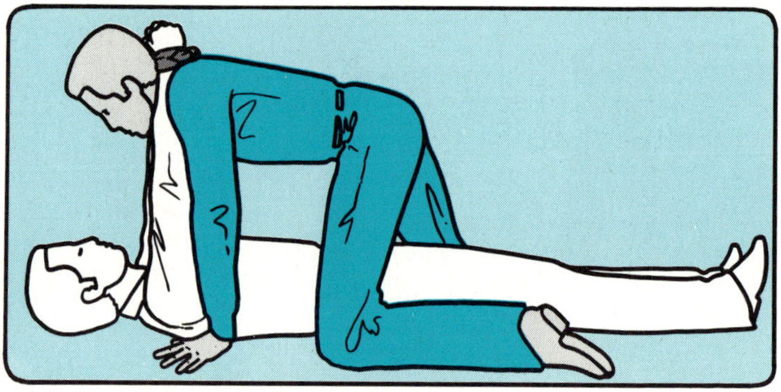

dans un passage bas

- il se place à genoux au-dessus de la victime, engage sa tête sous les poignets réunis et progresse ainsi « à quatre pattes » en traînant la victime.

Le chargement d'un blessé inanimé par un seul secouriste à l'aide de manœuvres telles que « le coup du pompier » exige un sauveteur robuste et entraîné. Elles ne sont pas sans danger (manipulation peu douce, risque de chute).

TRANSPORT PAR DEUX SECOURISTES

Si le blessé peut marcher, il est *soutenu de chaque côté ;* s'il ne peut pas marcher, les 2 secouristes peuvent *faire la chaise* en réunissant leurs 4 mains ou seulement 3, la quatrième soutenant la partie blessée ou servant de dossier.

Un sujet inanimé peut être porté sur quelques mètres par 2 sauveteurs se plaçant de chaque côté. Ils engagent un avant-

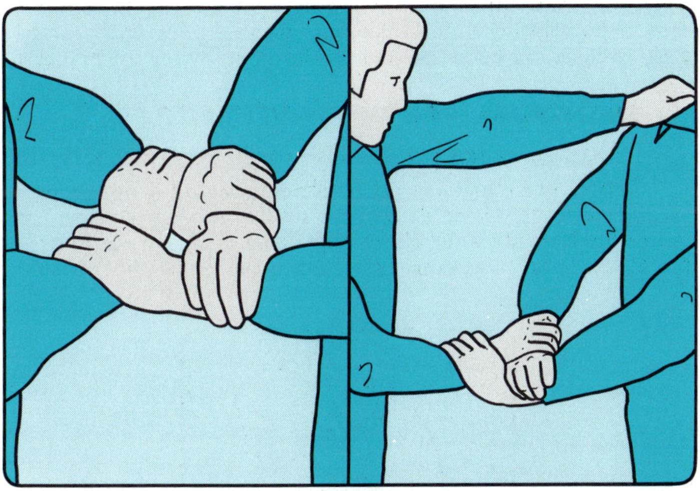

procédés de la chaise

bras sous le tronc *en se saisissant l'un l'autre le poignet* ; l'un d'eux soutient les jambes, l'autre les épaules. On peut aussi utiliser le procédé de *soulèvement par les aisselles,* le second sauveteur soulève les membres inférieurs au niveau des genoux. La marche peut se faire en avant ou en arrière.

Lorsque le terrain est relativement lisse, il est beaucoup moins dangereux de faire glisser doucement le blessé sur le sol ; c'est en particulier la moins mauvaise manœuvre qu'on puisse faire pour dégager un blessé resté allongé au milieu d'une route très fréquentée, lorsque le balisage est impossible ou la visibilité nulle (nuit, brouillard).

Un secouriste croise les mains du blessé sur l'abdomen, puis le saisit par les chevilles, le bas du pantalon ou des vêtements, en *soulevant à peine* ; il tire doucement et régulièrement *dans l'axe du corps* jusqu'au moment où le blessé sort de la zone dangereuse (voir p. 18).

Une deuxième personne peut maintenir, pendant tout ce temps, la tête de l'accidenté bien droite, *en évitant toute torsion ou toute flexion* qui risquerait d'aggraver une éventuelle fracture de la colonne vertébrale (en particulier au niveau du cou).

De toute façon, ces transports par un ou deux secouristes doivent être *exceptionnels et justifiés par l'urgence* de soustraire le blessé à un péril.

Transport à moyenne distance sans brancard

C'est le cas du *malade impotent* que l'on descend par un escalier très étroit, du *blessé non choqué* emmené par un ou deux sauveteurs robustes sur un parcours difficile pour un brancard ; c'est enfin le cas où il est impossible d'improviser un brancard.

TRANSPORT PAR UN SECOURISTE

Le portage « à dos » est amélioré par les dispositifs suivants :

Bouée : une *couverture* est roulée en « *bouée* » dans le sens de la longueur et ficelée en anneau par un lien solide ; on passe l'anneau sous les cuisses du blessé assis et on le charge « comme un sac à dos » ; on peut aussi nouer entre eux deux imperméables.

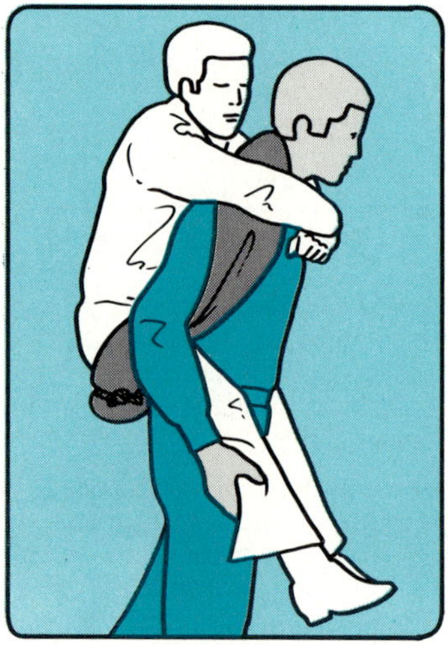

la bouée

Bûche : une *bûche* est entourée d'un rembourrage confectionné avec des vêtements ; une corde mise en double est attachée exactement au milieu de la bûche par un nœud coulant. Les deux chefs de la corde passent sur les épaules du porteur comme les bretelles d'un sac à dos et sont rattachés à la bûche de chaque côté du nœud coulant initial. Les épaules du sauveteur seront bien rembourrées pour éviter une striction pénible. Le blessé est transporté à califourchon, assis sur cette bûche (les jambes en dehors des cordes).

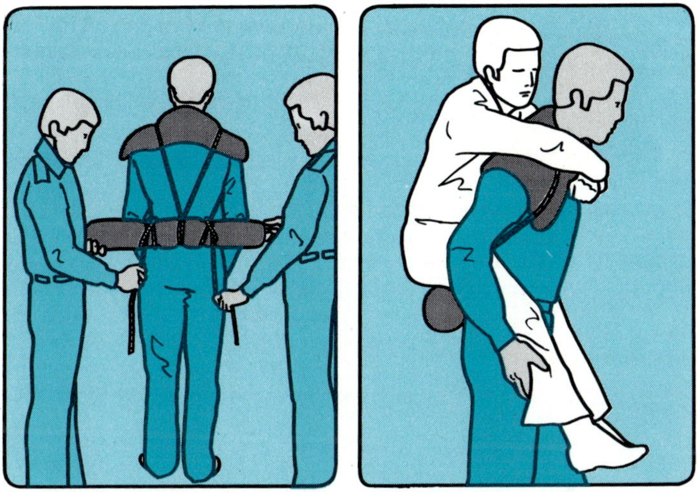

la bûche

Ces deux dispositifs exigent un sauveteur robuste qui sache faire des *nœuds qui tiennent ;* ils ont l'avantage de laisser libres les mains du porteur.

Pour le chargement, le porteur s'accroupit devant le blessé assis sur une barrière, une table, etc. ; il charge le blessé, se penche en avant, puis se lève, en s'appuyant si possible sur un bâton solide ou une chaise.

TRANSPORT PAR DEUX SECOURISTES

Torchettes : les procédés où le blessé s'assied sur les mains

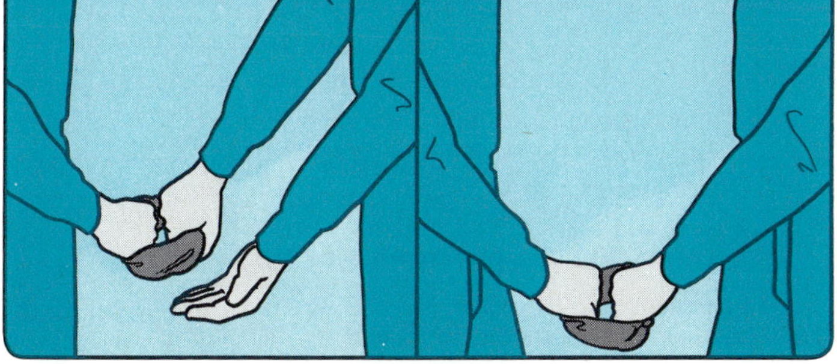

la torchette

des secouristes sont améliorés par l'utilisation d'*un anneau de toile solide*, dit « *torchette* ». Au lieu de se servir des poignets, les sauveteurs agrippent l'anneau de toile ; le transport est alors plus facile, car les secouristes marchent de face et la position de leurs mains est moins pénible.

Chaise : on peut utiliser, surtout pour des malades impotents transportés à l'intérieur d'une maison, ou dans un escalier en colimaçon, une chaise solide et légère. Le sujet étant assis, la chaise est d'abord basculée légèrement sur les pieds arrière. Les 2 sauveteurs s'accroupissent, genoux fléchis, dos plat, de chaque côté de la chaise ; un avant-bras passe derrière le dossier pour saisir le montant opposé, l'autre main, pouce en avant, saisit les pieds avant le plus bas possible.

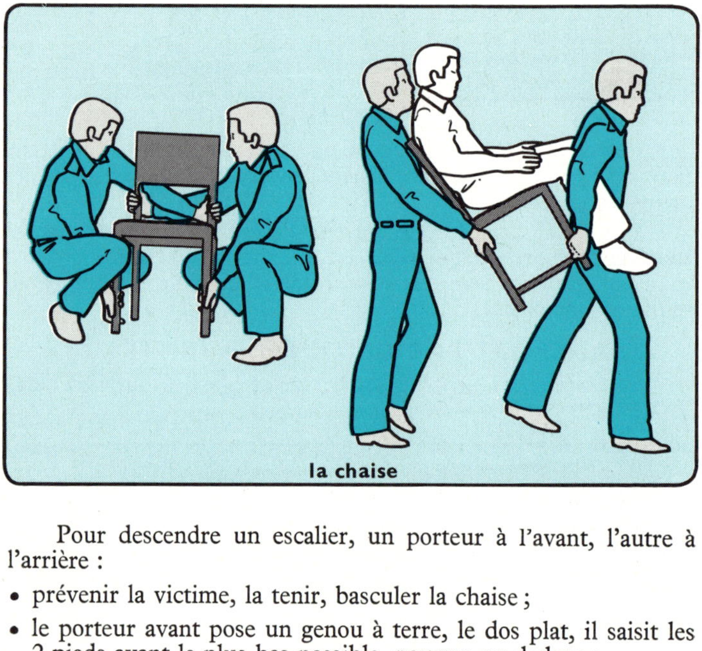
la chaise

Pour descendre un escalier, un porteur à l'avant, l'autre à l'arrière :

- prévenir la victime, la tenir, basculer la chaise ;
- le porteur avant pose un genou à terre, le dos plat, il saisit les 2 pieds avant le plus bas possible, paumes en dedans ;
- l'accidenté a ses genoux sous les aisselles du porteur avant ;
- le porteur arrière place ses 2 mains le long des 2 montants du dossier, bras tendus, dos plat, genoux demi-fléchis ;
- au commandement, ils se lèvent.

TRANSPORT PAR TROIS SECOURISTES (ou plus)

La présence de 3 secouristes, ou plus, permet le transport d'un sujet par les méthodes de ramassage de Cuiller, à 3 ou à 2 + 2 (méthode des secouristes alternés).

Couverture roulée (valable pour un sujet léger) : on roule les bords de la couverture contre le blessé, globes à l'intérieur. Les porteurs s'accroupissent à côté du rouleau, bras tendus et écartés, et le saisissent.

Couverture + rondin : 3 secouristes peuvent transporter assez confortablement un blessé assis avec une couverture et un rondin de bois.

La couverture est repliée dans le sens de la longueur jusqu'à ce qu'elle ait 40 centimètres de largeur.

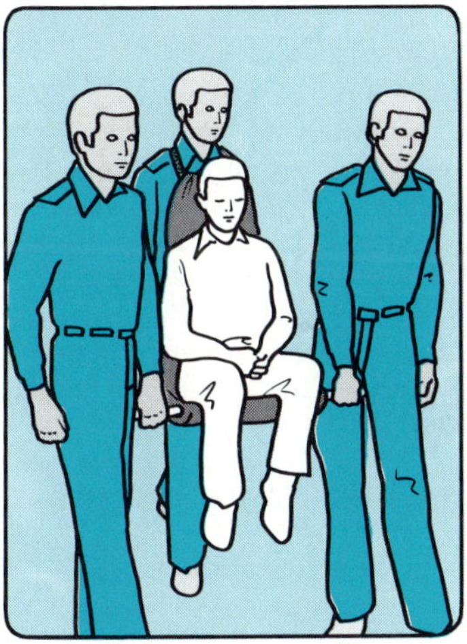

couverture + rondin

Une extrémité est passée dans un large anneau de toile noué autour du cou d'un porteur ; elle est rabattue en avant sur elle-même, dans le dos du blessé.

L'autre extrémité passe en avant autour du rondin horizontal et revient sur elle-même, sous les cuisses du blessé ; deux secouristes portent chacun une extrémité du rondin ; c'est le propre poids du blessé qui maintient la couverture en place. Les trois porteurs marchent de face.

Brancards improvisés

La position idéale de transport d'un blessé est la *position couchée*. Les méthodes précédentes représentent des cas d'exception ; d'une façon générale, les secouristes qui n'ont pas de brancard *peuvent en improviser un.*

La couverture repliée sur deux longs bâtons n'est pas un procédé recommandable. En effet, c'est le poids de la personne transportée qui maintient la couverture en place ; on ne peut donc pas mettre de traverses ; pendant le transport, les montants se rapprochent et compriment le blessé.

A plus forte raison, on se méfiera des *vestes* ou des *pardessus* utilisés de la même façon, dont les boutons s'arrachent.

On prend donc deux solides montants, réunis par des traverses ; le tout est maintenu en place par des cordes.

Les montants sont longs de 2,20 m au moins et les traverses de 50 centimètres. Ils sont réunis aux quatre angles par des brelages droits.

La toile du brancard est remplacée par un *filet tressé* avec trois cordes solides de quatre mètres chacune, attachées à chaque extrémité aux traverses, et soigneusement entrelacées et tendues ; on a ainsi un véritable brancard.

Les traverses sont placées à chaque extrémité pour que le blessé ne se meurtrisse pas.

On peut utiliser deux *sacs de forte toile* dont les coutures sont soigneusement vérifiées.

Un volet large, une porte dont on enlève la poignée, une *échelle* courte recouverte d'une planche peuvent servir de brancard, spécialement pour le transport des fracturés de la colonne vertébrale et du bassin, qui exige un plan dur.

Le secouriste n'est donc jamais embarrassé pour improviser le transport couché : prendre un quart d'heure (et souvent moins) à préparer un brancard, c'est procurer à un blessé un *transport correct et confortable.*

Les nœuds et les assemblages

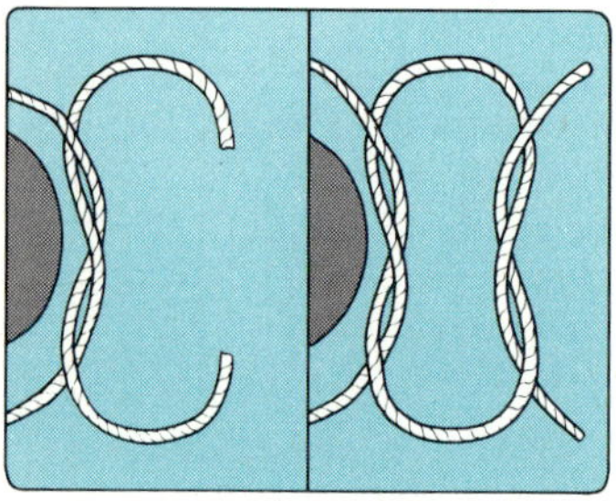

nœud plat

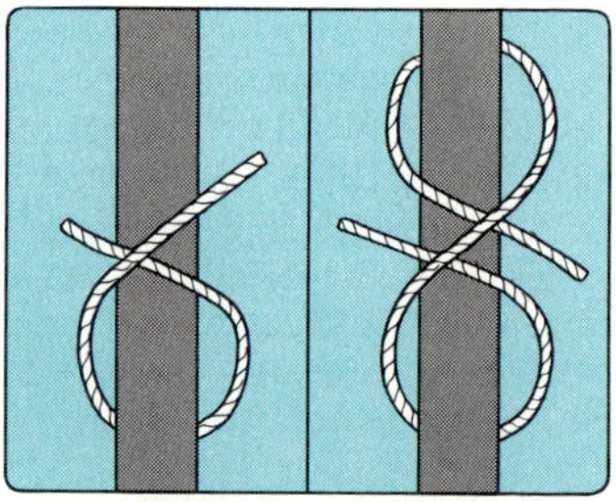

nœud de cabestan

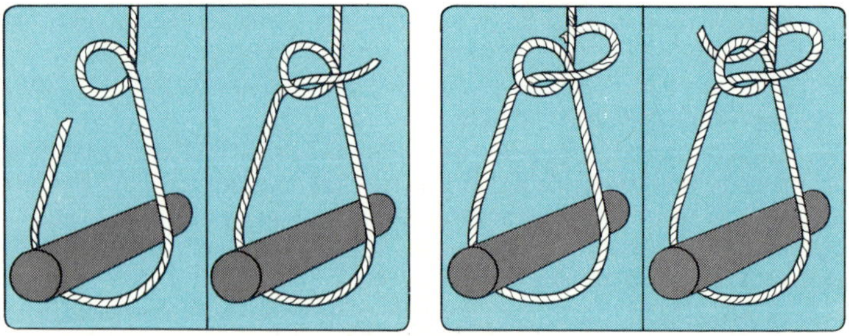

nœud de chaise

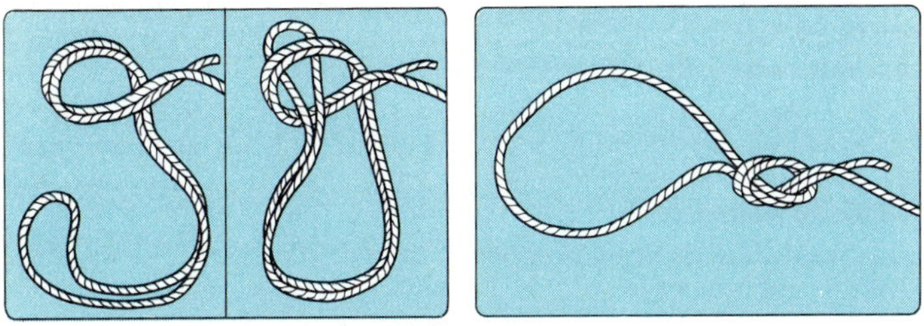

nœud d'assurance

Le montage d'un brancard improvisé avec des morceaux de bois et des cordages et la fabrication des systèmes de transport décrits dans ce chapitre nécessitent de la part des secouristes une qualité indispensable : savoir faire correctement un nœud.

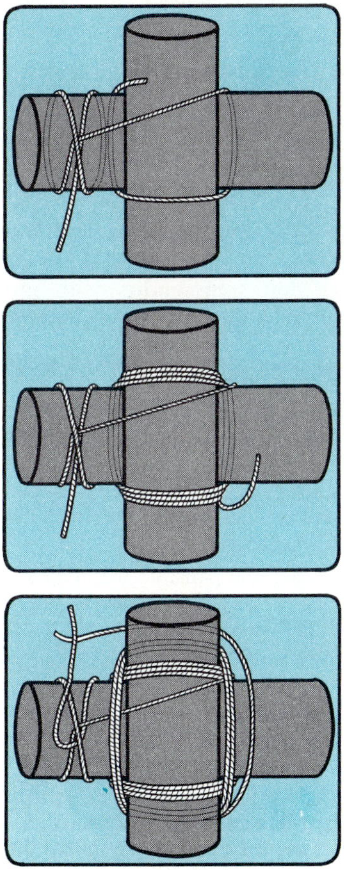

brelage droit

Il en est de même pour la réalisation des appareillages de fractures, des garrots, des emballages, des frondes, qu'un nœud mal fait rend inutiles (pensons au garrot qui se desserrerait tout seul...).

Il n'est pas question pour des secouristes de connaître tous les nœuds et assemblages des marins, mais de s'entraîner aux 5 nœuds suivants :

- *le nœud plat ou droit* réunissant deux cordes ou les deux brins d'une même corde ;
- *le nœud de cabestan* pour nouer une corde sur un morceau de bois ;
- *le nœud d'amarre* dit « nœud de chaise simple », permettant de s'encorder ;
- *le nœud d'assurance* des montagnards permettant de s'encorder facilement ;
- *le brelage droit*, réunissant deux pièces de bois de section ronde ou carrée.

5

LE TRANSPORT EN VÉHICULES

Le transport doit être fait dans une ambulance, véhicule spécialement aménagé pour le transport des blessés.

Son équipage doit comprendre deux ambulanciers : l'un conduit, l'autre surveille et intervient si nécessaire.

Transport en ambulance

Il existe de nombreux *types d'ambulances*. Ces voitures sont agencées pour permettre le transport d'un à 6 blessés allongés sur brancard. Deux rails creux en L ou en U, ou un plateau, reçoivent les pieds ou les roulettes du brancard, d'où la nécessité de la normalisation de l'écartement.

Dans d'autres cas, une paire de mâchoires ou de courroies de fixation reçoit les deux poignées avant du brancard ; elles coulissent le long de tringles horizontales, ce qui permet d'entrer ou de sortir aisément le brancard. Une autre paire, fixe, permet d'arrimer les poignées arrière.

Enfin, certaines ambulances sont munies d'un porte-brancard comportant deux positions : l'une, haute, de transport ; l'autre, basse, de chargement.

Les ambulances sont munies d'un *système d'immobilisation du brancard* pendant le transport : le blocage des courroies ou des mâchoires, fixation des traverses ou des pieds du brancard par des crochets, des cales ou des taquets.

Chargement du brancard dans l'ambulance

Il s'effectue par l'arrière du véhicule. La manœuvre est identique à celle d'un franchissement d'obstacles à 2, 4 ou 5.

Avant le chargement : on vérifie que tout est prêt pour recevoir le brancard ; les mâchoires et les courroies destinées aux poignées avant sont coulissées jusqu'à l'arrière de la voiture et desserrées ; ou le plateau mobile est en position basse.

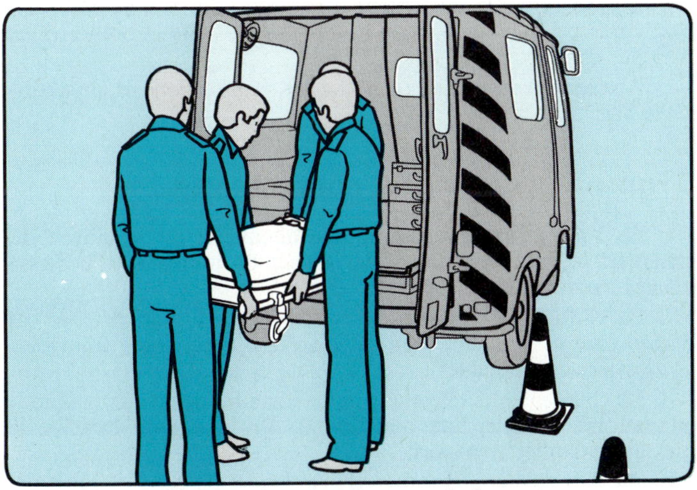

chargement dans une ambulance

Le chargement :

1. Le brancard est amené contre l'arrière de la voiture, dans l'axe, la tête du blessé d'abord.
2. Le chef monte dans l'ambulance pour recevoir le brancard.
3. On engage les poignées avant dans les mâchoires ou les courroies, que l'on resserre, ou on engage les pieds ou les roulettes avant du brancard dans les rails ou sur le plateau.
4. Au commandement « *Envoyez* », le brancard entre, guidé par le chef, qui s'efface sur le côté.
5. Le brancard est arrimé en position de transport (le plateau mobile en position haute).

Dans une *ambulance à plusieurs places*, on commence par charger les brancards *du haut*.

Les blessés sont disposés *tête vers l'avant* (sens de la marche).

On met les blessés les plus graves *en bas*.

Transport : avant le départ, on vérifie que les brancards sont arrimés et les portes bien fermées.

Le transport se fait parfois sous la surveillance d'une infirmière ou d'un secouriste disposant d'une trousse de secours. Comme une cloison sépare les blessés de la cabine de conduite, la personne qui surveille doit se trouver avec les blessés.

Déchargement : on l'effectue en sens inverse du chargement, en commençant par les brancards du bas.

Le brancard coulisse entre deux brancardiers placés dehors contre la voiture ; il est soutenu à l'arrière par un ou deux autres secouristes. Le plateau mobile doit être mis en position basse ; les dispositifs d'arrimage sont desserrés. On ne desserre les mâchoires ou les courroies de l'avant que lorsque le brancard est presque complètement sorti.

Après le transport : on nettoie et, éventuellement, on désinfecte l'ambulance.

Transport dans une camionnette

En l'absence d'ambulance, la camionnette est le moyen de transport le mieux adapté : elle permet de transporter le blessé *allongé sur un brancard* sans le remuer*.

La voiture « de tourisme » est trop courte, sauf dans le cas d'agencements spéciaux (voiture spacieuse avec sièges amovibles ou dossiers escamotables).

Le chargement s'effectue comme dans le cas de l'ambulance ; le brancard est calé, tête vers l'avant. Un secouriste surveille le blessé pendant le transport.

On doit toujours disposer d'une *trousse de secours*, ainsi que d'une lampe électrique, d'un extincteur, d'une trousse de réparation et de deux triangles de présignalisation.

Transport dans un wagon

Mis à part les trains sanitaires, il est rare que l'on dispose de voitures spéciales pour le transport des blessés allongés.

La commodité du chargement et de l'installation du brancard fait préférer le fourgon à bagages ou, à défaut, le wagon de marchandises couvert, dans des circonstances exceptionnelles.

Quand le chargement a lieu en dehors d'une gare, la manœuvre se fait à l'épaule ou bras levés, avec de solides brancardiers.

Les brancards sont disposés *dans le sens de la marche du train*, et bien calés ; une épaisse couche de paille ou de sacs amortit les chocs, mais il faut se méfier de l'incendie que pourrait causer la moindre étincelle.

Rappelons enfin qu'il faut prévoir l'aération du wagon, l'éclairage électrique portatif et un système d'alarme.

---

* Il existe des dispositifs préfabriqués permettant de transformer rapidement certaines camionnettes en véhicules de secours.

6

INSTALLATION DANS UN LIT

Les couvertures et le drap de dessus sont ramenés au pied du lit ; la couverture du brancard est roulée en boudin le long de la hampe.

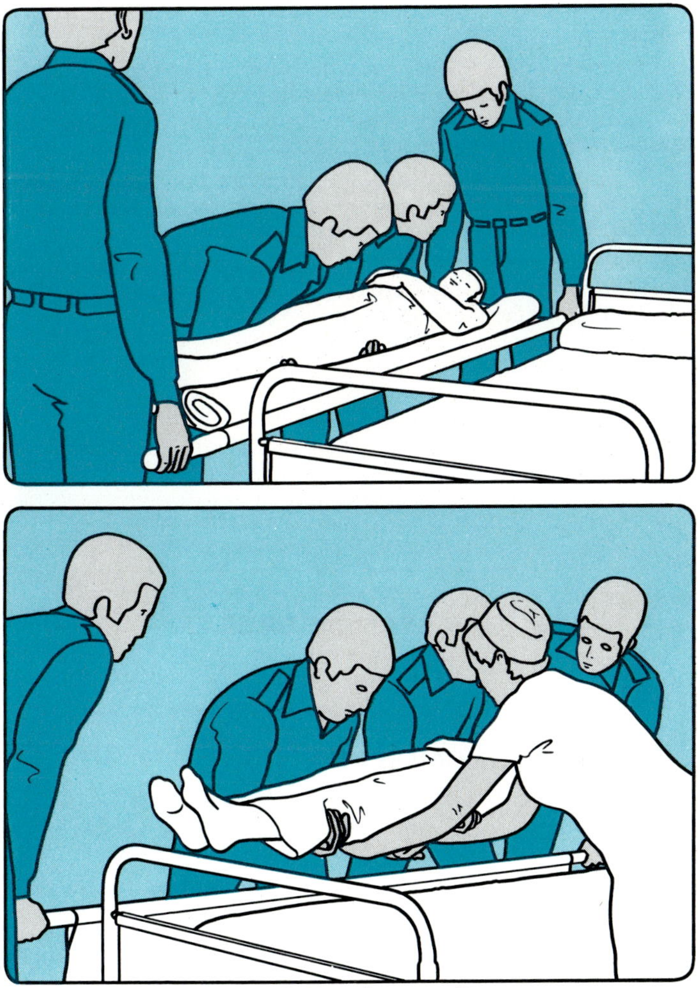

installation dans un lit

Le brancard est placé le long du lit ; il est maintenu à chaque extrémité par un brancardier ; trois secouristes engagent leurs avant-bras sous le sujet, comme dans la cuiller à 3.

Au commandement « *Envoyez* », les brancardiers porteurs du brancard laissent celui-ci se rabattre le long du lit ; les autres font un pas en avant et déposent le blessé sur le lit.

Il est utile qu'une ou deux personnes se placent de l'autre côté pour recevoir et soutenir le blessé.

Pour le *passage du lit sur le brancard*, on procède de façon inverse :

Dans un temps préparatoire, le blessé est amené le long du bord du lit (en le soulevant ou en faisant glisser le drap de dessous sur le matelas). Deux secouristes disposent ensuite le brancard le long du lit, en le maintenant rabattu.

Trois secouristes engagent alors les avant-bras sous le blessé ; au commandement « *Envoyez* », ils font un pas en arrière, et le brancard est relevé à l'horizontale sous le blessé.

Le passage brancard-lit ou lit-brancard peut être fait à l'aide de la couverture du brancard ou du drap de dessous (s'il est solide) en les roulant le long du corps du blessé.

LE BRANCARDAGE

■ BUT

transporter un blessé sans l'aggraver

■ PRINCIPES GÉNÉRAUX

un transport s'organise

accidenté : couvert, sanglé, tête en avant, surveillé

brancard : toujours horizontal

secouristes : manipuler avec douceur, respecter les règles de la manutention, travailler en équipe, chef à l'arrière

LES ORDRES DE BRANCARDAGE

DÉPART, MARCHE ET ARRÊT DU BRANCARD

A 4 ou 5, le brancard sur l'épaule (règle générale)

« Attention pour vous préparer »	« Prêt » (1)
« Attention pour lever »	« Levez »
« Attention pour épauler »	« Epaulez »
« Attention pour avancer »	« Avancez »
« Attention pour arrêter »	« Arrêtez »
« Attention pour baisser ».............	« Baissez »
« Attention pour poser »	« Posez »

A 2, et à 4 ou 5 en terrain glissant ou encombré (brancard porté au bout du bras pour minimiser les conséquences d'une chute) :

« Attention pour vous préparer »	« Prêt »
« Attention pour lever »	« Levez »
« Attention pour avancer »	« Avancez »
« Attention pour arrêter	« Arrêtez »
« Attention pour poser »	« Posez »

■ FRANCHISSEMENT D'OBSTACLE

A 2 :

« Obstacle » (2)

« Attention pour arrêter »	« Arrêtez »
« Attention pour poser »	« Posez »

« Levez »... « Avancez »... « Halte »
« Envoyez »... « Halte »
« Avancez »... « Halte »
« Posez »

A 4 ou 5 :

« Obstacle » (2)
« Attention pour arrêter » .... « Arrêtez »
« Face au brancard » (3)
« Envoyez »... « Halte »
« Envoyez »... « Halte »
« Attention pour avancer » .... « Avancez »

---

(1) « Prêt » est répondu par chaque brancardier.

(2) Prononcé suffisamment avant l'obstacle par le ou les brancardiers de l'avant.

(3) Cet ordre ne s'adresse qu'aux brancardiers de l'avant.

Chapitre X

LE DÉGAGEMENT DES ACCIDENTÉS LE FEU

1

DÉGAGEMENT DES ACCIDENTÉS

Accidents d'automobiles

Les accidents de la circulation représentent une des circonstances où les secouristes ont à intervenir le plus souvent. Le dégagement des accidentés se fait en liaison avec la gendarmerie ou la police. Il n'est pas nécessaire d'attendre leur arrivée pour intervenir. On doit, au contraire, comme toujours, agir au plus tôt.

Le secouriste témoin d'un accident sur la route, ou survenant immédiatement après, doit respecter les consignes suivantes :

- arrêter correctement son propre véhicule ;
- éviter l'aggravation ou la répétition de l'accident ;
- faire alerter les Secours Publics ;
- donner les premiers secours aux accidentés et les dégager ;
- respecter certaines prescriptions ;
- enfin prévoir l'évacuation du ou des blessés.

Arrêter correctement son propre véhicule

Se ranger sur le bas-côté après avoir fait les signaux réglementaires, sans manœuvre brutale ; en particulier, ne pas traverser la route en se rangeant, ne pas faire demi-tour, ne pas franchir un terre-plein central. Les freins sont serrés, le moteur arrêté.

Les personnes émotives doivent rester dans la voiture, les enfants sont éloignés et placés sous surveillance.

Éviter l'aggravation ou la répétition de l'accident

Pour éviter la percussion des véhicules accidentés par d'autres véhicules, il faut « baliser » l'accident dans les deux directions, en amont et en aval :

- en disposant des triangles de sécurité (distance réglementaire minimale : 100 mètres, visibles d'au moins 100 mètres) ;
- en plaçant sur le bord de la route (dans les deux sens), des personnes faisant des signaux de ralentissement ; ces personnes ne sont jamais *sur* la route, mais sur les bas-côtés.

La nuit ou au crépuscule, rendre bien visibles les véhicules accidentés en les *éclairant latéralement* à l'aide des phares d'une ou deux autres voitures placées en dehors de la route (sur le bas-côté ou dans un champ) perpendiculairement à l'axe de celle-ci. A défaut, on peut accrocher au véhicule accidenté des chiffons de couleur claire, des papiers blancs ou mieux, des bandes réflectorisées. Les signaux de ralentissement sont faits avec des lampes électriques.

Le moteur du véhicule accidenté est arrêté en coupant le contact électrique au tableau de bord (automobiles), au guidon, sous la selle ou sur la boîte à outils (motocyclettes). On peut aussi débrancher la batterie.

Les freins sont serrés, des cales placées sous les roues (cric, roue de secours, pierre) ; à défaut, mettre « en prise » dans le sens opposé à la descente.

Un véhicule peut être en équilibre sur un parapet, sur le bord d'un quai ou d'un fossé ; il faut éviter le geste maladroit qui le ferait basculer. Avec l'aide de deux ou trois témoins plus calmes et plus raisonnables que les autres, le secouriste fait reculer les badauds et fait *interdire de fumer* ; en effet l'essence répandue et les vapeurs d'essence sont très inflammables.

Si le moteur est en flammes, on utilise un extincteur et, à défaut, de la terre ou du sable, jamais d'eau.

Alerter les Secours Publics

Voir chapitre I.

Donner les premiers secours aux accidentés et les dégager

Les accidentés peuvent se trouver dans plusieurs situations :

- à l'extérieur d'un véhicule (piéton, deux roues, automobilistes éjectés) ;

- dans un véhicule dont on pourrait les sortir ;
- prisonniers, incarcérés dans un véhicule ;
- coincés sous un véhicule.

Selon les circonstances et la nature supposée des blessures, le secouriste doit :

- procéder d'abord au dégagement puis donner les soins d'urgence,
- ou bien donner les soins d'abord et dégager ensuite.

Premier cas. *Le blessé n'est pas dans un véhicule, et il n'est pas en danger :* il gît sur le bas-côté de la route ou dans un champ. On pratique alors la conduite à tenir en présence de tout accidenté exposée au chapitre I.

Deuxième cas. *Le blessé n'est pas dans un véhicule mais il est en danger :* il est demeuré sur la route, il peut être heurté par les véhicules qui circulent. Il faut le dégager d'urgence en le faisant glisser sur le sol (voir p. 19). Ces manœuvres ne sont pas sans danger, elles ne constituent qu'un pis-aller destiné à mettre le blessé hors de danger en s'efforçant de ne pas l'aggraver.

Troisième cas : *le blessé est dans le véhicule, et il ne semble pas en danger :* le secouriste ne doit pas tenter le dégagement, mais doit attendre l'arrivée d'une équipe spécialisée en secourisme routier. *

Il surveille le blessé pour s'assurer qu'il ne survient ni détresse respiratoire, ni hémorragie.

Quatrième cas : *le blessé est dans le véhicule, il est en danger et peut être sorti :* le dégagement d'urgence s'impose malgré tous ses risques lorsque le blessé est atteint d'une hémorragie grave ou qu'il étouffe, si le véhicule brûle ou commence à brûler (fumée, odeur de roussi).

Il faut toujours redouter une fracture de la colonne vertébrale, donc maintenir la tête et le cou du blessé en évitant toute torsion et toute flexion.

La méthode de dégagement par un seul secouriste est la suivante :

1. Le secouriste dégage les pieds du blessé des pédales.

2. Il glisse son avant-bras sous l'aisselle du blessé, côté portière, et soutient le menton : la tête de l'accidenté, légèrement basculée en arrière est plaquée contre l'épaule opposée du sauveteur.

---

* Il existe une spécialisation du secourisme, le secourisme routier, dont traite l'ouvrage de M. Chassaigne, C. Debras et M. Thévenet, « Secourisme Routier », Flammarion Éditeur.

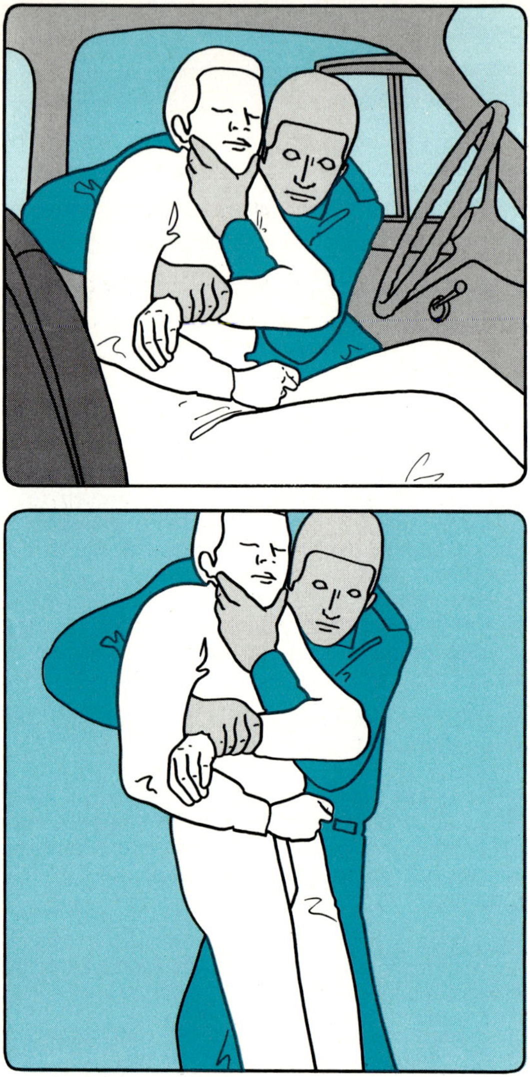

dégagement d'urgence hors d'un véhicule

3. Le sauveteur glisse son autre avant-bras sous l'aisselle du blessé côté intérieur et il saisit le poignet du blessé côté portière.

4. Il fait pivoter avec prudence le blessé vers l'extérieur en respectant le bloc tête-cou-tronc ;

5. Il s'écarte de la voiture en soutenant le blessé ; il l'allonge rapidement, toujours en évitant tout mouvement de flexion ou de torsion de la colonne vertébrale.

Lorsque les secouristes sont plusieurs, l'un d'eux maintient pendant toute la durée du dégagement la tête et le cou fixes, dans l'axe du corps. Un autre soutient le bassin et les membres inférieurs qu'on peut réunir.

Cinquième cas. *Le blessé est incarcéré dans le véhicule :* la désincarcération d'un blessé nécessite un matériel spécialisé (pompiers, secouristes routiers). En cas d'extrême urgence, le secouriste tentera d'écarter les tôles avec un levier ou un cric.

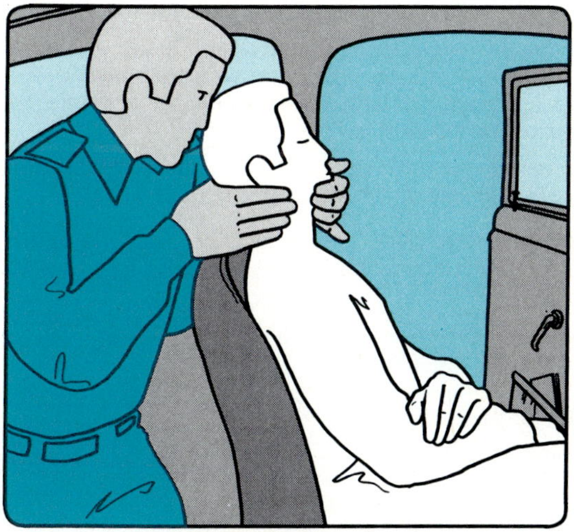

maintien de la tête et du cou

Si un secouriste a pu pénétrer dans le véhicule, il continue sur place les gestes essentiels :

- maintien de la liberté des voies aériennes ;
- ventilation par le bouche-à-bouche ou le bouche-à-nez en cas d'arrêt ventilatoire ;
- compression d'une hémorragie.

Le dégagement ne sera effectué que lorsque le personnel spécialisé sera sur les lieux. Le sauvetage routier est enseigné dans le cadre d'une spécialisation du secourisme : le secourisme routier.

Sixième cas. *Le blessé gît sous un véhicule qu'on ne peut déplacer :* après avoir calé le véhicule et, au besoin, l'avoir soulevé d'un seul côté à l'aide d'un ou mieux, de deux crics, et réuni le matériel (une corde longue de 3 à 4 mètres ou un câble de dépannage, de nombreux liens tels que cravates, bas, ceintures, cordes, et une couverture ou un imperméable), on procède de la façon suivante :

- disposer la corde le long du blessé et attacher la couverture à une extrémité ;
- passer transversalement sous le blessé une série de liens solides maintenus à chaque extrémité par une personne ; ces liens doivent passer par-dessus la corde déjà en place ; le lien qui passe sous la tête doit être large pour que celle-ci ne glisse pas ; chaque fois que cela est possible, un secouriste maintient la tête et le cou en bonne position pendant toute la manœuvre ;
- au commandement, tous les sauveteurs soulèvent le blessé en tirant ensemble sur les liens transversaux (attention : ne pas heurter le visage du blessé au-dessous du véhicule ; ne pas le brûler à un tuyau ou à un pot d'échappement) ;
- la couverture est tirée sous le blessé, qu'on repose doucement puis qu'on dégage en le faisant glisser sur le sol.

Septième cas. *Blessé gisant dans un fossé :* la figure montre comment on adapte la technique précédente.

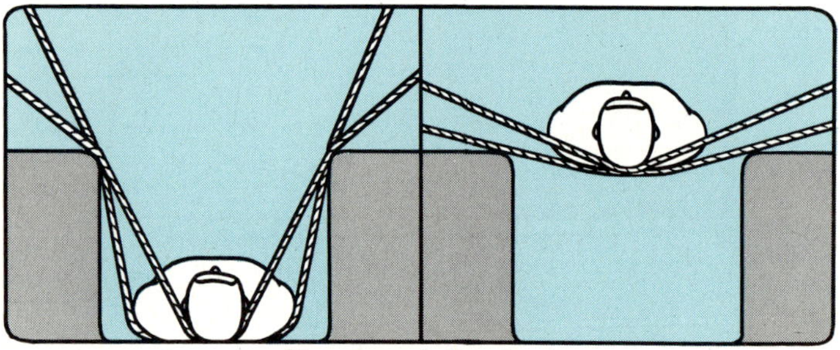

dégagement d'un fossé

Respecter l'état des lieux en vue de la détermination des responsabilités

Lors du dégagement, respecter dans toute la mesure du possible la disposition des voitures et des débris. S'il faut déplacer un véhicule ou un blessé, mettre des repères au sol (craie indélébile, pierres).

Évacuer le ou les blessés

Il n'est pas possible d'évacuer tous les blessés en même temps ; le secouriste peut avoir, en l'absence d'une personne plus compétente, la responsabilité de *choisir l'ordre de départ des blessés.*

Dans la pratique, le secouriste devra considérer chaque cas en tenant compte des *règles générales d'évacuation :*

• d'abord les *asphyxiés* dont la ranimation est poursuivie pendant le transport, les *hémorragies graves*, les « *choqués* » ;

• ensuite les *autres blessés.*

Lorsqu'une catastrophe provoque un nombre important de blessés, l'*ordre d'évacuation* est en principe le suivant :

ORDRE D'ÉVACUATION

EXTRÊME URGENCE

• détresses respiratoires :
— victimes ayant été ou étant sous ventilation artificielle ;
— blessés du thorax qui étouffent ;
• hémorragies graves :
— hémorragies internes ;
— hémorragies externes arrêtées par point de compression.

PREMIÈRE URGENCE

• lésions multiples (« polytraumatismes ») ;
• brûlures étendues ;
• hémorragies arrêtées par garrot ;
• inconscience avec ventilation spontanée efficace ;
• plaies abdominales ;
• écrasement de membres.

DEUXIÈME URGENCE

• fractures du crâne avec conscience conservée ;
• fractures de la colonne vertébrale ou du bassin ;
• hémorragies arrêtées par pansement compressif ;
• plaies profondes, fractures ouvertes.

TROISIÈME URGENCE

• blessures légères.

Cette classification n'a *rien d'absolu* ; le secouriste ne doit pas l'apprendre « par cœur ».

L'ordre d'évacuation est indiqué par le « médecin-trieur » et peut être modifié en fonction : de l'importance et de la qualification du personnel, des moyens de secours et de soins dont on dispose, de la durée supposée de la distance à parcourir, des moyens d'évacuation.

Accidents de chemin de fer

Le déblaiement se déroule en liaison avec la S.N.C.F. Nous signalons seulement quelques points particuliers.

Se méfier des trains circulant sur les autres voies.

Se rappeler l'existence d'un téléphone de voie, dont l'emplacement est désigné par des flèches.

La protection de la zone du sinistre est assurée par la S.N.C.F., à l'aide de pétards, de signaux et de drapeaux rouges.

Les fils électriques doivent être considérés comme *sous tension.*

Ne jamais aborder une voiture du côté où elle penche ; ne jamais débrancher les canalisations (vapeur sous pression, courant électrique sous tension).

Les voitures de 1re classe sont munies de 2 brancards et d'un jeu d'attelles placés dans un compartiment d'extrémité ou sur la plate-forme, et signalés par une petite croix verte sur fond blanc.

Le personnel d'accompagnement des trains dispose d'une trousse de secours personnelle.

L'usage du sifflet, du drapeau rouge et des lampes à verre coloré est interdit aux secouristes.

Ecroulement d'immeuble : déblaiement

Le déblaiement n'est pas uniquement une activité de guerre. Des immeubles peuvent s'écrouler sous l'effet d'une explosion de gaz, d'une inondation, d'un glissement de terrain, d'un tremblement de terre *. Le déblaiement-sauvetage est l'affaire de spécialistes : les services de la Protection Civile utilisent de puissants moyens (grues, bulldozers) et font intervenir des unités spécialisées. Les secouristes interviennent encadrés par ces spécialistes **.

On procède avec méthode, dans l'ordre suivant :

- reconnaissance du terrain ;
- recherche dans les immeubles peu endommagés ;
- découverte des personnes retenues vivantes sous les décombres ;
- exploration complète et enlèvement des débris.

Reconnaissance du terrain

Pendant que plusieurs équipes soignent les blessés de surface, d'autres inspectent systématiquement les lieux, interrogent

---

* Si la catastrophe dépasse les moyens locaux de secours, le Préfet déclenche le Plan ORSEC (voir p. 305).

** Une étude détaillée de cette question spécialisée est faite dans la brochure *Instruction sur le sauvetage et le déblaiement*, publiée par le ministère de l'Intérieur (Service national de la Protection civile) et le ministère des Armées (Génie-Terre). Paris, 1958. Imprimerie nationale.

les survivants ou les voisins. Le chef du déblaiement peut ainsi dresser un plan d'action, en liaison avec les pouvoirs publics. Quelques minutes de réflexion économisent des heures de travail.

En même temps, l'eau, le gaz, l'électricité ont été fermés. Les secouristes doivent connaître les points de coupure de leur immeuble et de leur atelier.

Recherches dans les immeubles peu endommagés

On peut trouver des blessés de tous types, écrasés ou recouverts par des meubles ou des gravats.

Les secouristes *doivent porter un casque de protection, des chaussures à semelles épaisses et des gants*, être munis d'un éclairage électrique portatif, d'une ceinture solide et d'une longue corde qu'il est commode d'enrouler autour de la taille.

Même si l'immeuble ne semble que légèrement atteint, on prend garde à ne pas provoquer d'éboulement ; par exemple, une porte entr'ouverte peut soutenir un plafond à demi effondré. On se méfie du risque d'incendie : éparpillement du contenu d'un poêle, explosion de gaz de ville, de butane, d'essence, de pétrole.

Découverte des personnes retenues vivantes sous les décombres

Avant d'entreprendre le déblaiement, on émet une série d'appels adressés aux personnes enfermées ; on fait silence pour pouvoir entendre la plus faible réponse. On peut aussi frapper une série de petits coups sur un tuyau ou un mur intact. En cas de réponse, on maintient le contact en permanence.

On explore systématiquement tous les endroits où l'on peut espérer trouver des victimes vivantes : caves, angles des cloisons, espaces situés sous les escaliers, voûtes, pièces barrées par des meubles, enchevêtrement de poutres.

Précautions à observer

Pour les victimes :

- remuer les débris le moins possible, afin d'éviter les éboulements ;
- ne pas déplacer une poutre, une porte formant arc-boutant ;
- se rappeler qu'il suffit parfois de découper les vêtements pour dégager la victime ;
- suivre un « plan de clivage » : plancher effondré ;
- déblayer à la main très prudemment dès qu'on aperçoit un corps ou qu'on soupçonne sa présence ;
- utiliser, lorsque les escaliers sont détruits, des méthodes spéciales de descente ou de montée, avec poulies, échelles, cordes *, le blessé étant soigneusement arrimé.

* Cette question a été spécialement étudiée par le Colonel Pierre Besson, (*Sauvetage en étage par les unités de déblaiement-sauvetage*), que nous remercions de ses conseils.

Pour les secouristes :

- ne pas s'aventurer dans un endroit dangereux sans être encordé ; fixer la corde à la taille à l'aide d'un nœud d'amarre, ou du nœud d'assurance des montagnards ;
- ramper le long des murs ;
- faire étayer les tranchées, les tunnels, les passages dangereux, à mesure de la progression.

Exploration complète et enlèvement des débris

Quand les personnes qu'on a pu atteindre sont dégagées, on procède au déblaiement systématique.

Les débris sont passés de main en main et entassés à distance. Les endroits dangereux sont d'abord étayés. Cette opération est faite par des spécialistes.

Les objets de valeur sont remis au chef, qui les enregistre et les remet aux représentants des Pouvoirs Publics.

Autres sinistres et catastrophes

L'ampleur de certaines catastrophes nécessite presque toujours le déclenchement du plan ORSEC, mobilisant l'ensemble des moyens de secours d'un ou de plusieurs départements.

L'intervention de secouristes se fait donc en collaboration avec les autres services ; elle est en général orientée vers deux buts : le *sauvetage*, les tâches *d'évacuation et d'entr'aide.*

Inondations, glissements de terrain, avalanches

Les tâches principales sont :

- le rassemblement du matériel de sauvetage, en particulier les bottes, les barques, les cordages ;
- l'évacuation des personnes, des animaux et des biens en danger ;
- le ravitaillement des isolés, en particulier en eau de boisson (eau minérale en bouteilles, ou en boîtes métalliques) ;
- le sauvetage des victimes blessés ou malades ;
- enfin la participation aux opérations de déblaiement.

Les principales difficultés résident dans la destruction des liaisons (voies de communication, téléphone) et la coupure de l'eau, du gaz, de l'électricité, des égouts.

Incendies de forêt

Aux autres tâches s'ajoute la participation directe à la lutte contre le feu sous la direction de spécialistes (barrages, tranchées).

Accidents de haute montagne et de spéléologie, catastrophes maritimes à proximité du littoral

Ce genre de catastrophe relève de l'intervention exclusive de services de sauvetage spécialisés.

Accidents aériens

L'événement peut se présenter de plusieurs façons.

Il peut s'agir de la recherche d'un *appareil disparu* et, ultérieurement, de la recherche, de l'évacuation et de l'identification des victimes.

A l'opposé, la *chute d'un appareil sur un groupe d'habitations* reproduit les conditions de l'écroulement d'immeubles, l'intervention des sauveteurs se faisant suivant les mêmes règles.

Enfin, le secouriste doit connaître les précautions d'approche d'un appareil (se méfier des pales des rotors d'hélicoptères, en particulier celles du rotor arrière, des hélices et des réacteurs des avions).

Premiers secours psychologiques

Outre des blessures, un accident peut provoquer différentes réactions psychologiques ; ces réactions sont en général passagères et banales, mais elles entraînent parfois un comportement dangereux pour la personne elle-même et pour les autres et surtout extrêmement gênant pour le déroulement efficace des gestes de premiers secours et de sécurité.

Ces réactions peuvent atteindre :

- les personnes directement impliquées dans un accident : conducteur et passagers du véhicule accidenté ; foule se trouvant dans un lieu menacé (incendie, inondation) ;
- les témoins qui assistent à l'accident ;
- enfin les personnes survenant après l'accident (nombreux sont ceux qui sont attirés par ce qu'ils prennent, hélas, pour un spectacle).

Le secouriste doit connaître les différents types de réaction, et la conduite qu'il doit adopter pour chaque cas.

Les différents types de réaction sont : la peur, la panique, la dépression, la surexcitation.

LA PEUR

C'est une réaction normale au moment de l'accident ; sa persistance et surtout son excès peuvent conduire, surtout au milieu d'une foule, à la panique.

Conduite à tenir : dans tous les cas, l'attitude du secouriste doit être à la fois calme, ferme, ordonnée, courtoise. Agir ainsi donne confiance et rassure :

- se faire aider par les personnes semblant avoir gardé leur calme ;
- occuper à une tâche simple ceux dont on a l'impression que « leurs nerfs vont lâcher » ;
- éloigner ou faire éloigner les personnes inutiles (en particulier les enfants qu'il faut surveiller et occuper) et les victimes peu ou non atteintes ;
- ne jamais utiliser les commandements autoritaires, ni l'ironie ;
- réconforter par son attitude plus que par des phrases maladroites et inefficaces.

LA PANIQUE

C'est une peur intense, irraisonnée, le plus souvent collective ; elle pousse les gens aux actes les plus illogiques, et leur fait accomplir des gestes nuisibles à leur propre salut et à celui des autres.

Ce phénomène est le plus dangereux de ceux qui peuvent aggraver un accident ou une catastrophe impliquant un grand nombre de personnes : incendies, naufrages, inondations ; c'est un phénomène « contagieux », en ce sens qu'un petit nombre de personnes peut provoquer une panique dans une grande foule.

Conduite à tenir : il faut éviter l'extension de la panique car il est impossible de faire face à une foule déchaînée :

- isoler, éloigner (ou faire sortir d'abord d'un local menacé) les paniquards ;
- user de fermeté bienveillante, mais ne pas hésiter à se faire aider par un petit noyau de personnes de sang-froid ;
- ne jamais utiliser de gestes brutaux (gifles, eau glacée...) ;
- se rappeler enfin que l'exemple donné par le secouriste est essentiel : aussi bien que la panique, le sang-froid peut être contagieux.

LA DÉPRESSION

La personne est abattue et prostrée ; elle répond à peine et semble indifférente à tout ce qui l'entoure.

Conduite à tenir : réconforter la personne abattue, souvent dans la peine :

- parler peu, mais cordialement, l'éloigner du spectacle des victimes (qui sont souvent ses proches) ;
- la mettre à l'abri de la pluie, de la chaleur ou du froid ;
- ne pas la laisser seule, mais la confier à une personne qui a gardé son sang-froid.

Attention : ne pas mettre systématiquement la dépression sur le compte de l'émotion ; en effet, le sujet en état de choc, victime d'une hémorragie interne ou d'un coup sur la tête, peut présenter les mêmes signes. Rechercher une trace de blessure et surveiller ou faire surveiller les personnes « déprimées ».

LA SUREXCITATION

Il s'agit de sujets manifestant une activité débordante et désordonnée ; ils s'agitent, commandent, ou bien critiquent l'action des autres. Une telle attitude peut, elle aussi, devenir contagieuse.

Conduite à tenir : canaliser l'énergie des surexcités vers une occupation utile : balisage, brancardage, transport de matériel, etc. ; les encadrer en se méfiant de leurs initiatives intempestives et de leur indiscipline.

AUTRES MANIFESTATIONS

D'autres manifestations peuvent être observées :

- « crise de nerfs » : isoler ;
- évanouissement : rechercher un choc à la tête, une hémorragie interne ; allonger le sujet en position latérale de sécurité ;
- état alcoolique aigu, ivresse : l'ivresse peut être la cause de l'accident, ou bien l'accident a pu déclencher une manifestation nerveuse ressemblant à l'ivresse (voir chap. XI) ;
- delirium tremens : cette crise violente peut être déclenchée par l'accident (voir chap. XI).

Il importe de rappeler que, pour les victimes comme pour les témoins d'un accident, l'absorption de toute boisson alcoolisée est toujours interdite :

- d'une part parce que l'alcool est un toxique qui peut aggraver toutes les blessures et déclencher ou aggraver tous les états d'excitation ;
- d'autre part parce qu'une analyse de sang pourrait faire conclure à l'état d'ivresse d'un conducteur ou d'une victime qui était à jeun au moment de l'accident.

2
LE FEU

Les incendies font chaque année de nombreuses victimes, surtout des enfants, et entraînent des destructions considérables (immeubles, usines, forêts). La plupart sont la conséquence d'une imprévision ou d'une imprudence.

Le secouriste qui n'est pas sapeur-pompier ne confond pas son rôle avec celui des spécialistes de la lutte contre l'incendie.

Mais il doit connaître :

- les gestes simples qui peuvent empêcher l'éclosion d'un incendie ;

- la façon d'alerter les sapeurs-pompiers ;
- la conduite à tenir en présence d'une personne dont les vêtements ont pris feu ;
- le dégagement d'une victime d'un local enfumé ;
- l'utilisation des extincteurs d'incendie.

Le " triangle " du feu

Un incendie est une combustion désordonnée et incontrôlable qui se produit quand sont réunies trois conditions :

- un combustible ;
- un comburant, le plus souvent l'oxygène de l'air ;
- une élévation localisée de température (chaleur, flamme, étincelle, échauffement anormalement élevé d'un appareil de chauffage ou de ventilation, échauffement ou court-circuit dans les fils ou les appareils électriques).

Le feu se développe s'il y a renouvellement d'air ou si on laisse la température du foyer augmenter : des produits volatils et souvent très combustibles apparaissent alors et propagent l'incendie.

Que faire devant un début d'incendie ?

Le feu se propage très vite. On a dit fort justement qu'il faut pour l'éteindre :

un verre d'eau à la première minute ;
un seau à la deuxième ;
une tonne à la troisième ;
après, « on fait ce qu'on peut ».

Il suffit souvent d'un *geste simple* pour empêcher l'éclosion d'un incendie ; par exemple :

- couvrir avec un couvercle une casserole dont l'huile a pris feu ;
- piétiner des brins de paille allumés par un mégot de cigarette imprudemment jeté ;
- couper le courant d'un appareil électrique qui « sent le brûlé ».

Si le feu prend, utiliser un extincteur. Il existe des extincteurs ménagers à poudre, simples et efficaces pour arrêter un début d'incendie de toute nature.

Fermer les portes et fenêtres pour éviter les courants d'air.

Appel des Sapeurs-Pompiers : le secouriste doit toujours avoir présente à l'esprit la « *règle des* 30 *secondes* » *:* aussi minime puisse-t-il paraître, tout feu non complètement maîtrisé dans les trente secondes qui suit son éclosion doit faire appeler les sapeurs-pompiers*.

* Sur les cadrans téléphoniques automatiques, le numéro d'appel des pompiers est : soit le 18, soit un numéro à 6 ou 7 chiffres.

Le numéro d'appel téléphonique des pompiers et le lieu exact de l'avertisseur d'incendie le plus proche doivent être connus de tous et affichés dans chaque maison, chaque usine, chaque atelier, et près de chaque appareil téléphonique et de chaque extincteur.

Que faire en présence d'une personne dont les vêtements sont enflammés ?

Il faut empêcher la victime de courir ; l'entourer d'une couverture ou d'un vêtement large, la rouler sur le sol pour étouffer les flammes ; puis s'occuper des brûlures (voir chap. V).

Ne jamais diriger le jet d'un extincteur sur le visage d'une victime (ou d'un autre sauveteur).

Comment dégager une victime inanimée dans un local enfumé ?

On doit respecter impérativement les consignes suivantes :

- se faire surveiller par une seconde personne restée à l'extérieur ;
- dans l'obscurité se munir d'un moyen d'éclairage portatif (lampe électrique solidement attachée aux vêtements ou fixée au casque), allumé avant d'entrer dans le local ;
- se couvrir le nez et la bouche d'un linge mouillé ;
- au ras du sol, progresser par incursions de courte durée, courbé, en comptant mentalement jusqu'à trente secondes, par exemple ;
- sortir la victime de préférence en utilisant une des techniques décrites ;
- se faire encorder avant de descendre dans une cuve ou un sous-sol.

Comment utiliser un extincteur ?

Le secouriste doit connaître l'emplacement et la façon d'utiliser les extincteurs d'incendie dont il dispose sur le lieu de son travail, à son domicile et à bord de son véhicule.

Le *fonctionnement* des extincteurs est déclenché par différents mécanismes : retournement, percussion, manœuvre d'un robinet ou d'une gâchette, pompage.

On ne doit pas utiliser n'importe quel *type d'extincteur* (eau pure, pulvérisée ou non ; liquides ignifuges et mousses, produits dits « chimiques » ; neige et gaz carboniques, poudres) sur n'importe quel *type de feu* (feux secs : bois, paille, papier ; feu gras : *essences*, huiles, graisses ; feux électriques avec conducteurs sous tension). Il faut posséder le type d'extincteur destiné à lutter contre le type de feu dont le *risque* est le plus grand.

Ces extincteurs portent des marques distinctives et des instructions qu'il faut avoir lues *à l'avance*, en particulier l'interdiction d'utiliser certains d'entre eux en présence de *courant électrique*, au-dessus d'un certain voltage précisé sur l'extincteur lui-même.

Se rappeler enfin les règles suivantes :

- ne *jamais utiliser un extincteur dit « chimique »* dans un *local clos*, ou à l'*intérieur d'un véhicule* contenant des personnes ; ventiler énergiquement après usage ;
- ne *jamais diriger le jet d'un extincteur* sur une *personne* dont les vêtements sont enflammés ;
- l'usage de l'extincteur *ne dispense pas* d'appeler les pompiers ;
- un extincteur a une courte durée d'utilisation (20 à 90 secondes, maximum 120 secondes pour un extincteur de 9 kg).

TABLEAU RÉSUMANT LES CONSIGNES D'EMPLOI DES AGENTS ET APPAREILS EXTINCTEURS

Agent extincteur	Indiqué pour	Interdit pour
Sable sec	un début de feu gras (huile, graisses)	
Eau (seau, lance, extincteurs à eau pulvérisée)	les feux secs (bois, papier, sciure, tissus)	les feux gras, les feux électriques ou même simplement en présence de fils ou d'appareils sous tension
Extincteur à poudre	feux gras et électriques	
Extincteur à mousse	feux secs et gras	feux électriques
Extincteurs à neige carbonique ou gaz carbonique	feux gras et électriques	
Extincteurs à halons	feux gras (moteur à essence)	en local clos

Prévention de l'incendie

La prévention de l'incendie commence par :

- la construction et l'aménagement des bâtiments et des locaux ;
- l'installation correcte des lignes et appareillages électriques ;
- le stockage rationnel de toutes matières inflammables ;
- la mise à la terre des appareils et des machines pour éviter les effets de l'électricité statique et des courants dits de « fuite ».

Toutes ces dispositions doivent être prises conformément à des règles strictes, fixées par des textes officiels et contrôlées par des fonctionnaires spécialisés.

La prévention de l'incendie comporte des précautions simples :

- faire ramoner les cheminées tous les ans ;
- surveiller l'état des tuyaux souples (gaz de ville, propane ou butane) et les remplacer régulièrement ;
- surveiller les veilleuses des appareils à gaz ;
- la nuit et en cas d'absence dans la journée, fermer le compteur à gaz, fermer la bouteille de propane ou butane ;
- débrancher le téléviseur après usage ou en temps d'orage ;
- ne pas allumer de feu en forêt ;
- à pied comme en voiture, ne pas jeter de mégots allumés, surtout au milieu des broussailles, des herbes sèches et des forêts.

Chapitre XI

QUE FAIRE EN ATTENDANT LE MÉDECIN

En dehors des accidents proprement dits, le secouriste peut se trouver devant d'autres cas. Dans l'attente du médecin, le secouriste doit savoir donner l'alerte au bon moment et éviter l'aggravation de la situation. Il doit comprendre les causes pour pouvoir les éviter.

1

ACCIDENTS DIGESTIFS

Appareil digestif

L'appareil digestif transforme les aliments, les dégrade en substances assimilables (substances azotées, graisses, sucres). Les unes servent à remplacer les tissus de l'organisme, les autres fournissent l'énergie nécessaire au fonctionnement des organes et aux mouvements.

COMMENT EST CONSTITUÉ L'APPAREIL DIGESTIF

L'appareil digestif est constitué par le tube digestif et par les glandes digestives.

Le tuge digestif comprend :

- la bouche, avec les arcades dentaires et la langue ;
- le pharynx, carrefour des voies aériennes et digestives ;
- l'œsophage, qui traverse le thorax devant la colonne vertébrale et débouche dans l'estomac par un orifice, le cardia ;
- l'estomac, poche musclée, qui communique par un orifice, le pylore, avec l'intestin ;

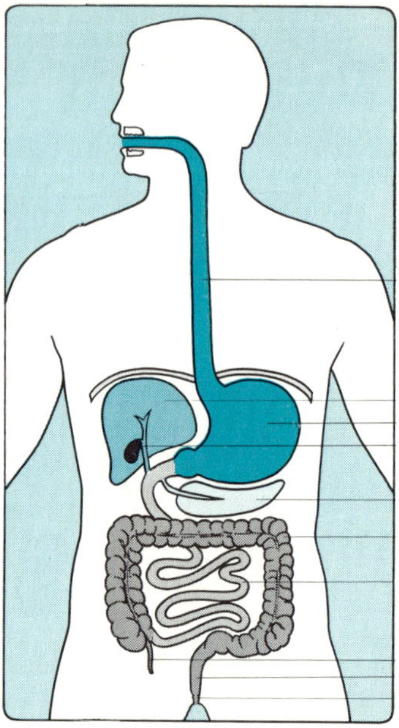

- l'intestin : d'abord l'intestin grêle, long de 8 mètres, qui a de nombreux replis, dont le début s'appelle le duodénum ; le gros intestin ou côlon lui fait suite. En dessous de l'orifice du grêle, on trouve un cul-de-sac, le caecum, avec l'appendice ; la fin du côlon s'appelle le rectum, qui aboutit à l'anus.

Les glandes digestives comprennent :

- les glandes salivaires en trois paires : parotides, sous-maxillaires, sublinguales, qui sécrètent la salive ;
- les glandes gastriques dans la paroi de l'estomac, qui sécrètent le suc gastrique ;
- le pancréas, situé sous l'estomac, sécrète le suc pancréatique qui s'évacue dans le duodénum ;
- le foie, volumineux bloc, produit la bile qui se concentre dans la vésicule biliaire et s'évacue dans le duodénum ;
- les glandes intestinales dans la paroi de l'intestin grêle.

COMMENT FONCTIONNE L'APPAREIL DIGESTIF

Dans la bouche, les aliments mâchés sont mélangés à la salive, ce qui commence la digestion des féculents. Il faut toujours bien mastiquer, donc pour cela avoir des dents en bon état ; les brosser deux fois par jour, toute sa vie, dès l'enfance.

Dans l'estomac, les aliments sont brassés, le suc gastrique commence la digestion des viandes.

Dans l'intestin grêle se poursuit la digestion des divers aliments :

- la bile, sécrétée par le foie, digère les graisses ;
- le suc pancréatique digère les viandes ; il faut signaler que le pancréas sécrète aussi une substance qui passe directement dans le sang : l'insuline ; celle-ci intervient dans la régulation des sucres ;
- le suc intestinal termine la digestion des divers aliments.

L'absorption des aliments digérés, transformés en substances chimiques plus simples et assimilables, se fait dans l'intestin grêle.

Les déchets et aliments non digérés se concentrent dans le côlon, se déshydratent. Ils forment les matières fécales ou selles qui sont évacuées habituellement une fois par jour. On appelle constipation l'évacuation plus rare, irrégulière et difficile ; la constipation est une maladie qui doit être soignée par un médecin.

Troubles digestifs

Les troubles de l'appareil digestif se traduisent le plus souvent par :
- des nausées ;
- des vomissements ;
- des douleurs abdominales ;
- de la diarrhée ou une constipation.

Ces troubles peuvent être :

- de brève durée, non répétés, isolés ; dans ce premier cas, surveillance, diète, lit, prise de température, garder les vomissements ;
- ou bien persister, se répéter, être associés à de la fièvre, à des troubles nerveux ou à tout autre signe anormal, dans ce cas : appeler le médecin, surveiller, chercher la cause, garder les vomissements et les urines.

Surtout ne jamais appliquer de chaud ou de froid sur le ventre.

Lorsque des vomissements durent plus d'une demi-heure, ou des douleurs abdominales durent plus d'une heure il faut toujours appeler le médecin.

CAUSES DES TROUBLES DIGESTIFS GRAVES

Les troubles digestifs graves peuvent être dus :
- à des microbes : aliments frais souillés, aliments avariés, appendicite ;
- à des toxines : botulisme ;
- à des champignons : muscarine, phalloïdine ;

- à des médicaments : intoxication involontaire (enfant, adulte) ou volontaire (suicide) ;
- à certaines maladies.

INDIGESTION

Une indigestion peut survenir après un repas trop copieux ou à la suite de l'absorption d'aliments avariés * ou d'aliments auxquels le sujet est intolérant.

Signes : elle se manifeste par :

- des nausées, souvent suivies de vomissements contenant les aliments non digérés ;
- des coliques (douleurs abdominales survenant par crises) ;
- de la diarrhée parfois (émission de plusieurs selles liquides).

Conduite à tenir : l'indigestion guérit rapidement ; on peut donner au malade une gorgée d'eau toutes les heures et lui conseiller de rester à la diète jusqu'au lendemain.

Attention : la plus banale des indigestions peut marquer le début d'une maladie grave : empoisonnement, maladie contagieuse, crise d'appendicite. Aussi convient-il de se méfier et d'appeler le médecin si :

- les coliques durent plus d'une heure ;
- les vomissements durent plus d'une demi-heure ;
- la température dépasse 37,5 °C ;
- des signes nerveux surviennent (agitation, délire, état de choc...).

---

* **CODE DES PRODUITS ALIMENTAIRES**

Depuis 1973, les denrées alimentaires doivent être vendues sous emballage portant l'indication de la date de fabrication.

Pour les denrées périssables cette date est inscrite « en clair » ; il peut s'agir de la date de fabrication (par exemple : « produit conditionné le 3 mars 1975 ») ou de la date limite de vente ou de consommation (par exemple « à consommer avant le 3 mars 1975 »).

Pour les conserves et surgelés, un « code » a été adopté : les indications sont faites à l'aide de lettres et de chiffres estampillés sur le fond de la boîte.

L'année est indiquée par une lettre tirée au sort ; le mois et le jour sont précisés à l'aide de lettres et de chiffres ; cette partie du code est très compliquée et peut être changée d'années en années ; il ne faut pas la confondre avec les références de l'usine.

L'essentiel est d'éviter les produits anciens.

	1965	66	67	68	69	70	71	72	73	74
Conserves et surgelés	T	O	P	C	A	E	D	L	J	R
Semi-conserves	L	D	H	J	N	B	F	O	S	P

EMPOISONNEMENTS

Empoisonnement alimentaire

Un empoisonnement alimentaire peut se produire après consommation d'aliments avariés : viandes, charcuterie, lait, crème, œufs, conserves, coquillages ; dans ce cas, plusieurs personnes sont souvent atteintes.

Signes : les symptômes de l'empoisonnement sont de deux sortes :

- *digestifs :* violentes douleurs abdominales, nausées persistantes, vomissements répétés ;
- *nerveux* (botulisme) : vertiges, abattements, syncopes, ou au contraire agitation ou délire.

Le malade frissonne, il transpire abondamment.

Conduite à tenir

En attendant le médecin, il faut :

- si le malade est conscient, le *faire vomir* en chatouillant l'arrière-gorge ;
- recueillir et conserver les *vomissements* et les *urines* ;
- *réchauffer* le malade avec des couvertures et des bouillotes ;
- *interroger* le malade et son entourage pour découvrir le poison en cause (tentative de suicide, intoxication collective).

Vérifier et respecter le code des produits alimentaires.

Prévention

Rejeter toute *boîte de conserve* dont le couvercle est bombé, qui présente à l'ouverture une odeur suspecte ou émet des gaz.

On ne consommera pas de *coquillages* recueillis dans un port ou au voisinage des égouts.

On se méfiera des *viandes faisandées.*

Il est à souligner que la cuisson ne diminue pas le risque d'empoisonnement, sauf pour les conserves familiales ; en les faisant recuire, on évite le *botulisme* (maladie due à un poison sécrété par un microbe et détruit par la chaleur).

Cas particulier.

Les champignons : ils sont souvent responsables de graves empoisonnements.

Il existe deux variétés d'empoisonnement par les champignons :

L'une à *signes précoces :* c'est un tableau d'indigestion survenant une à quatre heures après le repas. Les symptômes rappellent ceux de l'ivresse, la muscarine est le poison en cause.

L'autre à *signes tardifs :* des symptômes très graves apparaissent douze heures et plus après le repas ; la mort survient le plus souvent et le traitement médical est très difficile. La phalloïdine est responsable de cet accident. Les champignons contenant la phalloïdine appartiennent à une seule famille, qui se distingue par un caractère : le pied du champignon est enveloppé dans une sorte de sac appelé *volve* et comporte un *anneau.*

Le *traitement d'urgence* comporte les soins habituels aux empoisonnements ; il ne peut être conduit qu'à l'hôpital.

Prévention : ne consommer que des champignons correctement identifiés. Si l'on achète un panier de champignons, rejeter les pieds et les chapeaux séparés et les petits champignons encore fermés, car l'identification est impossible.

Empoisonnement par médicaments et produits toxiques

L'absorption d'un produit toxique ou d'un médicament à forte dose peut être accidentelle (adultes et surtout enfants) ou volontaire (suicide) ; elle commande la même attitude, en particulier l'appel d'urgence du médecin. Il existe dans plusieurs villes des Centres anti-poison donnant, sur simple appel téléphonique, les consignes à appliquer dans chaque cas particulier.

N'appelez le Centre anti-poison que s'il vous est impossible d'avoir rapidement l'assistance d'un médecin ou de faire hospitaliser l'intoxiqué.

CENTRES ANTI-POISONS

Angers : Centre hospitalier régional, avenue de l'Hôpital. Tél. (41) 88-13-44.

Clermont-Ferrand : Hôpital Saint-Jacques, 4, place Henry-Dunant. Tél. (73) 91-96-96.

Lille : Hôpital Calmette, place de Verdun. Tél. (20) 54-33-42.

Lyon : Hôpital Edouard-Herriot, 5, place d'Arsonval (3e). Tél. (78) 54-14-14.

Marseille : Hôpital Salvador, 249, boulevard Sainte-Marguerite (9e). Tél. (91) 75-25-25.

Montpellier : Cliniques St-Eloi, avenue Bertin-Sans, Département anesthésie-réanimation. Tél. (67) 72-00-00.

Nancy : Hôpital Central, avenue de Lattre-de-Tassigny. Tél. (28) 52-92-10.

Paris : Hôpital Fernand-Widal, 200, rue du Faubourg-Saint-Denis (10e). Tél. 205-63-29.

Rennes : Hôpital Pontchaillou, rue Le-Guilloux. Tél. (99) 59-22-22.

Rouen : S.A.M.U. Tél. (35) 88-44-22.

Strasbourg : Hôpital civil, 1, place de l'Hôpital. Tél. (88) 36-71-11.

Toulouse : Centre anti-poisons, Hôpital Purpan, 25, rue Gambetta. Tél. (61) 42-33-33.

Tours : Faculté de médecine, 2 *bis*, boulevard Tonnelé. Tél. (47) 53-79-29 (heures ouvrables).

Bruxelles : Centre anti-poison. Tél. 19-32-2-45-45-45 (permanence).

Zurich : Adresse postale : 8027, Zurich. Tél. 19-41-1-32-66-66 (permanence).

Attention : **n'encombrez pas les Centres anti-poison d'appels inutiles.**

CRISE D'APPENDICITE

L'appendice est un organe long de quelques centimètres, qui pend au début du gros intestin, en-dessous de la fin de l'intestin grêle. Il peut s'infecter ; cette infection risque d'aboutir à l'abcès, qui s'ouvre dans la cavité abdominale d'où péritonite (infection généralisée et très grave de l'abdomen).

La crise d'appendicite est parfois facile à soupçonner :

- douleurs abdominales (coliques), habituellement plus fortes dans la partie droite et inférieure du ventre, mais pouvant siéger ailleurs ;
- nausées, vomissements ;
- parfois constipation, parfois diarrhée ;
- fièvre à 38 °C.

Conduite à tenir : le médecin doit être appelé immédiatement car toute appendicite reconnue doit être opérée d'urgence.

En attendant l'arrivée du médecin : *abstention totale de tout geste* tel qu'administration de purgation, lavement, chaleur sur le ventre. On ne met pas non plus de vessie de glace avant que le médecin l'ait prescrite. Le malade est mis au lit et maintenu à la *diète absolue.*

Les *formes trompeuses* de l'appendicite sont fréquentes à tout âge, surtout chez l'*enfant.* Les « crises » peuvent être méconnues au début, le malade n'est vu par le médecin qu'en pleine complication. L'appendicite prend parfois l'allure d'une simple indigestion.

Il faut donc consulter un médecin, qu'il s'agisse d'un *adulte* ou d'un *enfant :*

- pour tout trouble digestif avec rapide atteinte de l'état général : fatigue, pâleur du visage, traits tirés ;
- lorsque les coliques durent plus d'une heure, les vomissements plus d'une demi-heure, ou lorsque la température dépasse 37,5 °C ;
- lorsqu'on constate la présence de sang dans les selles d'un nourrisson ou d'un jeune enfant.

Si vous hésitez, appelez le médecin.

2

MALADIES INFECTIEUSES

On qualifie d'« infectieuses » des maladies provoquées par des *microbes* ; elles sont dites « contagieuses » lorsqu'elles sont transmissibles d'un individu à un autre, soit directement, soit indirectement (objet souillé). De nombreuses personnes peuvent être atteintes pendant la même période : c'est alors une « épidémie ».

Modes de transmission

La *contagion* peut s'exercer non seulement pendant le cours de la maladie, mais encore avant que celle-ci soit manifeste, et aussi pendant la convalescence.

Suivant le germe de l'affection, la contagion est directe (appareil respiratoire, tube digestif, peau, muqueuses), ou indirecte : eau, terre (tétanos), insectes.

Contagion par l'appareil respiratoire : c'est le cas des maladies où le sujet tousse et projette dans l'air des particules de salive (diphtérie, coqueluche, tuberculose).

Contagion par le tube digestif : c'est le cas des maladies transmissibles par l'eau. Le microbe est évacué par les matières fécales (fièvre typhoïde, hépatite virale, tuberculose).

Contagion par la peau et les muqueuses : c'est le cas des maladies vénériennes (syphilis, gonococcie), du tétanos (par la plaie), et d'autres affections (angines par exemple).

Contagion par l'intermédiaire d'insectes : les piqûres d'insectes peuvent transmettre de redoutables maladies, par exemple : le paludisme, la fièvre jaune, le typhus.

Les mouches et surtout les moustiques peuvent jouer un rôle important en transportant ou en injectant les germes au moment d'une piqûre.

Des animaux peuvent être responsables de la contagion : puces, rats (peste), pigeons et perroquets (ornithose), vaches (fièvre aphteuse), moutons (douve). Des mammifères peuvent transmettre la rage (chien, chat, renard).

Signes d'alarme

Quels signes peuvent faire craindre l'apparition d'une maladie infectieuse? Le début peut être brutal, ou au contraire progressif, la maladie s'installant en quelques jours.

On peut observer :

- *une atteinte de l'état général :* la fièvre est le premier symptôme, accompagnée souvent de maux de tête, d'abattement, parfois d'agitation ; il faut prendre la température de tout sujet malade et la noter matin et soir ;
- *une éruption :* la peau est le siège de plaques ou de boutons ; l'éruption peut être localisé ou généralisée ; elle s'accompagne souvent de gonflements, inflammation des ganglions lymphatiques, des glandes salivaires), aux joues, au cou, aux oreilles, aux aisselles, aux aines ;
- *des signes digestifs :* douleurs abdominales, nausées, vomissements aqueux ou alimentaires ;
- *des signes respiratoires :* le rhume ou l'angine qui « traîne », l'écoulement nasal (coryza), la toux avec expectoration et gêne respiratoire, les maux d'oreille, les crachements de sang ;
- des *signes nerveux :* gêne aux mouvements, contractures, paralysies.

Conduite à tenir : il faut immédiatement mettre le sujet au lit, prendre la température, ne pas donner d'antibiotiques, appeler le médecin. On fera une enquête pour rechercher la possibilité d'une contagion : contact récent, familial ou dans le milieu du travail.

Cas particulier : l'enfant

L'enfant malade est fébrile (il a de la fièvre) et déshydraté (il a perdu de l'eau) ; sont état peut s'aggraver très rapidement.

Il est fébrile : danger de convulsions (mouvements désordonnés de la tête et des membres). Il faut surveiller sa température *en la prenant toutes les* 3 *heures.*

Il faut éviter toute cause de réchauffement : aérer la pièce, diminuer le chauffage, enlever les couvertures. Lui donner des bains à une température inférieure d'1 à 2 degrés à celle du corps.

Il est déshydraté : danger d'état toxique (toxicose) d'où l'intérêt de le *faire boire :* lui donner 1 à 2 cuillerées d'eau sucrée toutes les 5-10 minutes. Souvent il vomit ; il peut même perdre connaissance : *le coucher sur le côté en position latérale de sécurité.*

Ces accidents surviennent plus fréquemment l'été, ou lors d'augmentations brutales de la température extérieure.

Prise de la température

La prise de la température se fait avec un *thermomètre médical*, gradué en dixièmes de degré de 35 à 42 °C.

La *température* est prise le matin au réveil et en fin d'après-midi, plus souvent si le médecin le demande. Le sujet doit rester allongé 1 heure avant la prise de la température.

Faire descendre le mercure en secouant le thermomètre ; vaseliner son extrémité effilée, la placer dans l'anus, l'y laisser trois minutes. Le chiffre de la température est noté sur une feuille spéciale.

Désinfecter le thermomètre en le lavant à l'eau tiède et au savon ; désinfecter dans un antiseptique et le ranger dans son étui.

Mesures de protection

Les mesures de protection contre les maladies contagieuses sont de deux ordres.

Les unes s'efforcent d'empêcher la contagion. Elles comprennent :

- la *désinfection* de ses déjections, des objets dont il s'est servi, du lit et de la chambre qu'il a occupés ;
- la *surveillance de l'eau de boisson et des aliments consommés crus* ;
- l'isolement du *malade.*

La durée de l'éviction d'un malade contagieux scolaire varie selon :

- qu'il s'agit d'un élève externe, demi-pensionnaire ou interne, ou bien d'un membre du personnel de l'établissement ;
- qu'il s'agit du malade lui-même ou de ses frères et sœurs ;
- qu'il s'agit de telle ou telle maladie et de la façon dont elle est traitée.

C'est donc au médecin qu'il appartiendra de conseiller la famille.

Les autres sont les vaccinations préventives qui ont pour but de créer artificiellement un état réfractaire à certaines maladies contagieuses.

Maladies transmises par l'eau et les mains sales

Les maladies transmissibles par l'eau sont dues à des microbes contenus dans le tube digestif ; l'eau est contaminée par les selles des malades. On s'infecte par l'eau de boisson, un bain en étang ou en rivière, la consommation de crudités (légumes, coquillages). Souvent aussi ces maladies sont transmises par les *mains sales.*

Des individus, apparemment en bonne santé, peuvent transporter le microbe et propager la maladie par leurs selles : on les appelle « *porteurs de germes* ».

Les principales maladies transmises par l'eau sont :
- la *fièvre typhoïde* et les *fièvres paratyphoïdes* ;
- la *dysenterie bacillaire* ;
- la *dysenterie amibienne* ;
- le *choléra* ;
- les *jaunisses infectieuses* (hépatite virale) ;
- des *parasitoses* (vers) ;
- la *poliomyélite.*

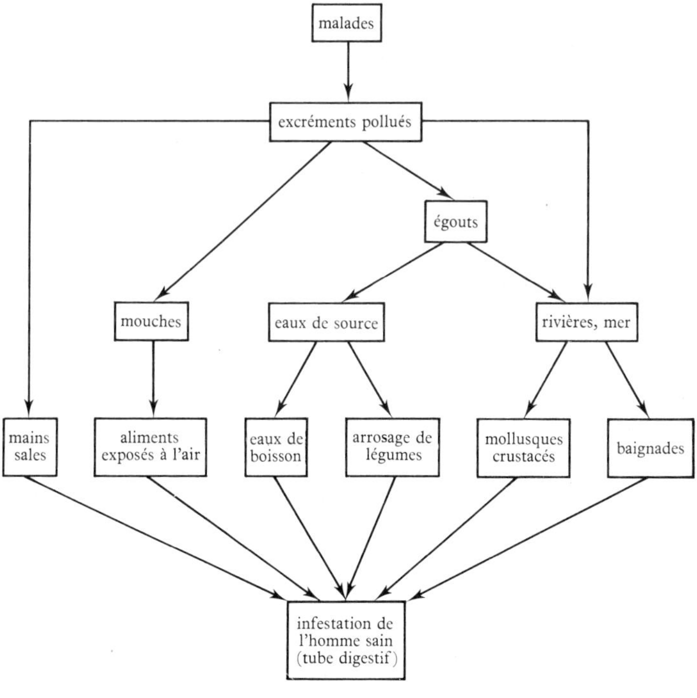

Propagation des maladies infectieuses

PRÉVENTION DES MALADIES TRANSMISSIBLES

Elle comprend des *mesures d'hygiène générale*, la *purification des eaux de boisson* et des *vaccinations.*

Mesures d'hygiène générale

Se laver les mains avant de faire la cuisine, avant de se mettre à table, en sortant des toilettes.

Ne pas se baigner au voisinage des villes et des ports.

Désinfecter les toilettes de campagne au chlorure de chaux à 5 pour 100 ou au crésylol sodique à 5 pour 100.

Purification des eaux de boisson

Seules les eaux dites « potables » conviennent à l'alimentation.

L'absence de microbes dangereux est une des qualités essentielles d'une eau potable.

PRÉVENTION DES MALADIES TRANSMISSIBLES PAR L'EAU ET LES MAINS SALES

- **MALADE**
  isolé
  excréments désinfectés
- **PARTOUT**
  se laver les mains avant repas
  détruire les mouches
  laver soigneusement les légumes verts
  se baigner loin des villes et des ports
  ne pas consommer de crustacés ramassés près des ports
- **EN VILLE**
  tout-à-l'égout
  épuration des eaux d'égouts
- **A LA CAMPAGNE**
  pas de W.-C. près des puits
  fosses septiques cimentées
  eau potable filtrée ou stérilisée
  arroser avec de l'eau propre

Pratiquement, la question ne se pose qu'à la campagne. S'assurer par un examen bactériologique fait par un laboratoire que l'eau d'une source ou d'un puits est vraiment potable. S'il est impossible de pratiquer cet examen, l'eau doit être considérée comme contaminée et *doit être désinfectée.* Les campeurs se méfieront des eaux de montagne ; celles-ci peuvent être souillées par des cadavres d'animaux ou des infiltrations de purin, malgré leur fraîcheur et leur apparence agréable.

Pour purifier l'eau : on n'emploiera pas de filtres : ils sont parfois inefficaces. *L'ébullition* pendant 20 minutes détruit les germes, mais l'eau bouillie est indigeste : il faut la battre afin de l'aérer.

Des *procédés chimiques* peuvent être utilisés :

- *eau de Javel* à 12 degrés chlorométriques, à la dose de 1 goutte par litre ;
- *solution iodée,* dite de Lugol, à la dose de 5 gouttes par litre ;
- *permanganate de potasse* à la dose de 1 milligramme par litre ; on prépare une eau mère en faisant dissoudre un sachet de 0,50 g dans un quart de litre d'eau ; cette solution est utilisée à la dose de 5 centimètres cubes par 10 litres (soit une cuillerée à café) ;
- il existe dans le commerce des comprimés spéciaux pour la désinfection de l'eau.

Quel que soit le procédé employé, il faut :

- *agiter l'eau* pour faciliter la dispersion du produit ;
- *attendre une heure* avant de consommer ;
- *ne pas consommer cette eau après vingt-quatre heures.*

Les vaccinations

Les vaccinations sont le meilleur moyen préventif contre les maladies contagieuses. Vacciner consiste à entraîner l'organisme à se défendre lui-même.

Un homme sain reçoit, par injection le plus souvent, des microbes tués ou atténués ou bien la toxine atténuée extraite des microbes. Cet homme ne devient pas malade, mais son organisme fabrique des substances de défense, « des anticorps ». En cas de contamination ultérieure par le microbe de cette maladie, l'organisme résiste grâce à ces substances de défense.

Cette vaccination a besoin d'être *entretenue :* en faisant une injection de rappel on provoque une forte augmentation des anticorps.

Il existe des vaccins pour la prévention d'un grand nombre de maladies. En France, sont *légalement obligatoires :*

- la vaccination antivariolique ;
- la vaccination antidiphtérique ;
- la vaccination antitétanique ;
- la vaccination antipoliomyélitique ;
- la vaccination antituberculeuse par le B.C.G. ;
- dans certaines conditions, la vaccination antityphoïdique et antiparatyphoïdique A et B.

Il existe un vaccin anticoquelucheux qui peut être associé à d'autres vaccins. La vaccination contre la rougeole, la rubéole, la grippe est possible.

CALENDRIER DES VACCINATIONS *

Le calendrier qui convient le mieux en France aujourd'hui est le suivant :

- **A 3-4-5 MOIS :** vaccination antidiphtérique-antitétanique-anticoquelucheuse, à l'aide d'un vaccin absorbé simultanément, vaccination antipoliomyélitique, à virus vivant, par la bouche, en trois prises, à 4-6 semaines d'intervalle
- **ENTRE 6 ET 24 MOIS :** vaccination contre la variole
- **A PARTIR DE 1 AN :** vaccination contre la rougeole
- **AVANT 6 ANS** (âge auquel il devient obligatoire) : B.C.G.
- Dans le courant de l'année qui suit la primo-vaccination triple, rappel de vaccin triple + nouvelle prise de vaccin antipoliomyélitique par la bouche, ou injection de vaccin antipoliomyélitique inactivé
- **A 6 ANS :** injection de rappel de vaccin triple + vaccin antipoliomyélitique vivant ou inactivé
- **A 11 ANS :** vaccin antidiphtérique et antitétanique + vaccination antipoliomyélitique à virus vivants ou inactivés
- **A 12-13 ANS :** vaccination contre la rubéole chez les filles
- **A 11 ET 21 ANS :** revaccination contre la variole
- **TOUS LES 5 ANS :** rappel de vaccination antitétanique et antipoliomyélitique

---

* Nous remercions le professeur R. Mande, professeur de la clinique médicale infantile et de pédiatrie sociale, Hôpital des Enfants-Malades, Paris, administrateur de la Croix-Rouge Française, à qui nous devons ces précieux conseils.

Un *règlement sanitaire international* rend certaines vaccinations obligatoires pour les personnes se rendant dans des pays désignés : vaccination contre la variole, le choléra, la fièvre jaune, le typhus exanthématique. Avant de se rendre à l'étranger, il convient donc de se renseigner sur les vaccinations exigées pour les pays de destination et pour les pays traversés.

Tous les médecins sont habilités à pratiquer les différentes vaccinations, sauf la vaccination contre la fièvre jaune.

Les diverses vaccinations sont certifiées sur un *carnet du modèle officiel* à couverture jaune : chaque certificat doit comporter le cachet du Centre agréé ou celui de la Direction départementale de la Santé.

La validité du certificat est variable : trois ans pour la variole, six ans pour la fièvre jaune, six mois pour le choléra.

Quand un sujet n'est pas vacciné, *on peut lui apporter une protection de courte durée contre une maladie donnée en lui faisant une injection préventive de sérum* (ordinairement, *sérum* de cheval vacciné contre ladite maladie, ou sérum d'origine humaine qui met à l'abri des accidents allergiques).

On vaccine un cheval avec des microbes ou des toxines d'une maladie donnée ; il fabrique des substances de défense contre ladite maladie. On injecte du sérum de ce cheval à un individu attaqué par des microbes virulents de la maladie (ou exposé à cette attaque).

La maladie ne se produit pas ou s'arrête, car les microbes se heurtent aux substances de défense transmises par le sérum injecté.

Cette *séro-prévention* est employée pour protéger les blessés non vaccinés contre le tétanos (voir p. 99) et les enfants non vaccinés exposés à une contagion diphtérique. La protection ainsi obtenue est temporaire et courte, contrairement à celle de la vaccination, qui est durable.

Il est toujours préférable d'être vacciné. En cas de risque, on fait une injection de rappel du vaccin.

Les vaccinations de l'enfant sont maintenant bien acceptées et généralisées. Leur efficacité est reconnue. Par contre, les adultes négligent trop souvent de se faire vacciner ; la vaccination contre la poliomyélite devrait être faite jusqu'à 30 ans au moins, celle contre le tétanos toute la vie (rappel tous les ans).

Les maladies vénériennes

QU'APPELLE-T-ON MALADIES VÉNÉRIENNES*

On appelle vénériennes des maladies contagieuses transmises généralement au cours des rapports sexuels. Elles étaient qualifiées autrefois de maladies « honteuses ».

Les 2 plus fréquentes sont la blennorragie et la syphilis. Ce sont des maladies comme les autres, *il importe de les détecter le plus tôt possible, car elles sont guérissables facilement et rapidement.* Par contre, négligées, elles peuvent provoquer de graves complications et compromettre la santé.

Il existe actuellement *une recrudescence inquiétante* des maladies vénériennes : près de 200 000 cas de blennoragies connus chaque année en France et près de 5 000 syphilis. *Cette recrudescence s'explique surtout par la méconnaissance* de ces maladies. Il importe donc que les premiers symptômes soient connus, pour qu'un traitement efficace soit fait le plus tôt possible, arrêtant la transmission en chaîne.

QUELS SONT LES PREMIERS SIGNES

La blennorragie, encore appelée « chaude-pisse », est due à un microbe, le gonocoque. Chez l'homme, elle se révèle par des brûlures en urinant; les urines sont troubles : c'est l'urétrite. Elle survient quelques jours après un rapport : l'incubation est très courte. Chez la femme, les symptômes sont discrets, la maladie est généralement muette, l'urétrite est rare; il peut se produire quelques « pertes » (un écoulement vaginal) ou des modifications des règles. *C'est souvent parce que l'homme est contaminé qu'on découvre la blennorragie chez la femme.*

Il faut traiter d'urgence l'homme et la femme pour éviter des contagions en chaîne, et des complications, soit locales : épididymite chez l'homme (infection d'un organe situé contre le testicule), salpingite chez la femme (infection des trompes), soit à distance : l'œil, les articulations.

La syphilis, encore appelée « vérole », est due à un germe, le tréponème. Elle se caractérise au début par l'apparition d'une petite plaie arrondie ulcérée, le chancre, *parfaitement indolore.* Le chancre se développe sur les organes génitaux, ou ailleurs.

---

* Toute documentation peut être obtenue auprès de la Ligue National Française contre le Péril Vénérien, Institut Alfred Fournier, 25, Boulevard Saint-Jacques, 75014 PARIS, ou auprès du Comité Français d'Éducation pour la Santé, 78110 LE VÉSINET.

Chez l'homme, le chancre est visible. Chez la femme, il passe inaperçu s'il siège dans le vagin, le col de l'utérus. Le chancre se cicatrise spontanément en 2 semaines, tandis que les germes se multiplient dans l'organisme. Pendant cette période, appelée syphilis secondaire, apparaissent des plaques muqueuses sur les lèvres, dans la bouche, la verge et sur la vulve. Ces plaques muqueuses sont très contagieuses.

Plus tard (5 ans, 10 ans après ou plus), des complications apparaîtront, la syphilis atteignant le système nerveux et le système circulatoire. Enfin, non soignée, la syphilis est transmise au fœtus par la mère.

La syphilis est difficile à détecter ; un tiers des syphilis chez l'homme et la moitié chez la femme sont ignorées à leur début. Les symptômes de début sont d'apparence banale, ils n'inquiéteront pas. Il faut donc consulter le médecin pour toute lésion cutanée avant toute application de pommade ou toute prise de médicament. D'autre part, on comprend l'intérêt des examens de sang systématiques, lors des dons du sang par exemple ou lors des examens de santé avant le mariage ou pendant la grossesse. Les examens de sang permettent de détecter la syphilis à un stade où elle est guérissable.

PEUT-ON ÉVITER LES MALADIES VÉNÉRIENNES ?

Il faut rompre la chaîne de contamination. On peut éviter la propagation en avertissant les personnes supposées contaminatrices pour les amener à se faire soigner. Dans les dispensaires spécialisés, des assistantes sociales recherchent la contamination *sous le sceau du secret professionnel* pour les informer de leur maladie et les convaincre de se faire soigner. Le traitement y est gratuit et l'anonymat des malades respecté. *Il faut consulter le plus tôt possible.*

3

ACCOUCHEMENT

Le secouriste peut se trouver en présence d'une femme qui accouche sans être assistée d'un médecin, d'une sage-femme ou d'une infirmière. L'accouchement n'est pas une maladie, la plupart du temps, tout se passe bien.

Il suffit que le secouriste connaisse les gestes à faire et à ne pas faire. Les deux risques sont l'*asphyxie* pour l'enfant et l'*hémorragie* après l'accouchement pour la mère.

La grossesse

L'enfant (le fœtus) se développe dans l'utérus de sa mère. L'*utérus*, muscle creux en forme de poche, se termine en bas par le col de l'utérus. Le col est fermé jusqu'au moment de l'accouchement ; il s'ouvre alors pour laisser passer l'enfant, qui descend par le vagin. Le fœtus est placé, en général, la tête en bas.

Le *cordon ombilical* relie le fœtus au placenta.

Le *placenta* est collé à l'intérieur de l'utérus ; par la circulation sanguine dans l'utérus, le placenta et le cordon ombilical, le fœtus reçoit l'oxygène et les éléments nutritifs nécessaires à son développement.

Le fœtus est protégé par une poche remplie de liquide, la poche des eaux.

Signes annonçant l'accouchement

La femme ressent des contractions, d'abord faibles et espacées, puis plus fortes, plus rapprochées et douloureuses. Parfois, la poche des eaux se rompt et le liquide s'écoule par le vagin.

Il faut faire transporter immédiatement la future mère dans l'établissement où elle doit accoucher.

Déroulement de l'accouchement et conduite à tenir par le secouriste

En l'absence d'une personne plus qualifiée, le secouriste peut être amené à s'occuper de la mère et de l'enfant, il doit :

- rassurer la future mère et l'installer si possible dans un local isolé et propre ;
- l'allonger sur le dos, genoux fléchis, cuisses écartées, sur un lit, un brancard, une banquette, ou sur le sol recouvert de plusieurs épaisseurs de couvertures ou de vêtements ;
- placer sous son siège un drap, une serviette propre (à défaut un vêtement ou un papier propre) ;
- lui recommander de respirer tranquillement, bouche ouverte, et de ne pas « pousser » ;
- se laver soigneusement les mains.

Le col de l'utérus s'étant ouvert, l'enfant descend peu à peu ; bientôt sa tête apparaît.

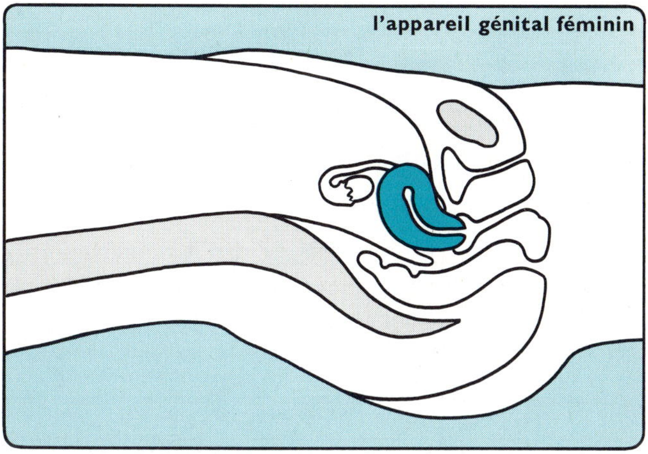
l'appareil génital féminin

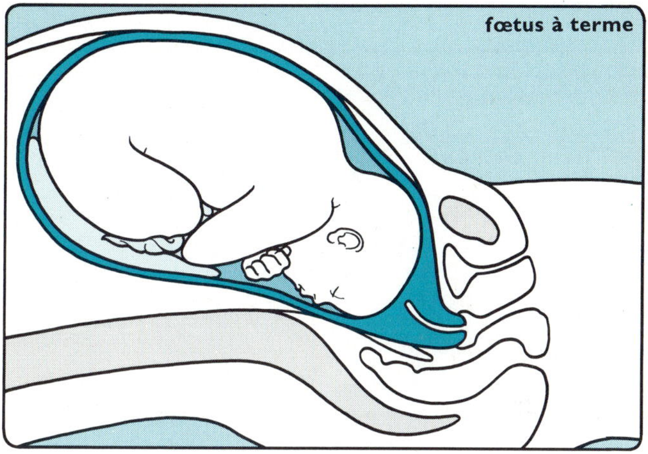
fœtus à terme

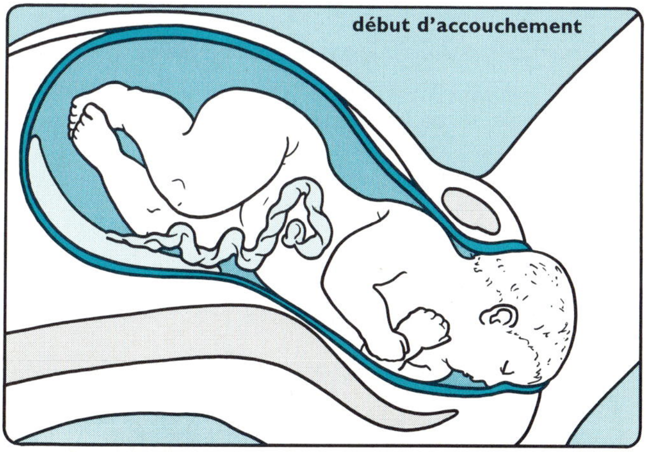
début d'accouchement

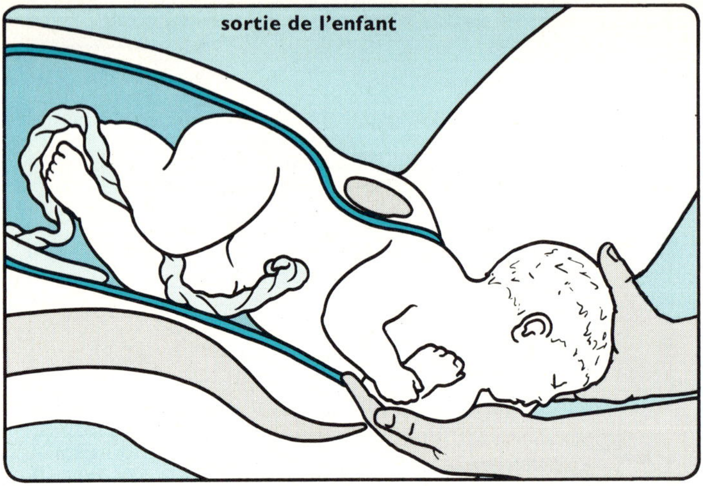

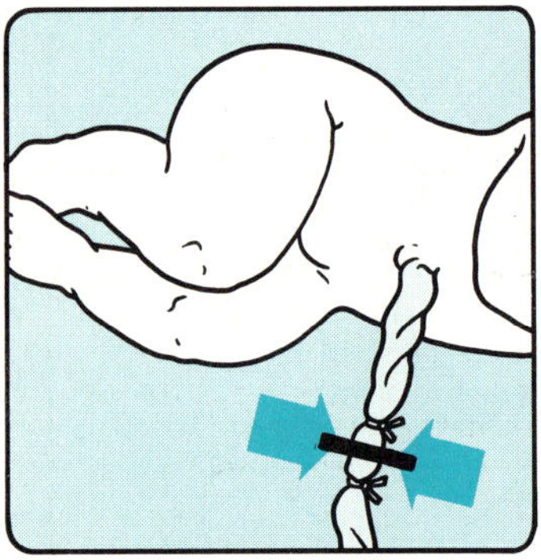
section du cordon

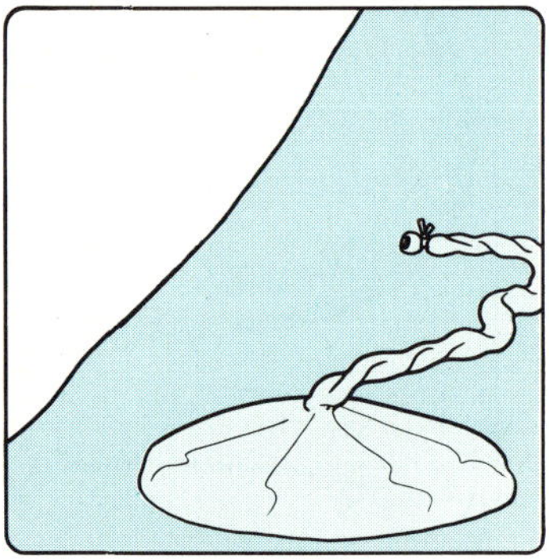
conserver le placenta

Le secouriste doit laisser faire les choses :

- il ne faut pas tirer sur l'enfant, ni appuyer sur l'abdomen de la mère, mais se borner à soutenir la tête puis le corps de l'enfant ;
- si le cordon est enroulé autour du cou de l'enfant, risquant de l'étrangler, il faut le faire glisser au-dessus de la tête pour le détendre et le desserrer.

Lorsque l'enfant est sorti, il est relié à la mère par le cordon, les gestes suivants sont faits *sans tirer sur le cordon :*
- si l'enfant crie, le coucher sur le côté, entre les cuisses de sa mère ;
- si la bouche est obstruée, la nettoyer avec un doigt coiffé d'un linge propre ;

- s'il ne respire pas, nettoyer la bouche et pratiquer le « bouche-à-bouche-et-nez » ; le secouriste applique ses lèvres autour de la bouche et du nez et souffle doucement.

Si l'accouchée et son enfant ne peuvent pas être mis rapidement entre les mains d'une personne compétente, on est obligé de *couper le cordon* en procédant de la façon suivante :

- attendre qu'il ait cessé de battre ;
- placer sur le cordon, à une dizaine de centimètres de l'ombilic de l'enfant, deux ligatures faites avec un fil très solide trempé dans de l'alcool à 90 ° ;
- couper le cordon entre les deux ligatures avec des ciseaux bouillis ou flambés ; badigeonner l'extrémité du cordon de l'enfant avec un antiseptique et l'entourer d'une compresse stérile.

En aucun cas et à aucun moment, le secouriste ne doit exercer de traction sur le cordon.

Après l'accouchement

L'enfant n'est pas lavé. Il est enveloppé dans un linge de toile propre, puis dans une couverture et couché sur le côté près de sa mère si un berceau ne peut pas être aménagé.

La mère doit être surveillée (pouls, prévention de l'état de choc), la « délivrance », c'est-à-dire la sortie du placenta, se produit environ une demi-heure après la naissance ; le secouriste n'a aucun geste à faire ; il s'abstient de tirer sur l'extrémité du cordon. Quand le placenta est sorti, il le conserve dans une cuvette pour le montrer au médecin ou à la sage-femme. Si ceux-ci ne peuvent venir, on évacue la mère et l'enfant, en position horizontale, vers la maternité, sous surveillance.

Cas particuliers

Hémorragies : lorsqu'à un moment quelconque de sa grossesse, ou après l'accouchement, se produit une hémorragie importante, la femme est placée en position horizontale, entourée de couvertures, cuisses serrées, et transportée d'urgence à l'hôpital.

Jumeaux : le secouriste ne doit pas être pris au dépourvu par la sortie d'un second enfant, les grossesses gémellaires n'étant pas exceptionnelles (la maman a en général été avertie par le médecin ou la sage-femme).

4

ACCIDENTS NERVEUX

Le système nerveux

Le système nerveux comprend :

- le cerveau, logé dans le crâne, prolongé en arrière par
- le bulbe, suivi de
- la moelle épinière, logée dans la colonne vertébrale, d'où partent
- les nerfs sensitifs et moteurs.

système nerveux

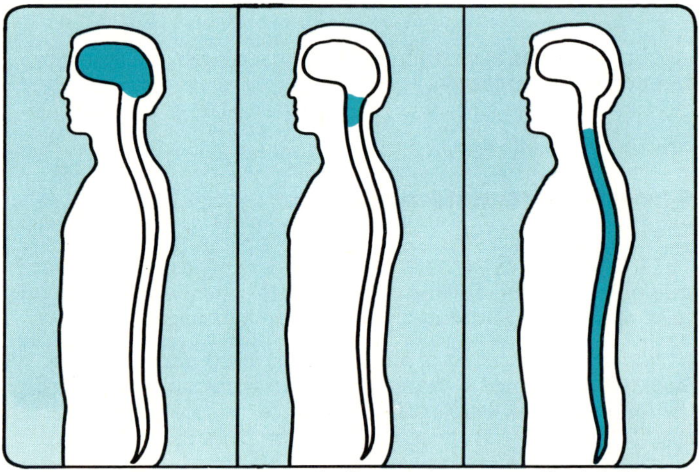

cerveau · bulbe · moelle épinière

Le fonctionnement du système nerveux est très complexe ; il importe seulement au secouriste de savoir que :

- le cerveau est le siège de la conscience, de l'intelligence et des mouvements volontaires ;
- le bulbe commande les mouvements respiratoires et, en partie, les battements du cœur ;
- la moelle épinière transmet au cerveau les sensations (chaleur, froid, tact, douleur) qu'elle reçoit des nerfs sensitifs ; elle reçoit du cerveau l'ordre des mouvements volontaires, qu'elle transmet aux muscles par les nerfs moteurs.

Le système nerveux peut être atteint par la chaleur ou le froid excessifs, une hémorragie, un toxique (alcool) ou un coup (fracture du crâne ou de la colonne vertébrale) et des microbes (méningite, poliomyélite).

Causes des accidents nerveux et conduite à tenir

COUP DE CHALEUR ET INSOLATION

Le *coup de chaleur* est un accident provoqué par l'exposition prolongée à la chaleur (local surchauffé, temps chaud et couvert) ; il survient en particulier chez les enfants (ne jamais commettre la grave imprudence de laisser un jeune enfant dans une voiture arrêtée en plein soleil).

L'*insolation* est un coup de chaleur provoqué par l'exposition prolongée au soleil.

Le sujet se plaint de *maux de tête*, d'étourdissements. Parfois, il *vomit.*

On l'étend à l'ombre, les vêtements dégrafés, la tête surélevée ; on lui met des compresses froides sur la tête ; on lui donne à boire de l'eau fraîche s'il est conscient.

Il peut perdre connaissance brutalement : on le met en position latérale de sécurité.

L'insolation est grave chez tous, jeunes compris ; elle peut provoquer une hémorragie méningée mortelle.

Le soleil peut aussi provoquer des brûlures graves, profondes et étendues. Il peut réveiller une tuberculose pulmonaire. Aussi l'*exposition au soleil doit-elle se pratiquer très progressivement.*

Dans tous les cas, consulter le médecin.

CONGESTION CÉRÉBRALE OU ATTAQUE D'APOPLEXIE

Ce sont des accidents fréquents, surtout chez les personnes ayant une pression artérielle élevée. Ils surviennent après une émotion, un effort inhabituel, un repas trop copieux, un coup de froid ou de chaleur.

Le malade ressent des *maux de tête*, des *vertiges* ; il perd connaissance plus ou moins rapidement. Il entre dans le *coma :* il est insensible, mais il respire et son cœur bat.

Le malade doit être étendu au calme, vêtements dégrafés, couché en position latérale de sécurité, en attendant le médecin.

CRISE DE NERFS

Il s'agit d'un enfant, d'une jeune femme « nerveuse » qui, à la suite d'une contrariété et en présence de témoins, crie, pleure, gesticule. L'isolement arrête cet épisode.

S'il se reproduit consulter un médecin.

CRISE D'ÉPILEPSIE

Cette crise nerveuse réalise un véritable « tremblement de terre » humain. Elle survient à l'improviste, se déroule en quatre phases :

- l'individu tombe brusquement ;
- il est raide pendant quelques secondes ;
- il s'agite ensuite en mouvements convulsifs : les membres se fléchissent et s'étendent, la tête frappe le sol ;
- une période de coma fait suite aux convulsions, le malade respire bruyamment. On s'aperçoit qu'il s'est mordu la langue et qu'il a perdu ses urines. Au réveil, il a tout oublié.

Il est impossible d'empêcher le déroulement complet de la crise d'épilepsie. Il faut laisser le malade s'agiter ; on fait le vide autour de lui, en écartant les objets contre lesquels il pourrait se blesser et en glissant sous lui des couvertures, des vêtements, pour tenter d'amortir les chocs.

Après la crise, on étend le malade au calme, les vêtements desserrés, en position latérale de sécurité, en attendant son transport à l'hôpital.

La crise d'épilepsie est un *symptôme d'alarme*, elle peut être provoquée par de nombreuses causes. Un traitement régulier permet à l'épileptique de mener une vie normale, à condition de s'abstenir totalement de boissons alcoolisées.

IVRESSE

L'ivresse survient après l'absorption exagérée de boissons alcoolisées (vin, cidre, bière, etc.)

Les symptômes de l'ivresse légère sont connus : excitation, paroles et actions désordonnées.

A une personne légèrement ivre, on peut faire boire du café salé. Il faut interdire absolument la conduite d'un véhicule.

Dans l'ivresse grave, le sujet est dans le coma, il faut l'allonger en position latérale de sécurité, le couvrir (risque de pneumonie) et appeler le médecin.

DELIRIUM TREMENS

C'est la grande crise d'agitation des alcooliques. Elle survient chez un buveur chronique, imprégné par l'alcool pendant des années.

Le delirium tremens peut être provoqué par une contrariété, un accident, une blessure ou une maladie quelconque.

Le sujet se met à trembler, entre dans un état d'agitation furieuse, il est agressif. C'est souvent dans une crise de delirium tremens qu'un alcoolique commet un meurtre.

En présence d'un tel individu, il est inutile de tenter de le calmer ; il vaut mieux ne pas l'approcher et avertir la police, en précisant qu'il s'agit d'une crise de folie furieuse. Si l'on est en force, s'en saisir, l'immobiliser et le conduire immédiatement à l'hôpital.

5

PIQURES ET MORSURES

Piqûres d'insectes

Les piqûres d'insectes ne sont pas graves en France, sauf si elles sont multiples, si elles siègent dans la gorge (risque d'asphyxie) ou chez des sujets allergiques (état de choc).

Dans le cas de piqûre d'abeilles ou de guêpes, à l'aide d'une petite pince on retire le dard resté dans la peau et on touche la piqûre avec une goutte d'alcool ou d'un antiseptique spécialisé. La piqûre dans la bouche ou l'arrière-gorge peut être mortelle (détresse respiratoire).

Les moustiques doivent être détruits par les moyens individuels (bombes, aérosols, plaquettes) et collectifs, car une de leurs espèces propage le paludisme.

Le *paludisme,* la maladie la plus répandue dans le monde, peut s'observer sur la presque totalité du territoire français. Sa propagation est favorisée par les grands déplacements modernes et par le fait qu'un grand nombre de voyageurs ne prennent pas de mesures préventives.

La protection individuelle dans les pays infestés consiste à prendre régulièrement un médicament antipaludéen (*). Il faut souligner que le *traitement préventif doit être poursuivi un mois après le retour*. Le personnel des Compagnies de navigation aérienne et maritime doit suivre un traitement préventif continu. En pays infesté, on se protège la nuit par une moustiquaire.

La protection collective consiste dans l'assèchement de toutes les petites flaques d'eau stagnante, la mise de pétrole dans les mares (dose : 2 litres pour 100 m^2) ; sur les lieux de camp, on peut faire de la fumée avec un feu d'herbes. Dans les maisons, pulvériser sur les plafonds avec un insecticide (efficacité trois semaines). La plaquette est efficace trois mois.

---

* Par exemple de la Nivaquine (1 comprimé par jour 6 jours par semaine si on est dans une région très infestée, ou 3 comprimés un jour de chaque semaine dans une région peu infestée, selon l'avis du médecin) ou de la Flavoquine (une dose unique de 3 comprimés pris en une seule fois, tous les 15 jours).

Les piqûres de puces et de poux sont dangereuses dans les grands déplacements de population, où les conditions d'hygiène sont mauvaises (guerre, exode). Elles peuvent provoquer de graves maladies. Les puces peuvent transmettre la peste, les poux de corps le typhus.

Il existe une vaccination contre ces maladies. Les services sanitaires assurent la désinfection systématique des troupes en campagne et des réfugiés par pulvérisation de poudre insecticide.

Les poux de corps ne vivent pas sur la peau, mais dans les vêtements ; c'est en pulvérisant les vêtements qu'on les détruit. Le froid tue les poux ; on peut, en hiver, suspendre les vêtements à l'extérieur.

Les poux de tête sont fréquents chez les enfants ; il suffit d'un seul pou ou d'une lente pour contaminer une collectivité. Aussi les enfants devant séjourner en groupe seront-ils inspectés minutieusement par leurs surveillants, à l'arrivée et chaque semaine : on trouve les lentes par peignage au peigne fin.

La gale est une maladie due à un parasite qui creuse des galeries dans la peau, principalement aux plis de flexion. La gale se manifeste par des démangeaisons intenses, surtout la nuit.

Le médecin prescrit le traitement ; tous les membres d'une même famille ou collectivité doivent être traités le même jour.

Les piqûres d'insectes provoquent des démangeaisons ; en se grattant on peut infecter la piqûre (impétigo, voir chap. IV).

Piqûres de poissons venimeux, d'oursins ; méduses

Les piqûres de certains animaux venimeux tels que vives, rascasses, raies, oursins, ou leur simple contact (méduses) sont très douloureux et peuvent entraîner des réactions générales. Dans ce dernier cas, allonger la victime en position horizontale et consulter le médecin. En attendant, tremper la région dans de l'eau chaude.

Morsures d'animaux

Les morsures d'animaux sont dangereuses par le risque de rage et par le risque d'infection : phlegmon et surtout tétanos. Toute morsure d'animal doit être montrée au médecin.

Si l'on craint qu'un *chien* soit atteint de *rage*, il faut s'efforcer de le capturer vivant et le remettre à un vétérinaire. Si celui-ci affirme que l'animal est enragé, le blessé sera dirigé vers un Institut Pasteur, où sera pratiquée la vaccination antirabique.

Les morsures de *serpent*, sous nos climats, ne sont venimeuses que s'il s'agit de vipères. Celles-ci sont peu agressives, elles ne mordent que si on les attaque ou si on marche sur elles.

Le venin est inoculé dans la plaie par des dents creuses appelées crochets ; il diffuse rapidement dans l'organisme. Il est donc inutile de cautériser avec un fer rouge ou de sucer la plaie comme on le pratiquait autrefois.

Le risque principal est l'état de choc, surtout chez un enfant ; le sujet mordu par une vipère doit éviter tout effort et tout mouvement ; il faut l'allonger en position horizontale. On peut lui faire boire un peu d'eau ou bien une ou deux tasses de café ou de thé forts et sucrés, mais jamais d'alcool.

Surveiller la victime ; si sa ventilation s'arrête, pratiquer immédiatement la ventilation artificielle.

La pose, puis la levée du garrot présentent de grands dangers ; il vaut mieux ne pas l'utiliser. Si la morsure est située sur un membre, on peut placer juste au-dessus de la plaie un lien large, modérément serré.

S'il n'est pas possible d'obtenir rapidement le secours d'un médecin, on pratique une injection sous-cutanée de sérum antivenimeux de l'Institut Pasteur. On injecte une demi-ampoule au voisinage de la plaie, à distance des gros vaisseaux, et l'autre demi-ampoule à la racine du membre piqué : face externe de la cuisse ou du bras. C'est le seul cas où le secouriste peut pratiquer une injection ; les instructions sont détaillées dans la notice accompagnant le matériel d'injection.

De toutes façons et dans tous les cas, un sujet mordu par un serpent (quel qu'il soit) doit être conduit à l'hôpital le plus tôt possible.

6

CORPS ÉTRANGERS

Corps étrangers de l'œil

N'extraire un corps étranger de l'œil que s'il est facilement accessible : insecte, poussière. On se sert d'un coin de mouchoir propre, de compresse, ou d'une feuille de papier à cigarette.

Pour explorer la face interne de la paupière supérieure, on retourne celle-ci sur une allumette (dont la partie inflammable est coupée) ou sur un petit crayon.

Si le corps étranger est planté *dans la cornée* (copeau de métal) ou s'il est invisible (éclat de verre), ne pas faire la moindre manœuvre, fixer sur l'œil fermé une compresse et conduire le blessé à l'hôpital ou chez le spécialiste (voir plaies de l'œil, chap. IV).

On redoute une plaie de l'œil chez toute personne blessée au visage, un corps étranger invisible devant un œil rouge depuis plus de 24 heures.

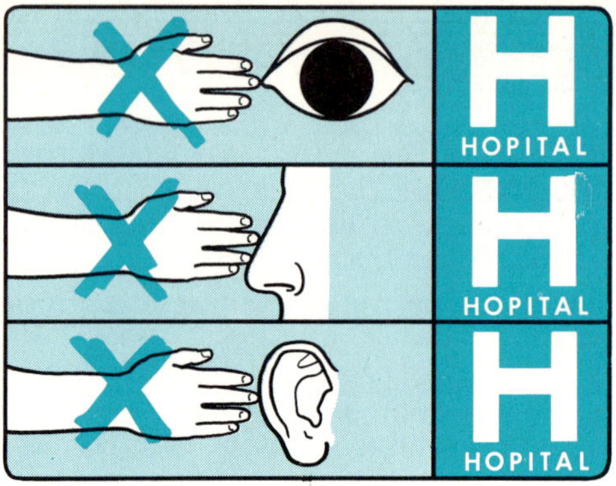

corps étranger

Lorsqu'un *produit chimique* (acide, base caustique, poudre de ciment, solvant...) est projeté dans l'œil, rincer immédiatement celui-ci : faire couler de l'eau *pendant* 10 *minutes au moins* (du robinet, par exemple, car l'urgence est extrême) dans l'œil maintenu ouvert, puis fixer sur l'œil fermé une compresse et emmener la victime chez l'ophtalmologiste ou à l'hôpital. Il est prudent de maintenir les bras de la victime, pour qu'elle ne touche pas son œil blessé.

Corps étrangers de l'oreille

Il est fréquent qu'un enfant se mette un objet dans l'oreille (morceau de crayon, haricot).

Il est préférable de ne pas tenter l'extraction : on risque de perforer le tympan. On ne met pas non plus de liquide dans l'oreille. L'enfant sera conduit chez le spécialiste.

Les insectes vivants sont noyés avec un peu d'huile.

Corps étrangers des voies respiratoires et digestives

Lorsqu'un enfant a avalé un objet, le secouriste le conduit d'urgence à l'hôpital. Il interviendra dans un seul cas : si l'enfant s'asphyxie (voir p. 44).

7

PRÉPARATION DU MATÉRIEL POUR UNE INJECTION MÉDICAMENTEUSE

Matériel. Les seringues à usage unique remplacent désormais les seringues à stériliser et à usages multiples employées autrefois. En effet la stérilisation par le secouriste n'est jamais totale et la réutilisation du matériel risque de propager l'hépatite virale (jaunisse infectieuse).

La seringue et l'aiguille sont stériles, prêtes à l'emploi, et contenues dans une pochette de plastique ou de papier fort, ellemême stérile.

On coupe ou on déchire l'enveloppe à l'endroit indiqué ; on sort la seringue en la prenant par le corps.

Remplissage de la seringue. On vérifie l'étiquette de l'ampoule (une ampoule sans étiquette est rejetée). L'extrémité de l'ampoule est marquée d'un trait de lime et passée à l'alcool ; on la casse en tenant la pointe avec une compresse stérile pour ne pas se couper.

L'ampoule étant tenue l'ouverture en bas, on introduit l'extrémité de la seringue sans toucher les bords de la coupure de l'ampoule. On aspire le liquide en tirant sur le piston. On prend alors l'aiguille en la tenant par son enveloppe ou son capuchon (à défaut par l'embase métallique ou plastique) et on la fixe sur la seringue. On retire alors l'enveloppe ou le capuchon de l'aiguille.

La seringue est alors tenue verticalement, l'aiguille en l'air ; on chasse les bulles d'air en poussant le piston et on vérifie que la seringue contient exactement le volume prescrit.

La seringue est prête pour l'injection, on la pose sur le linge en laissant l'ampoule vide enfilée sur l'aiguille.

Seringues stériles remplies et prêtes à l'emploi. Il existe de nombreux modèles, dont le principe est le suivant : le médicament est déjà dans la seringue ou dans une ampoule qui fait corps de pompe ; l'aiguille est à monter ou déjà montée (elle est protégée par un capuchon qu'on ôte au dernier moment) ; la tige du piston doit généralement être vissée.

Une notice explicative est jointe à la pochette stérile qui contient la seringue ; *celle-ci ne sert qu'une fois.*

Rappelons qu'il est interdit aux secouristes de pratiquer des injections : ce geste entraîne leur responsabilité civile et pénale.

QUE FAIRE DEVANT DES TROUBLES DIGESTIFS

Garder les vomissements
Essayer d'identifier la cause
Allonger en position latérale de sécurité
Appeler le médecin ou faire conduire à l'hôpital si les vomissements durent plus d'une demi-heure ou les douleurs adbominales plus de 1 heure

MALADIES INFECTIEUSES

■ **QUAND APPELER LE MÉDECIN ?**
en cas de doute
atteinte de l'état général
toux, fièvre, éruption, angine

■ **QUE FAIRE EN ATTENDANT ?**
isolement du malade, des frères et sœurs
noter la température
ne pas donner d'antibiotiques

■ **PRÉVENTION**
les vaccinations

ACCOUCHEMENT

■ **TOUJOURS APPELER UN MÉDECIN**

■ **QUE FAIRE EN ATTENDANT ?**

rassurer la mère
l'installer sur le dos

■ **QUE FAIRE PENDANT ?**

ne jamais tirer l'enfant
soutenir la tête, puis le corps de l'enfant
déposer l'enfant entre les cuisses de sa mère
ne jamais tirer sur le cordon : attendre

■ **QUE FAIRE APRÈS ?**

nettoyer la bouche de l'enfant
s'il ne respire pas, bouche-à-bouche et nez
en l'absence de médecin après quelques minutes couper le cordon entre deux liens
hospitaliser mère et enfant

Chapitre XII

PROTECTION DE LA SANTÉ

Les accidents et les maladies menacent notre santé.

La santé est un équilibre physiologique et psychologique qui résulte du fonctionnement harmonieux et régulier de notre organisme (selon une définition de l'Organisation Mondiale de la Santé).

Dans les chapitres précédents ont été étudiées les différentes circonstances d'urgence dans lesquelles la santé est rapidement ou même immédiatement menacée :

- par un accident (hémorragie, détresse respiratoire) ;
- par une maladie dont la nature est encore ignorée, mais dont certains signes (fièvre, vomissements...) apparaissent plus ou moins rapidement.

Dans ces cas, le rôle du secouriste est immédiat, limité, mais très important : éviter la répétition de l'accident ou de la maladie, agir en sorte que la victime soit confiée, sans retard et dans le meilleur état possible, au médecin.

Mais un certain nombre de maladies, aiguës ou chroniques, et la plupart des accidents ne se produisent pas par hasard ; leurs causes sont connues : imprudence, inattention, défaut de protection ou de vaccination, atmosphère nuisible, toxicité de certains produits et de certains médicaments, alimentation mal équilibrée...

Dans le présent chapitre et le suivant sont présentées un certain nombre de notions qui, si elles ne figurent pas exactement au programme des Brevets de Secourisme, doivent cependant permettre au Secouriste de développer chez les autres, et en lui-même, l'esprit de protection et de prévention.

La protection de la santé, la prévention des accidents, les gestes d'urgence constituent des éléments essentiels de l'Education pour la Santé dans laquelle la Croix-Rouge doit jouer un grand rôle, en application d'un de ses principes fondamentaux, l'Humanité, c'est-à-dire la protection physique et morale de l'homme.

La Santé* est d'abord menacée par l'oubli de règles simples qui entraînent :

- alimentation excessive, insuffisante ou mal équilibrée ;
- absorption de toxiques (alcool, tabac, drogues, médicaments pris en excès ou absorbés à tort, produits industriels respirés ou manipulés...) ;
- bruit excessif.

La prévention des maladies contagieuses a été exposée chapitre XI ; la prévention des accidents fait l'objet du chapitre XIII.

1

LA NUTRITION

La santé peut être perturbée par des intoxications (voir chap. XI) ou par des erreurs de nutrition.

L'alimentation

La malnutrition frappe les deux tiers de l'humanité ; *l'insuffisance alimentaire* ne se limite pas aux pays sous-développés :

- l'enfant est parfois mal nourri, or l'hygiène alimentaire conditionne la santé de l'adulte ;
- la femme enceinte a souvent un régime déséquilibré et une anémie (manque de fer) ;
- les personnes âgées manquent souvent de viande pour des raisons financières.

L'excès alimentaire accompagne l'accroissement du niveau de vie et la diminution des activités physiques. Nous consommons trop de sucre et de farineux, trop de graisse, trop de viande : en France l'obésité tue autant que l'automobile.

La nutrition normale *ne doit pas être faite* n'importe comment :

- *en quantité :* l'alimentation doit comporter assez d'énergie (calculée en calories) et être adaptée à l'âge et aux activités physiques ;
- *en qualité :* une ration quotidienne comprend 3 catégories d'aliments : viandes, œufs, poissons (protéines), sucre et farineux (glucides), graisses (lipides).

Ces 3 catégories doivent être équilibrées entre elles, on doit respecter certaines proportions.

---

* Pour toutes ces questions, on peut demander une documentation gratuite au Comité Francais d'Education pour la Santé, 78110 le Vésinet.
D'autre part, la Croix-Rouge Française concourt à l'Éducation pour la Santé (ou Éducation Sanitaire), par ses enseignements : secourisme, santé au foyer, etc. (voir chap. XV).

L'alimentation doit aussi apporter d'autres éléments : des sels minéraux (notamment du calcium, du potassium et du magnésium), des vitamines et de l'eau.

Quelques conseils pour un régime équilibré

Consommer de la viande sans excès : pour beaucoup de français, la viande est l'aliment noble « qui donne des forces et du sang ». Ce préjugé entraîne souvent une consommation excessive. Certes la viande est un aliment excellent et très utile, mais il suffit d'en consommer en quantité modérée, une fois par jour.

Il faut varier l'alimentation et consommer tantôt du poisson, tantôt des œufs, tantôt de la viande.

Consommer des sucres et des farineux en quantité modérée : autrefois le pain et les pommes de terre étaient à la base de l'alimentation. Aujourd'hui on continue à consommer trop de pain et trop de pommes de terre alors que la ration s'est enrichie de mets divers. La consommation moyenne dépasse de 3 à 5 fois la ration nécessaire, ce qui explique la tendance à l'obésité observée dans l'ensemble de la population.

Consommer des corps gras sans excès : en particulier, consommer modérément des graisses cuites, plus difficiles à digérer. L'excès entraîne des troubles du foie, l'augmentation du cholestérol, dont l'excès favorise les atteintes du système cardio-vasculaire.

Consommer suffisamment de légumes verts et de fruits frais : dans certaines collectivités, on a tendance à « bourrer » avec des pâtes, du riz, des haricots secs, moins chers que les légumes verts. La ration alimentaire équilibrée doit comporter des légumes verts et des fruits, car ils sont riches en vitamines, en sels minéraux indispensables et en cellulose qui permet le fonctionnement régulier de l'intestin. Il est préférable de consommer *des légumes crus* (salade, radis, carottes) qui conservent les vitamines, partiellement détruites par la cuisson.

Consommer suffisamment de produits laitiers : le lait, aliment presque complet, est aussi nécessaire à l'adulte qu'à l'enfant : un quart à un demi-litre par jour, ainsi que les fromages, à consommer 1 ou 2 fois par jour.

Organiser les repas de façon rationnelle : en France, le petit déjeuner est le plus souvent insuffisant.

Ce devrait être un vrai repas comme en Angleterre ou en Allemagne ; il devrait comporter suffisamment de lait, apporter le quart de la ration totale de la journée, avec un yaourt, un fruit, un morceau de jambon, de fromage, un œuf à la coque, jamais d'alcool. Tous ces éléments sont indispensables à un bon départ pour la journée. L'insuffisance du petit déjeuner est la cause de la baisse d'attention observée dans les classes et de l'augmentation des accidents de travail en fin de matinée.

Consommer peu de liquide au cours des repas pour éviter la dilution des sucs digestifs ; par contre, *il faut boire de l'eau en dehors des repas :* l'eau est la seule boisson indispensable à l'organisme.

Il faut boire plusieurs verres à distance des repas pour faire fonctionner ses reins. L'eau « du robinet » est excellente, il suffit de la laisser reposer un quart d'heure pour éliminer l'odeur de chlore qu'on perçoit parfois. La présence de calcaire dans l'eau n'est pas nuisible à la santé. Le calcaire est gênant pour les canalisations, les appareils sanitaires, mais il n'est pas sain de consommer une eau sans calcaire trop « adoucie ».

La maladie alcoolique

Les termes « maladie alcoolique », « éthylisme », « alcoolisme » ont une signification identique : intoxication de l'organisme par l'alcool *.

La France détient le record du monde de la consommation d'alcool ** : 17 litres d'alcool pur par habitant et par an. 10 pour 100 du revenu national sont consacrés à la production ou au commerce des boissons alcoolisées. 13 pour 100 des dépenses alimentaires des ménages sont consacrés à l'achat de boissons alcoolisées (non comprises les consommations dans les cafés).

Cette habitude alimentaire a de graves conséquences sur la santé.

L'alcool est la cause principale de 47 pour 100 des accidents de la route, de la moitié des meurtres, des quatre cinquièmes des cancers de la bouche et de l'œsophage. Trois millions de français sont des buveurs excessifs, un million des alcooliques chroniques. Il n'y a pas d'enfants martyrs dans les pays où l'on ne consomme pas d'alcool.

L'alcool éthylique ou éthanol est contenu dans certaines boissons (vins, bière, cidre, apéritifs, digestifs, etc.).

La quantité d'alcool pur contenu dans une boisson alcoolisée se mesure en degrés, c'est-à-dire en centilitres d'alcool pur par litre. Ex. : un litre de vin à 12° contient 12 centilitres d'alcool pur, c'est-à-dire environ 120 grammes d'alcool pur.

---

* On peut obtenir auprès d'« Alcool ou Santé », Journal du Comité national de Défense contre l'Alcoolisme, 20, rue Saint-Fiacre, 75002 Paris, toute documentation, brochures, diapositives, films, affiches, ainsi qu'auprès des Comités Départementaux dont l'adresse peut être demandée au Comité national.

** Une information détaillée sera trouvée dans le livre *L'alcoolisme*, par P. Harichaux et J. Humbert, Flammarion éditeur, dans la collection Croix-Rouge Française.

Pratiquement *la quantité d'alcool est à peu près la même dans un verre d'apéritif, de vin, de bière, de digestif.*

Dose maximale admissible

La dose admissible sans danger est environ d'un demi-litre de vin par jour, trois quarts de litre maximum pour un homme de poids moyen.

On estime *la dose d'alcool tolérable à* 1 *g par kg et par jour.* Pour les femmes, la dose doit être diminuée d'un tiers.

Pour être inoffensive cette dose doit être *prise au cours des repas, jamais à jeun.*

L'alcool dans le sang

L'alcool passe *directement et rapidement dans le sang :* en quelques minutes si l'estomac est vide, en moins d'une heure au cours d'un repas. Il se dégrade dans le foie. L'élimination de l'alcool du sang *se fait lentement*, pendant plusieurs heures.

L'alcoolémie est le poids en gramme d'alcool pur par litre de sang. La loi du 9 juillet 1970 a institué un taux légal d'alcoolémie. Tout conducteur responsable d'un accident ou d'une infraction ayant *un taux de* 0,80 g d'alcool par litre, est passible de sanctions pénales : amendes, prison, avec retrait du permis de conduire.

En fait, l'alcool commence à *perturber les réflexes* à 0,50 g/l seuil de sécurité. Un conducteur qui veut être sûr de garder ses reflexes *pour réagir efficacement* devant un danger imprévisible *doit veiller* à *ne pas dépasser* 0,30 *g/l.* — Prenons 2 exemples :

Un repas avec un apéritif, une demi-bouteille de vin, un digestif donne une alcoolémie de 1 g/l chez un homme de 75 kg en bonne santé et de 1,5 g/l chez une femme de 55 kg. S'ils prennent le volant avant les deux ou trois heures qui suivent ce repas, ils ont des réflexes perturbés ; ils seront sanctionnés s'ils subissent un contrôle (alcootest).

Un repas comportant un apéritif sans alcool, un quart de vin ou un demi-litre de bière et un café entraîne une alcoolémie de 0,25 à 0,35 g/l ; le conducteur peut prendre la route en toute sécurité.

En résumé :

- moins de 0,30 g/l, pas de risque ;
- à partir de 0,50 g/l, danger ;
- à partir de 0,80 g/l, sanctions pénales.

Les effets de l'alcool

L'alcool est une drogue « qui met de bonne humeur ». On boit pour se changer les idées, par entraînement, par manque de volonté, pour lutter contre les difficultés, la solitude ou la fatigue.

Effets immédiats et passagers

A doses moyennes

Diminution de la rapidité des réflexes : le temps de réaction augmente avec le degré d'alcool dans le sang (alcoolémie). Ainsi le conducteur « imprégné » ne peut freiner à temps quand il aperçoit un obstacle.

Diminution du champ visuel : après une consommation excessive d'alcool, le champ visuel rétrécit, c'est « la vision en tunnel ». L'homme ne voit plus sur les côtés jusqu'à 160° ou 170°, comme normalement.

Diminution de la vigilance : l'euphorie provoquée par l'état alcoolique empêche le sujet de se *rendre compte que toutes ses capacités sont diminuées :* il devient inconscient, téméraire, ce qui favorise l'accident.

Disparition de la maîtrise de soi : agressivité, coups, blessures, meurtre.

A plus fortes doses

C'est l'ivresse (voir ch. XI, accidents nerveux) qui peut aller jusqu'au coma et à la mort.

Effets chroniques

Le buveur passe d'habitude par 3 stades :

1. **Le buveur excessif :** on est buveur excessif si on boit 1 à 2 litres de vin par jour. Pendant 10 ans, le sevrage est possible par la volonté.

2. **Le buveur dépendant :** quand on boit 1 à 2 litres de vin par jour pendant plus de 10 ans, on devient un alcoolique dépendant, c'est-à-dire qui ne peut pas s'arrêter par sa seule volonté. C'est le buveur imprégné. On estime qu'il y a en France 4 millions de buveurs imprégnés.

Le sevrage est encore possible par traitement médical sans hospitalisation, sans arrêter le travail. En l'absence de sevrage, le buveur passe en quelques années au troisième stade.

3. **L'alcoolomane :** la toxicomanie alcoolique évolue en quelques années vers des complications irréversibles : cirrhose du foie, atteintes du système nerveux.

Le sevrage est seulement possible par l'hospitalisation, mais les rechutes sont fréquentes et les cures répétées nécessaires.

Chaque année en France près de 30 000 décès sont directement provoqués par l'alcoolisme, dont 80 % par cirrhose du foie.

Il existe un risque permanent de rechute : *l'alcoolique guéri doit absolument cesser définitivement d'absorber la moindre consommation d'alcool :* celle-ci provoquerait la rechute.

Souvent c'est l'entourage qui est responsable de la rechute. Lors d'une fête familiale ou d'un « arrosage » professionnel, on pousse l'alcoolique à prendre « juste un verre ». Celui qui le fait est responsable de la rechute. *Un alcoolique guéri ne peut boire que des boissons sans alcool.* *

Que boire ?

Il faut détruire les préjugés

Boire de l'alcool est-il utile à l'organisme ? On dit que l'alcool ouvre l'appétit, aide à digérer, nourrit, réchauffe, désaltère. Quelle est la réalité ? L'alcool :

- *n'ouvre pas l'appétit*, car il modifie la sécrétion gastrique ;
- *ne fait pas digérer*, car il retarde l'ouverture du pylore qui commande l'évacuation de l'estomac vers l'intestin ;
- *ne nourrit pas ;*
- *ne réchauffe pas*, car il augmente la déperdition de chaleur par dilatation des vaisseaux sanguins de la peau ;
- *ne désaltère pas*, la soif réapparait plus rapidement après consommation de boissons alcoolisées ;
- *ne stimule pas*, ne donne pas de force et ne s'élimine pas plus par le travail de force.

Toutes ces notions ont été prouvées par des expériences sérieuses faites en particulier par l'étude de performances de groupes de sportifs.

Que boire en travaillant ?

Plus une boisson est alcoolisée, moins elle désaltère. On peut boire de l'eau fraîche, additionnée ou non d'un parfum, d'un peu de sirop. Les usines où l'on a mis à la disposition du personnel des fontaines d'eau réfrigérée ont vu diminuer la consommation de vin et autres boissons alcoolisées.

A dose modérée, une bière peu alcoolisée (2-3°) dite familiale peut être consommée, ou bien une bière sans alcool, ou du thé léger.

EN CONCLUSION

- ne consommer des boissons alcoolisées que modérément (vin, bière) et seulement au cours des repas ;
- consommer des boissons sans alcool en dehors des repas, pendant le travail, sur le terrain de sport, sur la route ;

---

* Les Associations d'anciens malades ont pour la plupart des sections régionales et locales ; leur adresse peut être obtenue au Comité national ou à un groupement :
Alcooliques anonymes, 24, rue des Archives, 75004 Paris.
La Croix Bleue, 47, rue de Clichy, 75009 Paris.
La Croix d'Or, 10, rue des Messageries, 75010 Paris.
La Fédération des Amis de la Santé, 58, rue de Fontenelle, 72000 Le Mans.
Vie Libre, 32, rue Villeneuve, 92110 Clichy.

- quand on offre à boire *mettre toujours des boissons non alcoolisées avec les apéritifs :* donner le choix, c'est respecter la liberté des autres ;
- ne pas consommer de boissons alcoolisées quand on conduit. Après un repas arrosé, attendre 2-3 heures avant de reprendre le volant.

2

LA POLLUTION ATMOSPHÉRIQUE

Notre santé est compromise par la pollution de l'air, responsable de la bronchite chronique, aggravée par l'usage prolongé du tabac.

La pollution de l'air

Il y a *pollution atmosphérique* lorsqu'une substance étrangère, ou une variation importante dans la proportion des constituants de l'air est susceptible de provoquer un effet nuisible, ou une gêne. Les substances anormales s'appellent des *polluants*.

La pollution atmosphérique est due :

- *pour moitié aux foyers de chauffage* qui rejettent de l'oxyde de carbone, du gaz carbonique, des hydrocarbures, du soufre et des gaz sulfureux (transformés en acide sulfurique), des produits non brûlés (suie, goudron) et des poussières ;
- *pour un quart aux automobiles* qui rejettent de l'oxyde de carbone, de l'oxyde d'azote, des hydrocarbures, du plomb ;
- *pour un quart à l'industrie*, usines sidérurgiques, chimiques, centrales thermiques, cimenteries. Les polluants sont de nature très diverse selon les fabrications. De plus existent des composés soufrés issus du chauffage des chaudières au fuel ou au charbon.

Les effets de la pollution

La pollution atteint l'homme, les animaux, les végétaux, les bâtiments.

Chez l'homme : elle atteint les voies respiratoires ; conjonctivites, rhino-pharyngites, irritation bronchique, asthme, s'observent avec une plus grande fréquence dans les zones à forte pollution.

Les accidents surviennent surtout lors des changements de température : un plafond d'air chaud se forme au-dessus d'une ville, bloquant l'ascension et la dispersion des fumées. Un brouillard épais retient les gaz, les fumées, les poussières et tous les produits toxiques. Il y a corrélation entre la mortalité, le niveau de pollution et la consommation de combustible.

Les animaux aussi sont sensibles à la pollution.

Les végétaux souffrent quand l'air est chargé de poussières et de fumée. Les gaz sulfureux, le fluor attaquent les feuilles, l'arbre meurt. Certaines forêts proches des villes sont ainsi menacées de destruction. Or les arbres sont le « poumon » d'une ville.

Enfin la pollution produit des dommages sur les *bâtiments*, les monuments : les pierres noircissent, les toitures métalliques se corrodent.

On peut diminuer considérablement la pollution en :

- *entretenant soigneusement* les appareils de chauffage et les conduits de fumée (ils chauffent mieux en polluant moins), et en utilisant du fuel à faible teneur en soufre ;
- *isolant les locaux :* il est rentable d'isoler les locaux : murs à plusieurs parois, revêtement des combles et des toits en fibres de verre ou de roche. Cette isolation diminue de 30 à 40 pour cent les dépenses en combustible ;
- *utilisant normalement sa voiture :* ne pas faire fonctionner le moteur à l'arrêt, ne pas abuser du « starter », éviter les brusques accélérations. Régler le carburateur, c'est économiser le carburant.
- « *dépolluant* » *dans l'industrie* les fumées, en les évacuant par des cheminées de grande hauteur, construites après étude sur maquette et connaissance du régime des vents.

La lutte contre la pollution est une exigence de notre temps ; elle est soutenue par des textes officiels et doit être comprise par chacun : c'est par une discipline individuelle autant que collective qu'on peut espérer limiter et réduire la pollution et ses nuisances.

LA BRONCHITE CHRONIQUE

La bronchite chronique est favorisée par la vie dans l'atmosphère humide et polluée d'une ville ou d'une agglomération industrielle. Elle est favorisée par l'humidité et le brouillard.

Le brouillard épais, « smog » des anglo-saxons, provoque des épidémies d'infection et d'insuffisance respiratoires.

La bronchite chronique apparaît insidieusement, elle se caractérise par une toux persistante avec une expectoration (des crachats) assez importante. Cette expectoration se manifeste surtout le matin, il s'y ajoute un essouflement à l'effort, à la marche puis plus tard au repos. La bronchite chronique se complique de poussées aiguës et peut aboutir, si elle est négligée, à l'insuffisance respiratoire aiguë ou la défaillance cardiaque.

La bronchite chronique est favorisée et aggravée par le tabac.

La fumée du tabac est agressive pour le larynx, la trachée et les bronches.

L'alcool joue un rôle aggravant ; s'éliminant par le poumon, il constitue un irritant majeur : il y a beaucoup de bronchiteux parmi les alcooliques.

La bronchite chronique tue autant que l'infarctus du myocarde. On lui impute 40 000 décès par an en France, soit 7 pour cent de la mortalité.

La prévention collective de la bronchite chronique consiste à supprimer les polluants de l'atmosphère générale et des lieux de travail. La prévention individuelle consiste à éviter les infections respiratoires (vaccination en automne) et à supprimer le tabac.

3

LE TABAC

Ce fléau social, onéreux, n'épargne aucun pays ; la consommation de tabac augmente de 10 pour 100 chaque année. *La cigarette non dangereuse n'existe pas.*

Le fumeur n'intoxique pas que lui-même, mais aussi son entourage.

Fumer dans un local clos est toxique pour tous, non-fumeurs compris.

Les jeunes fument de plus en plus tôt, certains commencent à 13 ans. A 18 ans, 20 pour cent des filles et la moitié des garçons fument 20 cigarettes par jour. *Les jeunes sont exposés de plus en plus tôt* au risque du cancer des voies respiratoires.

Effets immédiats passagers : la nicotine agit sur le système circulatoire (vaso-constriction), elle favorise l'infarctus. L'oxyde de carbone agit sur le système nerveux.

Chaque cigarette paralyse pendant plusieurs heures les cils vibratils qui assurent en permanence le nettoyage des bronches, ce qui explique la plus grande fréquence de la bronchite chez les hommes, plus grands fumeurs que les femmes.

Effets chroniques : l'intoxication se traduit par un état de besoin et favorise la bronchite chronique.

A cause du goudron (3-4-benzopyrène), le tabac provoque ou favorise le cancer du poumon, 17 fois plus fréquent chez les fumeurs.

Quand une femme enceinte fume, le sang du bébé contient 10 fois plus d'oxyde de carbone. Il naît plus petit et parfois prématuré ; il y a plus de mort-nés et de décès dans les premiers jours. Le petit enfant peut avoir un handicap scolaire dès l'école maternelle.

Prévention : *le plus simple est de ne pas commencer.* On peut diminuer ou arrêter par le seul effet de la volonté, ou en suivant un traitement médical facile et inoffensif.

4

LE BRUIT

Le bruit est une nuisance grave qui s'accroît dans la vie moderne : les immeubles collectifs, la vie urbaine, l'industrie avec ses machines de plus en plus rapides et de plus en plus bruyantes, les bureaux mal insonorisés sont des causes de fatigue inutile, et déterminent des lésions de l'audition.

Quelques notions théoriques simples

Un bruit est une sensation auditive désagréable, c'est un mélange anarchique d'ondes sonores.

Un bruit est plus ou moins aigu : c'est sa *fréquence* qui se mesure en Hertz, c'est-à-dire en cycles par seconde (Hz).

Un bruit est plus ou moins fort : c'est *son intensité* qui se mesure en décibels. Le décibel est la plus petite variation de niveau acoustique que l'oreille puisse percevoir (db).

Les bruits les plus nocifs sont :
- les bruits intenses (supérieurs à 80 db);
- les bruits aigus (supérieurs à 2 000 Hz);
- les bruits intermittents ;
- les bruits inattendus ;
- les bruits qui se répercutent sur les parois d'un local sonore.

Effets du bruit

Des *lésions auditives* apparaissent avec perte progressive de l'audition des *sons aigus* qui s'étend avec les années vers les sons graves pour aboutir à la surdité.

La *fatigue : le bruit agit sur tout l'organisme*, le système nerveux, les glandes endocrines, provoquant un état de *fatigue :*
- fatigue auditive : il faut plusieurs heures pour récupérer une audition normale après un séjour dans un bruit élevé ;
- fatigue oculaire : troubles de l'appréciation des distances, des couleurs ;
- fatigue nerveuse générale par contraction des vaisseaux capillaires.

Il faut souligner qu'il n'y a pas d'adaptation au bruit, on ne l'entend plus, mais il continue à léser l'organisme.

Lutte contre le bruit

Elle est nécessaire, possible, efficace et légalement obligatoire.

La lutte contre le bruit est difficile, chaque cas doit être étudié *par des spécialistes.*

On doit lutter contre le bruit le plus près possible de sa source.

Il faut :

- *diminuer la sonorité des sources*, c'est-à-dire veiller à la suppression du bruit lors de la construction des machines, les équiper de silencieux ; un bon silencieux ne diminue pas la puissance d'une machine ou d'un moteur, il permet de gagner 20 db, ce qui est considérable ;

- *s'éloigner des sources de bruit :* on ne construit pas une chambre du côté de la rue, des bureaux près d'ateliers bruyants. Dans les villes nouvelles on prévoit une séparation des zones de bruit et de silence. On construit les habitations, les hôpitaux, dans des quartiers à l'écart des grandes voies de circulation ;
- *isoler les sources de bruit :* dans de petits locaux, des niches, des coffres, qui doivent être lourds pour être efficaces ;
- *empêcher la transmission des bruits aériens* par les parois (murs, fenêtres) : il faut des matériaux *lourds*, à plusieurs épaisseurs, avec un intercalaire de fibres de verre et des fenêtres à double verre *épais*, avec des joints *étanches* ;
- *absorber les bruits émis dans un local pour casser la réverbération* avec des revêtements de moquettes au sol, tissu, matériaux poreux (fibre de verre ou de roche) sur les murs et les plafonds ; le polystyrène est inefficace à cause de sa légèreté et de ses pores fermés.

Enfin, si l'on ne peut supprimer le bruit, ou s'en éloigner, on s'en protège par des *casques ou des obturateurs d'oreille* (plastique ou fibre de verre). Les chasseurs, tireurs, doivent protéger leurs oreilles s'ils ne veulent pas devenir progressivement sourds.

Conclusion

Lutter contre le bruit améliore le confort, l'équilibre nerveux, la sécurité, l'efficacité.

5
LES ATTEINTES DE LA PEAU

La peau constitue une *défense naturelle de l'organisme*, grâce à ses 3 couches : l'épiderme, fait de cellules superposées se détachant peu à peu, le derme, charpente de la peau, et l'hypoderme avec le tissu adipeux (la graisse).

La peau a une résistance mécanique et chimique : *elle est recouverte d'un enduit gras et acide.* Tout ce qui détruit cet enduit (solvants, produits alcalins) peut provoquer une réaction de la peau, une dermite. La sueur a un rôle d'élimination des déchets et de régulation de la température du corps ; elle peut favoriser une dermite s'il y a macération dans des vêtements, des gants.

Lorsqu'une substance est au contact avec la peau, 2 sortes de réactions sont possibles :

- *l'agression directe :* par exemple le formol, les sels d'arsenic, la soude provoquent des ulcérations, c'est-à-dire « un trou » et ceci à chaque contact ;
- *la sensibilisation :* par exemple certaines huiles de graissage, certains produits de beauté, la fibre de verre, certains végé-

taux peuvent provoquer des rougeurs de la peau (érythème) avec des petites cloques (vésicule) : c'est l'eczéma. Cette sensibilisation, encore appelée *allergie*, se produit parfois après un temps prolongé et des contacts répétés.

Rappelons que le soleil provoque des brûlures (voir chap. VII)

La prévention

On se protège des produits agressifs en évitant tout contact, notamment des mains : on ne manipule pas de ciment, d'essence, de trichloréthylène à mains nues, on se protège par des gants ou des crèmes de protection *. Celles-ci forment un écran, un gant invisible efficace, elles n'empêchent pas la peau de respirer.

Les produits provoquant une sensibilisation agissent à retardement ; le manipulateur ne s'en méfie pas, *il se croit résitant alors qu'il se sensibilise lentement jour après jour.* Il faut donc, d'une façon générale, éviter tout contact de la peau avec les produits de nettoyage ou d'entretien, car on n'est jamais sûr de l'avenir.

La propreté est le meilleur moyen de prévention des dermites : il faut se changer si la chemise a été imprégnée d'un produit, ne pas garder sur la peau le vêtement humide qui va provoquer la dermite. Il faut se laver soigneusement à l'eau et au savon pour éliminer le plus vite possible toute trace de produit. Et si l'on a eu l'imprudence de manipuler un produit à mains nues, *il faut rétablir la couche grasse et acide* avec une crème spéciale ou en se lavant avec de l'eau vinaigrée (1 cuillerée à soupe pour un verre d'eau) et se frottant avec un corps gras. Ce procédé est simple, efficace et économique.

6

LES DROGUES

La consommation des drogues est importante : un homme sur 4, dans le monde, est drogué : 400 millions avec l'opium, 300 avec le hachisch, 300 avec le betel ou la coca et 300 par l'alcool. *Il n'existe pas de drogues mineures ni de drogues douces.*

La définition de la toxicomanie par l'Organisation Mondiale de la Santé est la suivante : un état de dépendance physique et psychique à un produit agissant sur le système nerveux central et entraînant :

- un état de dépendance : le besoin irrésistible ;
- une accoutumance avec escalade : augmentation irrésistible des doses ;
- une dénutrition, la déchéance, des complications et la mort.

Il faut souligner qu'on ne peut pas dire : « je vais essayer une fois pour voir », le début peut entraîner une intoxication progressive avec des drogues de plus en plus fortes. Le chemin de la

---

* Blick, Antixol.

drogue passe par la première cigarette de hachisch ou le premier tube d'amphétamines.

Les principales drogues sont le chanvre indien, le pavot, qui produit l'opium dont on tire la morphine et l'héroïne, les hallucinogènes (L.S.D.) et certains médicaments (amphétamines, barbituriques...).

Chanvre indien

Encore appelé cannabis, hachisch, kif, marijuana, chira.

Origine : tous pays, c'est la drogue la plus répandue dans le monde.

Présentation et voie d'introduction : feuilles broyées qu'on fume ou fleurs qui donnent une résine, fumée ou bonbon.

Effets passagers immédiats : exaltation de l'humeur, de l'intelligence, de la sensibilité, des sensations, mais obscurcissement de la conscience.

Effets chroniques : intoxication, dépendance avec passage à une autre drogue.

Escalade et évolution : psychose.

Prévention et traitement : c'est la drogue des débutants, dès la première cigarette il y a risque de dépendance, *il ne faut pas commencer* car on n'est pas sûr de pouvoir s'arrêter.

Pavot

Le pavot est une plante dont on tire l'opium, qui donne la morphine et l'héroïne.

Opium et morphine

Pays d'origine : Orient.

Voie d'introduction : opium : fumée et voies digestives ; morphine : injections.

Effets immédiats et passagers : « le bien-être ».

Effets chroniques : intoxication, état de dépendance, troubles digestifs, nerveux et généraux.

Escalade et évolution : déchéance progressive et mort.

Traitement : désintoxication hospitalière.

Héroïne

Pays d'origine : Europe, l'héroine est fabriquée à partir de la morphine venant d'Orient.

Voies d'introduction : buccale, nasale, injections intramusculaires ou intraveineuses.

Effets immédiats passagers : un état de « bien-être » de brève durée suivi brutalement d'impression de manque et besoin impératif d'une nouvelle dose.

Effets chroniques : intoxication, dépendance, doses de plus en plus fortes et de plus en plus fréquentes. Déchéance *rapide.*

Escalade et évolution : septicémie par injection non stérile ou surdosage mortel.

Traitement : désintoxication hospitalière.

Hallucinogènes

L.S.D.

Origine : substance chimique provenant d'un champignon. connu sous le nom de L.S.D. 25. Répandu aux U.S.A. à partir de 1960, actuellement dans toute l'Europe.

Voie d'introduction : buccale, pilule inodore, incolore, sans saveur ou bonbon ou timbre (partie collante) ou coin de journal. Le L.S.D. agit à dose infinitésimale.

Effets immédiats passagers : « le voyage psychédélique » fait d'hallucinations visuelles, de diminution de la vie intellectuelle, de diminution de la personnalité.

Effets chroniques : intoxication, dépendance *psychologique.*

Escalade et évolution : vers une maladie mentale, la schizophrénie (état de folie), particulièrement redoutable chez les jeunes.

Traitement : désintoxication à l'hôpital.

Médicaments

Amphétamines

Voie d'introduction : buccale ou injections.

Effets immédiats passagers : c'est un stimulant qui *camoufle* la fatigue.

Effets chroniques : intoxication, dépendance, troubles du caractère.

Escalade et évolution : vers la psychose.

Traitement : désintoxication à l'hôpital.

Barbituriques

Voie d'introduction : buccale.

Effets immédiats passagers : détente et sommeil.

Effets chroniques : intoxication, dépendance *physique* et accoutumance.

Escalade et évolution : risque de coma.

Traitement : désintoxication à l'hôpital.

Conclusion

Prévention par l'information : il faut informer les jeunes du risque qu'ils prennent en disant : « je vais essayer une fois ».

Dépistage des intoxiqués et action pour les convaincre de se faire traiter.

Désintoxication en milieu hospitalier. La répression contre les intoxiqués est inefficace : ce sont des malades, il faut les convaincre de se soigner.

Enfin, éviter l'usage continu de médicaments (sauf sur indication du médecin).

Chapitre XIII

PRÉVENTION DES ACCIDENTS

Etre secouriste, c'est d'abord savoir intervenir au moment d'un accident pour sauver une vie, éviter une infirmité.

C'est aussi pratiquer la prévention sur le lieu même de l'accident :

- éviter la répétition de l'accident ;
- protéger le blessé et les sauveteurs.

C'est enfin, avant que l'accident se produise, pratiquer et faire pratiquer la prudence, et répandre l'esprit de prévention.

La nécessité de la prévention est évidente : il y a en France chaque année, dans le domaine du travail, 2 200 morts, 110 000 accidents entraînant une invalidité, 1 150 000 accidents avec arrêt de travail.

Mais les accidents survenant en dehors d'une activité professionnelle sont encore plus nombreux : plus de 20 000 morts en un an, près de 400 000 blessés. Les accidents de la route font 12 000 tués et plus de 200 000 blessés.

Le total représente : 100 morts par jour, 4 morts par heure, 1 mort toutes les 15 minutes.

Enfin, le nombre d'accidents survenant chez les enfants est très élevé ; il pose un double problème :

- protéger les enfants ;
- et surtout leur apprendre à se protéger eux-mêmes.

L'accident ne survient pas par hasard, du fait de la fatalité. Il résulte d'un enchaînement de causes qu'il faut connaître pour agir en vue de les prévenir*.

1

COMMENT SE PRODUIT UN ACCIDENT

Tout accident s'analyse en une chaîne de 5 éléments : un homme en activité, une défaillance, le danger, l'accident lui-même, les secours.

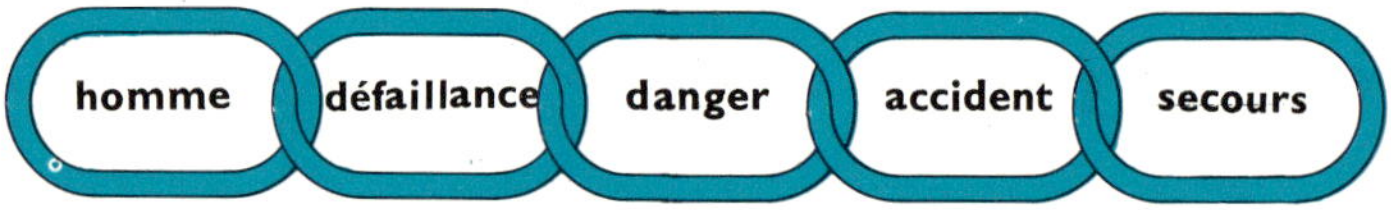

1. **Un homme en activité** (causes profondes).

Ses caractéristiques physiques, psychologiques, sociales en font un être unique ; ses aptitudes peuvent se dégrader, ses inaptitudes être méconnues ou négligées. Il peut être préoccupé. L'homme qui travaille chez lui est un amateur qui s'est improvisé technicien, avec ce que cela comporte de risques supplémentaires ; le plus souvent, il n'a pas été formé.

2. **Une défaillance** (causes prochaines).

L'accident survient par suite de l'apparition d'un fait exceptionnel, un défaut se révèle, une déficience se manifeste :
- chez l'homme d'abord, par fatigue ou par distraction ;
- dans le matériel aussi : éclatement d'un outil, rupture d'un barreau d'échelle ;
- par une modification brutale de l'ambiance : panne d'électricité.

3. **Le danger** (causes immédiates).

Pour qu'un accident soit possible, il faut qu'intervienne un troisième élément qui est primordial : le danger. *La défaillance n'entraîne une blessure que si le danger est présent.* Ce danger est représenté

Soit par des conditions de travail dangereuses :
- la mauvaise disposition du chantier et du matériel ;

---

* Nous tenons à remercier M. Assémat, ancien Ingénieur en chef du Service Prévention de la Caisse Régionale d'Assurance Maladie de Normandie, pour ses conseils dans la rédaction de ce chapitre.

- la disposition des locaux (désordre, encombrement, éclairage ou ventilation défectueux) ;
- le mauvais outillage ;
- l'absence de protection collective ou individuelle.

Soit par des actions dangereuses :

- l'utilisation anormale du matériel (par exemple, un tournevis employé comme burin) ;
- les interventions sur du matériel inconnu, les plaisanteries douteuses ;
- la non-utilisation de la protection collective ou individuelle ;
- la mauvaise position de travail ou de manutention.

Pour lutter contre les conditions dangereuses il faut, par ordre d'efficacité décroissante :

- *supprimer le risque* d'abord : par exemple utiliser la très basse tension pour une baladeuse (24 volts) ;
- *mettre des protections collectives :* garde-fou et plinthe sur un échafaudage ;
- *s'équiper de protection individuelle :* lunettes, gants ;
- *signaler le danger :* mais l'expérience a montré que la pose d'une pancarte est à peu près inefficace, elle n'est qu'un expédient provisoire.

Les actions dangereuses sont commises par des hommes qui :

- ne savent pas — ils n'ont pas été formés ;
- ne peuvent pas — ils ne sont pas aptes ou pas équipés ;
- ne veulent pas — par mauvaise volonté, négligence ou incrédulité : « l'accident c'est pour les autres » pensent-ils, « on a toujours fait comme ça ».

4. **L'accident**

Le quatrième maillon nous échappe, c'est l'accident proprement dit, *dont il est impossible de prévoir les conséquences.* On frôle la catastrophe et c'est un simple incident ou bien l'accident est très grave, voire mortel. C'est ici, *et ici seulement*, que le hasard intervient : quand un homme tombe d'un échaufaudage, il peut aussi bien s'en tirer avec des contusions que mourir d'une fracture du crâne.

Des études ont montré qu'en présence d'un risque affronté, trois cents fois il ne se passera rien de grave, trente fois un accident sérieux se produit et une fois un accident très grave.

L'accident est certain quand on affronte le danger de façon permanente en refusant la prévention. Toute possibilité d'accident reconnue et négligée sera tôt ou tard sanctionnée par une blessure.

Les incidents sans conséquence ont la même valeur d'avertissement que les accidents graves : ne pas attendre que les mêmes causes soient sanctionnées plus sévèrement.

5. **Les soins d'urgence, l'action médicale, la rééducation**

C'est un élément important, car tout doit être prévu et mis en œuvre pour limiter les dégâts. C'est ici qu'intervient le secourisme et l'on sait que la qualité des premiers secours a une conséquence directe sur la sauvegarde de l'accidenté et la diminution de son infirmité.

Ainsi tout accident relève de causes lointaines et immédiates où, dans 90 pour 100 des cas, il y a défaillance de l'homme. *La prévention est donc avant tout une question d'éducation, de prise de conscience, de ce qu'on appelle « l'esprit de sécurité ».* Il s'agit de « vouloir », car la prévention est possible.

2

LA PRÉVENTION DES ACCIDENTS DU TRAVAIL

Pendant les heures de travail, 1 travailleur s'arrête pour accident toutes les 7 secondes, 1 a un accident avec séquelle toutes les minutes ; 1 est tué toutes les 40 minutes.

Imaginons ce que représentent de douleurs, de bouleversements familiaux, ces pertes, en même temps que de gâchis sur le plan économique, c'est-à-dire finalement sur le niveau de vie de chacun.

L'accident de travail répond au mécanisme général de déclenchement d'un accident.

La prévention est à la fois technique : portant sur les locaux, le matériel, la protection et les inspections, *et psychologique :* éducation et propagande pour créer l'esprit de sécurité.

La prévention technique s'exerce dans l'ordre suivant :
- suppression du risque ;
- protection collective ;
- protection individuelle ;
- signalisation.

Suppression du risque : on pallie une opération dangereuse par l'automatisation, on remplace un produit toxique par un autre qui ne l'est pas et répond aux mêmes spécifications techniques.

Promotion collective : pour empêcher que le *geste néfaste* devienne un *geste fatal* on équipe les installations et les machines de protections : grilles, et de dispositif de protection : double commande, cellules photoélectriques. On a souvent tendance à essayer de neutraliser ces dispositifs installés pour la sauvegarde.

Protection individuelle : quand on ne peut pas mettre une protection collective, alors seulement, on fournit au personnel un matériel de protection individuelle : casques, chaussures de sécurité, vêtements spéciaux, gants, dispositif antichute. Il faut savoir que ce matériel de protection individuel est toujours une gêne, que son utilisation dépend du bon vouloir des intéressés et que, souvent persuadés « que l'accident c'est pour les autres, ceux qui n'ont pas de chance », ils négligeront de l'utiliser.

Il ne suffit pas de mettre à la disposition des travailleurs un matériel, il faut leur démontrer l'intérêt de son utilisation, il faut les motiver. C'est la question de la prévention psychologique.

Signalisation enfin. Il faut bien savoir que signaler le danger n'est pas une garantie suffisante pour éviter l'accident, ce n'est qu'un pis aller, un moyen peu efficace.

La sécurité dépend donc à la fois d'un aspect humain et d'un aspect technique.

Aspect technique : la sécurité commence par la construction de locaux et de machines faites pour l'homme, c'est-à-dire où on a intégré la sécurité. L'ergonomie, c'est-à-dire l'adaptation du travail à l'homme, est la condition première de la sécurité, en prenant en compte les facteurs d'ambiance : éclairage, bruit, ventilation.

Aspect humain : la majorité des accidents est le fait de l'homme lui-même, ce qui ne veut pas dire « que c'est de sa faute parce qu'il n'a pas fait attention ». Le défaut de réglage, d'entretien, l'oubli de la remise en place d'une protection, toutes ces causes ne sont pas proprement techniques, mais sont bien l'effet d'une défaillance humaine.

La sécurité du travail est un impératif économique, elle coûte, mais elle est rentable. On sait aujourd'hui qu'une usine qui a une forte production et un taux important d'accidents est une usine qui marche mal. La sécurité doit être intégrée dès la préparation des plans de construction si l'on veut qu'elle soit efficace.

Le secouriste peut contribuer à la prévention des accidents du travail : il donne l'exemple en respectant les consignes de sécurité, en corrigeant s'il le peut les anomalies qu'il rencontre, en essayant de convaincre ses compagnons de travail de l'utilité du matériel de protection, enfin en participant aux travaux du Comité d'hygiène et de sécurité de son entreprise. Il contribue ainsi à promouvoir l'esprit de sécurité dans son entreprise et dans son foyer.

3

LA PRÉVENTION DES ACCIDENTS DU TRAVAIL A LA MAISON

Les travaux ménagers courants ou le bricolage occasionnel exposent à des risques similaires à ceux d'un atelier.

Manutention de charges

Se placer en bonne position pour éviter les lumbagos ou « tours de rein » : on saisit une charge en fléchissant les genoux, le dos plat et droit, les pieds décalés, les bras tendus verticalement vers le bas pour la saisir entre les pieds ; le levage s'effectue par extension des membres inférieurs. Voir chapitre VIII.

Chutes en marchant

Éviter le désordre, la savonnette sur le carrelage, les fils électriques traînant dans les couloirs, les jouets épars, la bassine posée près de la porte pour un « court instant ».

Travail en hauteur

Se placer sur un escabeau stable avec crochet de blocage et main courante.

Pas d'échafaudage improvisé, de coin de chaise (pour le nettoyage de la face extérieure des vitres, bien ouvrir les fenêtres pour travailler dans la pièce).

Attention aux travaux de courte durée (remplacement d'une lampe, rangement au haut d'un placard) qui incitent aux acrobaties ; c'est alors que la chute se produit.

Chutes d'objets

Les objets lourds ou coupants ne se rangent pas sur une étagère élevée ni sur un placard.

Outillage mécanique

Ils vont du moulin à café électrique à la perceuse ou à la meule d'établi et même à la tondeuse à gazon. Laisser les carters protecteurs, couvercles en place. *Respecter les règles d'emploi.* Fixer solidement les pièces en cours de perçage (établi, étau, presse). User des protections individuelles (gants, lunettes). S'assurer que la mise à la terre est bien faite (voir p. 295).

Outils à mains

User *d'outils adaptés exactement au travail à réaliser :* un couteau de cuisine n'est pas un tournevis, ni un ouvre-boîtes de conserve. Les manier correctement. Les entretenir, les aiguiser, les graisser.

Produits chauds ou caustiques

Les appareils chauffants peuvent brûler. Pas de vêtement flottant près du gaz. Pas de casserole dont le manche peut être accroché en circulant dans la cuisine.

Bien ranger l'acide, la soude, les protecteurs de bois, ne les employer qu'avec précaution. Des produits antirouille enlèvent les taches du linge, mais brûlent les ongles et les yeux : suivre les consignes d'utilisation.

Laisser les produits dans les emballages d'origine, *correctement étiquetés* ; ne jamais les transvaser dans des bouteilles pour produits alimentaires.

Gaz et vapeurs délétères

Le benzène est très dangereux, il ne doit pas être utilisé par un particulier ; le trichloréthylène n'est pas sans danger. Ne jamais l'utiliser dans un local fermé, mal ventilé. Ne pas fumer. Ne pas en respirer les vapeurs : par exemple en agitant un vêtement trempé dans le produit pour le détacher, ou en nettoyant des pièces métalliques avec un pinceau. Le trichloréthylène n'est pas inflammable, mais au contact d'une flamme ou d'un « point rouge » il dégage un gaz très toxique, le phosgène.

Ne pas mélanger inconsidérément les produits chimiques : par exemple, l'esprit de sel (ou acide chlorhydrique) mélangé à l'eau de Javel dans une cuvette de W.-C. produit du chlore, gaz asphyxiant.

Produits inflammables

Les produits inflammables : essence, peinture, diluant, éther, eau de Cologne, s'emploient loin de toute flamme.

Bien refermer la bouteille ou le bidon après usage, même pour un court instant.

Mélangées à l'air, les vapeurs de ces produits, comme le gaz de ville, le propane ou le butane, peuvent exploser.

4

LA PRÉVENTION DES ACCIDENTS CHEZ LES ENFANTS

Les enfants meurent plus d'accidents que de maladies : noyades, accidents de la circulation, brûlures, intoxications, enfin chutes.

Avant 1 an

Veiller à ce que l'enfant ne puisse s'étouffer avec ses couvertures ou en avalant un objet (épingle).

Ne pas le laisser seul sur une table pendant qu'on le change.

Ne pas laisser berceau ou chaise trop près d'une source de chaleur.

Après le biberon, coucher le bébé sur le côté ; l'oreiller ne doit pas être trop mou.

De 1 à 5 ans

C'est l'âge où l'enfant est le plus menacé.

Il suffit d'une chute maladroite, le visage dans une faible profondeur d'eau (récipient, flaque d'eau), pour qu'il se noie. Il faut donc enclore les bassins, recouvrir les citernes.

Il peut se brûler :

- en tombant dans une bassine d'eau chaude posée sur le sol ;
- en s'approchant d'un feu qui peut enflammer ses vêtements, en jouant avec des allumettes.

Il risque un accident de la circulation :
- lui tenir fermement la main ou lui mettre un harnais ;
- fermer à clef les portes donnant sur la rue.

Il risque une chute : mettre des barrières, des grillages aux fenêtres, aux escaliers, aux portes de caves.

Il peut s'intoxiquer avec des produits de nettoyage ou des médicaments : les uns et les autres sont mis hors de portée, dans des placards fermés à clef.

De 5 à 15 ans

L'enfant risque surtout l'accident de la route et la noyade.

On lui apprend le code de la route. *On lui donne l'exemple* du respect des règles de la circulation.

En voiture, les enfants sont toujours *installés à l'arrière :* les accidents de voitures provoquent de 5 à 15 ans plus de morts que tous les autres accidents réunis.

On lui apprend à nager, et à ne pas nager seul.

La règle de la prévention chez les enfants est *de ne pas écarter tous les risques, mais de leur apprendre à les connaître et à s'en protéger.* Le risque affronté avec précaution peut être l'école du courage et de l'action.

Un risque non éducatif, dont l'enfant ne peut tirer profit, est interdit : par exemple rouler à vélo à cinq ans dans la rue.

Un risque éducatif, dont l'enfant peut tirer profit, doit être accepté : par exemple, apprendre à grimper aux arbres, aux rochers. La sécurité de l'enfant dépend des risques qu'il sait affronter, de son expérience personnelle. C'est donc, avant tout, *un problème d'exemple et d'éducation.*

Cette règle est d'ailleurs générale : tout risque, même le plus grave, peut être affronté, dès qu'il est connu ainsi que les moyens de prévention à mettre en œuvre.

5

LA PRÉVENTION DES ACCIDENTS ÉLECTRIQUES

Tout contact avec un conducteur sous tension peut provoquer une électrocution : détresse respiratoire, brûlure. L'électrocution peut également se produire par contact avec une machine, un outil mis accidentellement sous tension.

Le compteur doit être adapté au nombre d'appareils en service : s'assurer auprès de l'E.D.F. que le compteur permet une intensité suffisante pour de nouveaux appareils (réfrigérateurs, machines à laver).

L'installation doit être conforme aux normes et faite par un installateur qualifié : c'est d'ailleurs ce que l'E.D.F. exige. Mais ceci doit être respecté également *lors d'une modification mineure d'installation :* pas de fils volants fixés directement au mur ; chaque appareil est protégé par un fusible. Les fusibles ne seront jamais réparés avec un fil de fer ou de cuivre : dans ce cas le fusible ne peut pas fondre, l'installation « chauffe », il y a risque d'incendie.

La réparation d'une prise de courant, d'un interrupteur, se fait après *coupure du courant au compteur.* Le fusible est en outre ôté, ce qui évite que quelqu'un remette l'installation sous tension. Dans l'industrie, il existe un système de verrouillage.

Les outils spéciaux pour travaux électriques (manches isolants) ; *ils sont réservés aux professionnels.*

Tous les appareils ménagers sont mis à la terre. La mise à la terre se fait par une broche spéciale de la fiche. Elle n'est efficace que si la liaison est effectivement réalisée avec une « bonne terre », et non avec une masse métallique quelconque.

On ne met pas de prise ni d'interrupteur à proximité d'une tuyauterie ou d'un robinet : en cas de défectuosité de l'installation, la tuyauterie peut être mise sous tension et provoquer une électrocution.

On utilise des baladeuses de sécurité tout plastique ou, mieux, à très basse tension (24 V), ce qui nécessite l'usage d'un transformateur. Les appareils à 24 V doivent seuls être utilisés dans les locaux humides (caves, buanderies).

Dans une salle d'eau, on doit proscrire toute utilisation d'appareillage électrique dans la baignoire, sous la douche, ou pieds nus sur le sol.

6

LA PRÉVENTION DES ACCIDENTS DE LA ROUTE

La voiture à l'arrêt peut être une cause d'accident :

- bien l'immobiliser (freins serrés, en prise) dans une pente, à l'entrée d'un garage ;
- ne pas régler le moteur en marche avec une cravate autour du cou (risque d'étranglement) ; prendre garde au ventilateur et aux courroies (coupure de doigts) ;
- *ne pas faire fonctionner le moteur dans un garage fermé :* risque d'intoxication ou d'arrêt de la respiration (accident fréquent) ;

- en cas d'arrêt pour une réparation, baliser avec les triangles réflectorisés.

La prévention des accidents sur la route

Elle commence par le bon entretien du véhicule :

- vérifier la pression des pneus ;
- faire régler régulièrement les freins ;
- vérifier l'éclairage ;
- régler le rétroviseur.

Elle continue par le respect du code de la route : il est navrant de constater que la plupart des accidents sont dus à l'inobservation du code : non-respect de la priorité, des lignes blanches, dépassement sans visibilité, slalom des cyclomotoristes, imprudences des piétons.

Elle comporte la connaissance des possibilités de son véhicule, maîtrise de la vitesse, connaissance des distances de freinage : 16 m à 40 km/h — 50 m à 80 km/h — 130 m à 120 km/h. Cette distance augmente considérablement sur sol humide.

Enfin, le conducteur ne prend pas le volant *moins de deux heures après un bon repas. Il s'abstient de toute boisson alcoolisée, s'il doit faire un long parcours.* Il s'arrête s'il se sent somnolent.

Combien d'accidents seraient évités si chaque conducteur prenait conscience que la route appartient à tous, donc aussi aux autres ? *On n'y est pas seul, la sécurité de chacun commence par le respect des autres.*

7

PRÉVENTION DES ACCIDENTS DES LOISIRS

Les loisirs ne s'improvisent pas : les randonnées pédestres, la montagne, les sports nautiques nécessitent une préparation rigoureuse et imposent le respect des règles impératives de sécurité.

Randonnées pédestres

Elles s'effectuent sur les sentiers de forêt, de moyenne montagne...

Préparation :

- *disposer* de bonnes chaussures de marche, de vêtements chauds, de vêtements de pluie (pèlerine en polyvinyle : 100 g) ;
- *emporter* une carte, une boussole, de l'eau, du sucre, un sérum antivenimeux dans les régions « à vipères ».

Règles de sécurité :

- *tenir compte* de la météorologie,
- *partir tôt*, jamais seul ;
- *se méfier* des « raccourcis ».

Sports de montagne

L'ALPINISME

En toute saison, on aborde la montagne avec respect et intelligence.

L'alpinisme fait chaque année 50 morts dans les montagnes françaises.

Préparation :

- *être en bonne condition* physique et technique grâce à l'entraînement hivernal et printanier en école d'escalade (jamais seul) et grâce à la marche ;
- *disposer d'un équipement adapté :* chaussures d'escalade avec 2 paires de chaussettes (dont une fine), vêtements chauds de couleur vive jaune ou rouge (plusieurs chandails légers et veste en duvet), vêtement de pluie, couverture métallisée de survie (60 g), une paire de gants, deux paires de lunettes de glacier (pour éviter le risque de cécité) ;
- *emporter* carte, boussole, corde, piolet, crampons, lampes de poche, sifflet ;
- *disposer* d'un litre d'eau par 6 h de course, de sucre (petits repas fractionnés) ;
- *s'acclimater* progressivement : il faut 2 semaines pour s'adapter à l'effort en montagne, mais rares sont ceux qui échappent au mal de l'altitude au-dessus de 4 000 mètres ;
- *connaître* les particularités du massif montagneux.

Règles de sécurité

- *ne jamais partir seul*, mais de préférence avec un guide ou un montagnard expérimenté (20 pour 100 des accidents mortels concernent des alpinistes solitaires) ;
- *toujours indiquer* son itinéraire et son heure probable de retour ;
- *partir tôt* avant le lever du soleil en tenant compte de la météo et des conseils des gardiens de refuges : pas de course en montagne dans les 48 h suivant une chute de neige ;
- *s'encorder* pour assurer sa propre sécurité et celle de toute la cordée ;
- *en cas d'orage*, s'arrêter, s'espacer ; en paroi, s'encorder ;
- *en cas de brouillard*, s'arrêter et attendre si on ne connaît pas bien l'itinéraire ;
- *connaître les signaux de détresse :* signaux en demi-cercle avec un vêtement de couleur ; 6 appels lumineux ou sonores par minute (trois signaux pour la réponse) ; 1 fusée rouge ;

- *rentrer tôt* car le soleil ramollit la neige et la fatigue diminue l'attention, donc la sécurité (deux tiers des accidents surviennent pendant la descente).

LE SKI DE DESCENTE

Grâce à l'amélioration du matériel et au respect du « code des pistes », les accidents sont devenus moins fréquents.

Préparation

- *s'entraîner* à la marche en terrain varié ou faire de la gymnastique matinale le mois précédant le départ au ski ;
- *porter des vêtements* qui ne glissent pas sur la neige ou la glace : danger des vêtements synthétiques ou des combinaisons ;
- *faire régler* soigneusement et efficacement les fixations de sécurité des skis ; mal réglées, elles sont responsables du tiers des accidents graves.

Règles de sécurité

- *respecter* les drapeaux de sécurité : noir : station fermée ; damier jaune et noir : risque d'avalanches ;
- *obéir aux panneaux* de signalisation pour éviter les collisions avec les autres skieurs ;
- *rester maître* de sa vitesse ;
- *laisser la priorité* au skieur aval ;
- *doubler en amont* des skieurs ;
- *ne pas stationner* sur les pistes et dans les zones de mauvaise visibilité.

LE SKI DE PRINTEMPS ET DE RANDONNÉE

Il cumule les dangers liés au ski et à la montagne : le risque principal est l'avalanche (90 pour 100 des avalanches qui entraînent des accidents sont déclenchées par l'homme).

Préparation

- *disposer d'un matériel* collectif d'orientation, de progression, de sécurité (y compris : traîneaux démontables, couvertures isothermiques et sérum antivenimeux) ;
- *étudier l'itinéraire*, connaître les postes de secours possibles et prévenir de son programme.

Sécurité

- *craindre la neige fraîche, le vent et le réchauffement* qui favorisent les avalanches ;
- *en terrain avalancheux* avancer, un seul à la fois, lanières détachées, les mains hors des dragonnes des bâtons, le sac à la main, en déroulant si possible une cordelette rouge ;
- *suivre les arêtes*, les crêtes, les points d'appui naturels, les lignes de plus grande pente ;
- *savoir renoncer* si le temps se gâte.

Dans toutes les activités de montagne, il faut être couvert par une assurance tous accidents, toutes circonstances et tous pays, prenant en charge la totalité des frais de recherche, de secours, de transport, de soins et couvrant la responsabilité civile, les tiers.

Sécurité dans les sports nautiques

Les sports nautiques les plus répandus en France sont : la natation, la plongée, le ski et la voile.

PRÉVENTION DES NOYADES

Les noyades représentent la troisième grande cause de mortalité accidentelle en France.

Savoir nager et savoir où l'on va nager

- *chaque enfant devrait apprendre la natation à l'école.*
- *tout secouriste devrait savoir nager.*
- *éviter les baignades isolées.*
- *respecter les drapeaux de sécurité :* vert — baignade autorisée ; orangé — baignade surveillée mais dangereuse ; rouge — baignade interdite ;
- ne pas se baigner en dehors des heures de surveillance, ni hors des zones surveillées ;
- *tenir compte des marées, de la météo, de la température de l'eau, des courants ;*
- *ne jamais plonger dans une eau inconnue ou peu profonde.*

L'immersion brutale peut entraîner une perte de connaissance brutale

- *après un bain de soleil* prolongé ;
- *après un repas riche,* arrosé et rapproché ;
- *à cause du contact brutal* avec l'eau ;
- *à cause d'une allergie* à l'eau de mer.

Réussir le sauvetage

- *pas de « sauvetage suicide » à plus de 50 mètres* par un bon nageur ;
- *se déshabiller* avant de s'immerger progressivement ;
- *aborder le noyé* en arrière et le maintenir sous l'aisselle et le menton.

Il faut toujours entrer dans l'eau progressivement

RÉGLEMENTATION DE LA VOILE

Il n'y a pas d'accroissement de mortalité depuis 10 ans grâce aux règles de sécurité, malgré l'augmentation du nombre de pratiquants.

Pour le yachting léger, il faut :

- *savoir nager* 100 mètres ;
- *tenir compte* de la météo ;

- *emporter une brassière de sauvetage* par passager et une ancre ;
- *posséder le matériel obligatoire* ;
- *ne pas surcharger* le voilier ;
- *en cas de chavirement*, il ne faut pas abandonner son voilier.

En croisière on doit de plus :

- *compléter le matériel d'armement* obligatoire.
- *porter un harnais de sécurité* ;
- *se limiter* à 5 milles des côtes.

SÉCURITÉ EN PLONGÉE

Les trois types de plongée entraînent des risques différents.

En plongée en apnée

- ignorer l'esprit de compétition.
- *plonger accompagné*, le plongeur en surface assurant la surveillance ;
- *signaler sa présence par la bouée réglementaire* ;
- *ne pas plonger enrhumé* pour éviter une blessure du tympan ;
- *éviter les plongées rapprochées* ;
- *l'hyperventilation* (lente et profonde) ne doit pas durer plus de 30 secondes ;
- *craindre le refroidissement*, source de fatigue ;
- *limiter les plongées* à 10 mètres et 30 secondes ;
- *remonter en regardant la surface* ;
- *se soumettre à une surveillance médicale régulière.*

La plongée à l'air comprimé

Ce n'est pas un sport mais une *technique qui ne s'improvise pas.*

- *ne jamais plonger seul :* plonger en équipe, bien équipé ;
- *ne jamais plonger enrhumé* à cause du risque de perforation tympanique et de vertige ;
- *se limiter* à 40 *mètres* de profondeur pour éviter l'*ivresse des profondeurs ;*
- *contrôler son rythme respiratoire* pour empêcher l'*essoufflement* ;
- *expirer en remontant* pour éviter la *surpression* pulmonaire ;
- *remonter* à *la vitesse maximum de* 15 *mètres par minute* et observer des paliers pour échapper aux accidents de *décompression* ;
- *subir un contrôle médical annuel.*

La plongée à l'oxygène

Elle est réservée aux professionnels et dangereuse à partir de 7 mètres. On ne triche pas avec les lois physiques.

CANOË-KAYAK

- *savoir nager* 100 mètres ;
- *porter une brassière de sauvetage et un casque* ;
- *ne jamais être seul.*

MOTONAUTISME

- *posséder*, si besoin, *le permis de conduire* les bateaux de plaisance à moteur ;
- *posséder le matériel d'armement* obligatoire et une trousse de secours ;
- *respecter une vitesse limitée* à 9 *km/h* dans une bande littorale de 300 mètres ;
- *emprunter un chenal balisé* pour conduire les skieurs au large ;
- *emporter* 2 *passagers*, le pilote et le responsable du skieur ;
- *comporter un dispositif de sécurité* (bracelet) permettant l'arrêt automatique du moteur en cas d'éjection du pilote et le matériel exigé par la réglementation ;
- *débrayer le moteur* à proximité de nageurs ou de skieurs ;
- *respecter un périmètre de sécurité* de 50 mètres autour des bouées et des plongeoirs.

SKI NAUTIQUE

Le décret du 9 juillet 1962 préconise de :

- *savoir nager* ;
- *skier* à *plus de* 300 *mètres* du rivage ;
- pour le skieur et les baigneurs, le danger c'est l'hélice.

La prévention nautique consiste donc à *respecter* quelques mesures élémentaires de sécurité.

PRÉVENTION DES ACCIDENTS

L'accident n'est JAMAIS le fait du hasard

Il se produit lorsqu'il y a défaillance + danger

Défaillance : de l'homme : éclipse de l'idée de sauvegarde, geste néfaste
du matériel : rupture
de l'ambiance : panne électricité.

Danger :

Conditions dangereuses	+	Actions dangereuses
désordre		ne sait pas
mauvais outil		ne peut pas
absence de protection		ne veut pas

Prévention :

Education pour donner l'**ESPRIT DE SÉCURITÉ**

Chapitre XIV

LA PROTECTION CIVILE

1

ORGANISATION DE LA PROTECTION CIVILE

Le Service National de la Protection Civile a pour but *l'organisation de la protection des personnes et des biens dans les circonstances exceptionnelles du temps de paix et du temps de guerre.* Il dépend du ministère de l'Intérieur. Il comprend des cadres *permanents* aux différents échelons : national, départemental, de l'arrondissement et local.

A l'échelon national se trouve le Directeur national de la Protection Civile, assisté de ses services.

A l'échelon départemental, le Préfet est assisté du Directeur départemental de la Protection Civile.

A l'échelon de l'arrondissement : le Chef de district.

Le département est divisé en plusieurs **districts,** qui correspondent en général à l'**arrondissement,** le découpage tient compte des conditions géographiques, pour éviter qu'une catastrophe (pont coupé, vallée inondée) isole une partie du territoire.

A l'échelon communal : le Maire, pouvant être assisté d'un directeur urbain.

Enfin des *établissements désignés* en raison de leur importance économique ou stratégique doivent préparer eux-mêmes leur propre protection.

2

PLAN ORSEC (*)

L'ampleur d'une catastrophe peut rendre nécessaire l'intervention de moyens de secours beaucoup plus puissants que ceux dont on peut disposer à l'échelon local.

Le plan ORSEC est le *plan départemental d'ORganisation des SECours* destiné à faire face à des *événements d'importance exceptionnelle en temps de paix :* catastrophes, cataclysmes, sinistres de grande envergure.

En effet, l'efficacité des secours dépend de la *rapidité* de mise en œuvre de *moyens* importants et de *personnel* qualifié, et de la *coordination* de tous les moyens de secours publics et privés.

Organisation

Le plan ORSEC est un plan *départemental.* C'est l'*Organisation départementale des services d'incendie et de secours* qui sert d'ossature. Le plan est préparé par le directeur départemental de la Protection Civile.

Commandement. Il est assumé par le *préfet.* Le préfet est assisté d'un *organe central de commandement* dirigé par le *Directeur des Secours,* qui exerce son autorité sur les services suivants :

1. Police et renseignements.

2. Secours et sauvetage (y compris l'évacuation), le médecin-chef départemental des Services d'Incendie assurant le contrôle technique de l'activité des secouristes.

3. Soins médicaux et entr'aide, placés sous l'autorité du Directeur départemental des Affaires Sociales.

4. Transports et travaux.

5. Liaisons-transmissions, confiées au Directeur départemental du Service des Transmissions du ministère de l'Intérieur (S.T.I.).

6. Informations-relations (avec le public, la presse) sous la responsabilité du sous-préfet.

---

* Nous remercions M. Douard, Administrateur, ancien Chef du Bureau ORSEC du Service opérationnel du S.N.P.C., qui nous a fourni les éléments de mise à jour du présent chapitre.

L'exposé détaillé et l'ensemble des textes administratifs relatifs au plan ORSEC sont contenus dans la brochure du Service national de la Protection civile du ministère de l'Intérieur intitulée : *Instruction interministérielle du 5 février* 1952 *sur l'organisation des secours dans le cadre départemental en cas de sinistre important. Plan ORSEC,* 3e édition mise à jour le 1er janvier 1958. Paris, Imprimerie nationale. A ce texte de base sont apportés des aménagements actuellement expérimentés, dont certains sont reproduits dans le texte du présent chapitre.

Groupements d'intervention. Le département est divisé en trois à cinq *secteurs*. Chaque secteur comprend :

- un *Centre de Secours principal*, siège du commandement du secteur ;
- plusieurs *Centres de Secours secondaires.*

L'ensemble des moyens de secours de chaque secteur constitue un *groupement d'intervention*, placé sous la direction d'un *chef*. Chaque groupement d'intervention comprend une *section* de chacun des 6 services. Le groupement d'intervention du chef-lieu du département est appelé *groupement d'intervention principal* ; il comporte des réserves en matériel et en personnel pour l'ensemble du département.

Composition des groupements d'intervention. Les groupements d'intervention sont constitués de *services publics* et d'*organisations privées.*

Les *services publics* comprennent : les corps de Sapeurs-Pompiers des différents Centres de Secours, la Gendarmerie et la Police, les services et équipes de la Protection Civile, les Services de la Santé, ceux du Génie, des Mines, des Ponts et Chaussées, de l'Equipement etc.

Les *organisations privées*, en particulier la Croix-Rouge Française, la Fédération Nationale de Sauvetage, les Guides de Montagne, etc.

Déclenchement de l'alerte

Seul le préfet peut déclencher l'alerte ORSEC.

L'**alarme** est donnée par un *témoin* ; rappelons que tout témoin d'un sinistre doit alerter le plus rapidement possible, par téléphone en particulier, la *gendarmerie* ou la *police*.

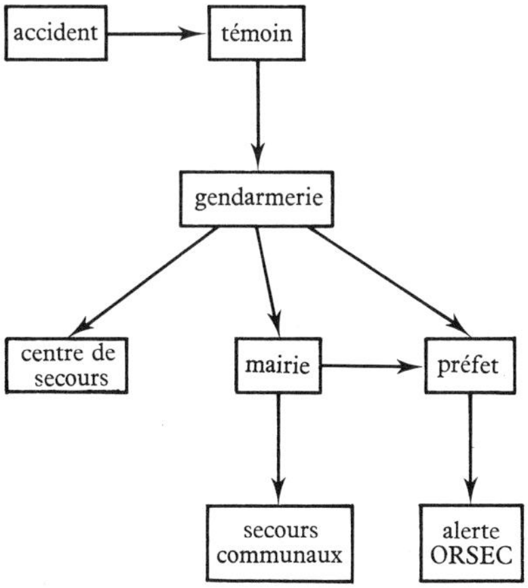

Schéma du plan ORSEC.

La **Gendarmerie** et la **Police** alertent les autorités intéressées :

- le *Maire* de la commune ;
- le *Centre de Secours* dont elle relève ;
- le *Sous-Préfet* et le *Préfet.*

Le **maire** met en œuvre les secours de *première intervention.*

C'est le **Préfet** qui décide de donner le *signal d'alerte générale « Alerte ORSEC »*, qui est transmis aux intéressés.

Mise en œuvre des secours

La mise en œuvre des secours comporte l'action de l'*organe central de commandement* et celle des *groupements d'intervention.*

L'organe central de commandement se scinde en deux postes de commandement (P.C.) :

- un *P.C. fixe*, qui reste au siège de la Préfecture pour organiser l'utilisation des réserves et le ravitaillement ;
- un *P.C. d'opérations*, qui va s'installer à proximité de la zone du sinistre pour diriger les opérations de secours, sous l'autorité du sous-préfet.

Les groupements d'intervention reçoivent l'ordre :

- soit d'intervenir dans la région du sinistre ; chaque groupement intervient dans une zone déterminée, sous la direction de son chef de groupement (P.C. de groupement) ;
- soit de demeurer en état d'alerte, prêts à faire mouvement.

Si les moyens départementaux sont insuffisants devant l'ampleur du sinistre, le renfort peut être obtenu des *départements limitrophes* sur décision de l'I.G.A.M.E. (préfet de Région), chargé de la coordination des secours à l'échelon régional.

Certains accords de réciprocité de secours sont, de plus, intervenus dans des régions frontalières.

Réalisation pratique du plan

L'élaboration du plan ORSEC dans chaque département nécessite :

- le *recensement* de tous les *moyens* de secours en personnel et en matériel des services publics et des organismes et entreprises privés ;
- l'*organisation du commandement* aux différents échelons ;
- l'*élaboration des consignes du plan.*

Les cas particuliers du plan ORSEC

- Outre le plan général, des « annexes ORSEC » sont mises en œuvre pour des sinistres particuliers :

- Sater : recherche et sauvetage des passagers d'avion ;
- Samar : recherche et sauvetage en mer ;
- Plan de défense contre les inondations ;

- Plan de défense contre les feux de forêt ;
- ACCIFER : pour les accidents de chemin de fer ;
- ORSEC radiologique : en cas d'accident de radioactivité.

Rôle de la C.-R. F.

L'accomplissement du plan ORSEC nécessite la participation de toutes les ressources en personnel et en matériel du département ; la Croix-Rouge Française participe au plan ORSEC par l'intermédiaire de son *Service de l'Urgence.*

A l'échelon de chaque Conseil départemental de la Croix-Rouge Française, un *directeur de l'Urgence* est chargé :

- des *liaisons* entre le directeur des Secours de la Préfecture et la Croix-Rouge du département ;
- de la *répartition,* entre les moyens dont dispose la Croix-Rouge du département, des *missions* qui lui sont confiées par les pouvoirs publics.

Le *personnel Croix-Rouge* mis en œuvre comprend : les équipes Secouristes Croix-Rouge, les Infirmières et Assistantes sociales, les Conductrices-ambulancières, les Auxiliaires sanitaires et éventuellement les Infirmières-Pilotes-Secouristes de l'Air.

Quelles sont les missions que la Croix-Rouge Française peut remplir ?

Police

La surveillance, le maintien de l'ordre, la préservation des biens, les réquisitions ne sont pas du ressort de la Croix-Rouge. La Croix-Rouge participera à l'évacuation et à l'identification des cadavres, en fournissant le personnel assurant le fonctionnement de la morgue, l'accueil des familles.

Secours, sauvetage et évacuation

Le *sauvetage* des personnes et des biens, le *déblaiement* et la *recherche* en terrain accidenté constituent les missions à accomplir.

Les *équipes Secouristes Croix-Rouge* participent au *sauvetage,* au *brancardage* et éventuellement au *déblaiement,* à l'exception des tâches relevant de spécialistes (manutention du matériel lourd, découpage des métaux, protection des matières dangereuses, spéléologie, haute montagne).

Les véhicules des Equipes Secouristes et les Conductrices-Ambulancières de la C.-R. F. assurent le *transport primaire.*

Soins médicaux et entr'aide

On établit un ou plusieurs postes de secours, aussi près que possible du sinistre, pour évacuer les blessés et veiller à leur accueil dans les établissements hospitaliers.

La Croix-Rouge exerce là sa vocation : postes de secours, postes de triage, personnel pour l'évacuation des blessés et des sinistrés, les convois, les centres d'accueil, la distribution des dons en nature ; personnel de renfort pour le fonctionnement des hôpitaux, des équipes chirurgicales mobiles, de la transfusion sanguine.

Les questions financières et administratives : ravitaillement, réquisitions, ordres d'évacuation... ne sont pas de son ressort.

Transports

La Croix-Rouge peut mettre à disposition ses véhicules : ambulances, véhicules de premier secours, voitures de liaisons ; son personnel comporte des conductrices-ambulancières, et d'autres conducteurs, secouristes en particulier.

Liaisons et transmissions

La recherche des renseignements et la transmission des informations et des ordres sont nécessaires à la réalisation ordonnée du plan.

Il existe, à côté du P.C. opérationnel, à proximité immédiate du sinistre, un Centre de Transmissions, comportant un Bureau des Messages et un Bureau de Régulation ; ce Centre est constitué par prélèvement d'équipes sur tous les services ayant une section radio.

On voit que le rôle de la Croix-Rouge Française dans le cadre du plan ORSEC peut être très important.

3

LA GUERRE CONVENTIONNELLE : LES BOMBES

Les grosses bombes de démolition pèsent de 50 kg à 10 tonnes, instantanées ou à retardement. Leur *effet antimatériel est lié au souffle de l'explosion.* Ce souffle, violente augmentation de pression de l'air, fait écrouler les immeubles, projette des débris à grande distance et d'autre part peut provoquer l'éclatement d'organes.

Seuls les abris très profonds protègent contre un coup direct ; une simple tranchée peut mettre à l'abri des éclats et du souffle.

Les bombes de fragmentation pèsent de 10 à 100 kg. La bombe de 10 kg provoque 1 000 éclats. L'*effet antipersonnel est dû à l'extrême dispersion des éclats.* Une simple tranchée peut mettre à l'abri des éclats.

Les bombes incendiaires pèsent de 1 à 3 kg. Elles peuvent être :

- au magnésium, poids 1 à 2 kg, feu de 15 minutes, extinction par le sable sec ;

- au napalm, poids 3 kg, fort dégagement d'oxyde de carbone, extinction par le sable sec ;
- au phosphore, feu flottant sur l'eau, extinction par le sable humide.

Les bombes incendiaires atteignent d'abord les étages supérieurs des immeubles. Il faut donc :

- débarrasser les greniers de tout ce qui est inflammable ;
- recouvrir le sol des pièces exposées avec du sable ou des plaques ignifugées.

Pour éteindre une bombe incendiaire, il faut agir immédiatement, et se servir de sable ou d'un extincteur, mais *jamais d'eau.*

Les gaz toxiques montant, les sauveteurs se plaquent au sol.

Tout bâtiment incendié sera surveillé vingt-quatre ou quarante-huit heures après l'extinction apparente du feu.

Les sujets brûlés par du phosphore seront recouverts d'enveloppements humides avant le transport à l'hôpital.

4

LA GUERRE CHIMIQUE

Les principaux gaz de combat

Les gaz de combat sont des substances toxiques pour l'homme qui peuvent être aisément répandues dans l'atmosphère ou sur le sol, sous forme de gaz, mais aussi de poussière (très petites particules solides) ou de brouillard (fines gouttelettes de liquide).

On les classe systématiquement selon leurs effets de gravité croissante.

Gaz irritants. On les divise en :

- *gaz lacrymogènes* (bromure de benzyle), qui provoquent des douleurs oculaires et des larmes ; leur action est presque instantanée ;
- *gaz sternutatoires* (arsines), qui font tousser et éternuer ; ils agissent très rapidement.

Gaz suffocants (phosgène). Leur inhalation provoque rapidement de la toux, une forte gêne respiratoire ; ces phénomènes peuvent aller jusqu'à l'arrêt ventilatoire.

Gaz vésicants (ypérite). Ils causent des brûlures n'apparaissant que plusieurs heures après le contact avec le produit toxique :

- sur la peau, se forment des plaques rouges et des cloques ;
- dans l'œil, une goutte de liquide peut entraîner la perte de la vision ;
- dans l'appareil respiratoire, les vésicants agissent comme des suffocants.

Toxiques du système nerveux et toxiques généraux (acide cyanhydrique, hydrogène arsénié, oxyde de carbone, trilons). Ce sont des poisons extrêmement violents ; ils pénètrent par l'appareil respiratoire, souvent aussi par voie digestive ou par la peau.

Si le sujet absorbe une très faible quantité de toxique, il ressent une gêne respiratoire, des maux de tête, des troubles oculaires.

Lorsque la dose est forte, l'action est *presque immédiate :* paralysie de la respiration et mort.

Action des gaz suivant les conditions atmosphériques et le terrain

Les agents atmosphériques (vent, chaleur, forte pluie) sont capables de disséminer, puis de détruire les gaz de combat. A ce point de vue, on distingue :

- les *gaz fugaces*, rapidement disséminés et détruits ;
- les *gaz persistants*, qui peuvent empoisonner une région pendant plusieurs semaines.

La nature et la configuration du terrain jouent un rôle important.

- *en pleine campagne*, les gaz suivent le sens du vent, contournent ou franchissent les obstacles (haies, arbres) ; iis s'accumulent dans les endroits où l'air est calme ;
- *en ville*, les nappes suivent les rues, les gaz s'accumulent dans les cours, les caves, les abris souterrains, car ils sont plus lourds que l'air.

Dissémination et détection des gaz

Les gaz peuvent être disséminés par grenades, engins d'artillerie ou par avion (bombes, pulvérisations).

La détection ne peut être faite de façon sûre que par un personnel spécialisé.

Certains gaz sont décelables grâce à une odeur spéciale ; d'autres, et non des moins toxiques, n'en ont aucune.

Protection individuelle

La seule protection valable ne peut être obtenue que par le port d'un masque et d'un vêtement étanche dès le début de l'alerte.

Les « masques à gaz »

Certains masques *filtrent l'air* qui vient de l'extérieur ; ces masques sont inefficaces contre certains gaz très toxiques, et, pour les autres gaz, si leur concentration est élevée, si les filtres sont périmés ou ont déjà servi.

D'autres comportent une bouteille qui fournit au sujet l'*oxygène* dont il a besoin ; l'individu respire dans un système étanche, il est donc à l'abri de n'importe quel gaz agissant par voie respiratoire.

Il existe des masques de formes et de tailles différentes : masques pour adultes, enfants, sacs étanches pour nourrissons. Le masque se met en commençant toujours par bien engager le menton ; il doit être étanche et parfaitement appliqué.

Les vêtements « anti-gaz »

Ce sont des vêtements étanches protégeant contre les gaz vésicants et toxiques du système nerveux.

Comme ils sont imperméables, ils conservent la chaleur, ce qui provoque à la longue une fatigue excessive.

Ils sont complétés par des gants, des bottes et une cagoule qui s'applique autour du masque.

Protection collective

Il faut d'abord que fonctionne un *dispositif d'alerte* spécial pour les gaz.

La seule protection collective est constituée par l'*abri étanche.*

Il s'agit d'un abri dont les portes et fenêtres sont fermées par des joints hermétiques ; l'entrée se fait par un *sas* (espace clos entre deux portes hermétiques).

Quand il n'y a pas de dispositif de purification d'air (absorption du gaz carbonique et fourniture d'oxygène), la durée d'occupation de l'abri est limitée ; on s'abstiendra donc de fumer et on n'utilisera pas d'éclairage à flamme.

Si une explosion se produit à proximité, les occupants doivent mettre leur masque aussitôt (danger d'infiltration par fissures).

Soins d'urgence aux gazés

Le secouriste doit, avant tout, se protéger lui-même (masque, gants, vêtements étanches).

Il faut :

- *transporter le sujet atteint hors de l'atmosphère toxique*, sans le faire marcher, et après l'avoir muni d'un masque ;
- lui *donner les soins* particuliers au type de toxique en cause.

Dans la mesure du possible, ces soins seront donnés par un personnel spécialisé, dans un poste de secours équipé.

Lacrymogènes. ie sujet est simplement emmené à l'air pur ; les yeux sont lavés ensuite à l'eau légèrement salée (soluté isotonique de chlorure de sodium à 9 pour 1 000) ; on empêchera le sujet de se les frotter.

Irritants sternutatoires : on n'emmène la victime au poste de secours qu'en cas d'atteinte sévère.

Vésicants : les personnes atteintes sont des « contagieux ». Tout ce qu'elles touchent risque d'être recouvert de produits vésicants ; ces sujets seront donc déshabillés, douchés à l'eau chaude et lavés au savon. Les vêtements sont détruits et les brancards désinfectés.

Suffocants : la victime est transportée d'urgence au poste de secours en *position assise.*

Toxiques du système nerveux et généraux : ces malades sont en détresse respiratoire : ils sont traités comme tels.

Désinfection

Le matériel de secours, les vêtements des victimes et toutes les zones suspectes sont désinfectés par un procédé chimique (chlorure de chaux) ou, à défaut, recouverts de terre ou de cendres.

Cette désinfection, comme le traitement des gazés, n'est faite efficacement que par un personnel spécialisé.

5

LA GUERRE ATOMIQUE ET LE DANGER EN TEMPS DE PAIX

La possibilité d'utiliser l'énergie atomique à des fins stratégiques rend nécessaire une étude rapide du danger atomique et de la manière dont on pourrait se protéger.

Effets produits par une explosion atomique

La bombe atomique se comporte comme *une bombe explosive, incendiaire et radioactive,* extrêmement puissante. Elle provoque des dégâts considérables, à une très grande distance.

Effets du « souffle »

Le souffle agit pendant les quelques secondes qui suivent l'explosion. Une bombe de 10 kilotonnes (celle d'Hiroshima) détruit tout sur 1 km.

Une bombe de 10 mégatonnes détruit tout sur 10 km.

Le souffle provoque sur l'homme des effets directs et indirects.

Effets directs : le sujet présente des blessures qui sont celles de toute victime d'une explosion : éclatement des poumons et des viscères abdominaux ; crevaison du tympan et atteinte cérébrale.

Effets indirects : le sujet est blessé par des débris provoqués par l'explosion : tuiles, briques, éclats métalliques, morceaux de verre ; il peut être écrasé ou emprisonné sous les décombres.

On se trouve donc en présence de fractures, d'hémorragies et de plaies graves. Les victimes du « souffle » sont dans un « état de choc » très sévère.

Effets thermiques : il faut distinguer l'action thermique directe de l'explosion et ses conséquences incendiaires indirectes.

Action thermique directe : il se produit à l'instant de l'explosion un énorme dégagement de chaleur. Plusieurs millions de degrés pendant 20 secondes jusqu'à 3 km. Les *victimes rapprochées* sont brûlées sur une grande surface, ou carbonisées. Les *sujets éloignés* présentent des brûlures superficielles dont le mécanisme est analogue à celui du « coup de soleil » ; c'est dire qu'un mince écran ou des vêtements de couleur claire (blanc surtout) constituent une protection efficace.

Action incendiaire directe : une tempête de feu. Les incendies sont allumés par la bombe au moment de l'explosion ; par la suite, de nouveaux incendies éclateraient, provoqués par les courts-circuits électriques, les ruptures de canalisations de gaz, les appareils de chauffage éventrés.

On se trouve donc en présence de *brûlés* de toute nature.

Effets de rayonnement radioactif : le mécanisme d'action et la nature même des rayonnements sont très compliqués. Ceux-ci peuvent agir immédiatement ou de façon retardée.

Rayonnement immédiat : l'émission de ce rayonnement agit pendant les quelques secondes qui suivent l'explosion.

La gravité de l'atteinte du sujet est fonction :
- de la distance à laquelle il se trouve ;
- du temps pendant lequel il a été exposé ;
- de la protection dont il a pu bénéficier.

Les troubles apparaissent dans les jours qui suivent : troubles sanguins avec hémorragies, atteinte de la peau, chute des cheveux.

L'évolution de la « maladie des rayons » est souvent mortelle ; les malades meurent de troubles digestifs, d'hémorragies, d'amaigrissement et d'infection.

Action retardée (« *rayonnement résiduel* ») : les objets de toute nature, exposés au rayonnement, peuvent devenir à leur tour radioactifs : la poussière, les aliments, l'eau offriront de grands dangers, ce « rayonnement résiduel » pouvant atteindre les personnes longtemps après l'explosion. Enfin, les particules radioactives restées suspendues dans l'air peuvent donner lieu à des « retombées radio-actives » survenant à grande distance de l'explosion et longtemps après (action du vent).

Protection avant un bombardement

La réalisation d'un système de protection nécessite la mise en œuvre de moyens très puissants.

La mise en place d'un *système d'alerte et de défense* et la *dissémination des objectifs stratégiques et industriels* relèvent d'un plan général.

Le public doit être informé des quelques gestes qui, en cas d'explosion atomique, pourraient, au-delà d'un certain périmètre, sauver une personne sur deux.

Un abri de béton, ou même deux mètres de terre constituent déjà une protection appréciable.

Les destructions causées par une explosion atomique étant très importantes, il est indispensable que les installations de secours (poste de soins, poste de tri, réserve de matériel) soient installées dans des abris profonds et bien aménagés (abris étanches, air filtré), avec trois semaines de ravitaillement.

Ce qu'il faudrait faire au moment d'une explosion atomique

Dans un rayon de quelques kilomètres, toute protection est illusoire ; au-delà, des précautions élémentaires peuvent diminuer de moitié le nombre de victimes.

L'alerte est donnée par sirène télécommandée.

Risque de bombardement :
5 modulations pendant une minute.

Ce signal est donné 2 à 3 minutes au plus avant le bombardement. Il signifie : « Se mettre à l'abri IMMEDIATEMENT ».

Risque de retombées radioactives :
5 traits pendant une minute en tout.

Ce signal signifie : « Se mettre à l'abri RAPIDEMENT ».

Fin d'alerte :

Un signal continu pendant 30 secondes.

Ce signal signifie : « Autorisation de sortir des abris ».

Si l'alerte a été donnée, tout le monde *doit* déjà se trouver *dans les abris* au moment de l'explosion. On résiste à la tentation de sortir pour « voir ce qui se passe ». On attend pour sortir que le signal soit donné.

L'explosion se présente sous la forme d'une grande lueur.

Quand l'alerte n'a pas été donnée, à moins d'être au voisinage du lieu d'explosion, on a une ou deux secondes pour :

- se jeter à plat ventre, sur le sol, la tête dans les bras, en s'abritant derrière un mur, contre une bordure de trottoir, dans un fossé ;
- se cacher la tête et les mains sous les vêtements ;
- attendre pour se relever que les pierres soient retombées (une trentaine de secondes).

Soins d'urgence

Ils comprennent les *mesures d'urgence individuelles* et l'*organisation des secours sur le plan collectif.*

Soins individuels. En vue de se protéger du rayonnement résiduel (poussières, vêtements irradiés), on agira ainsi :

- savonnage et rinçage très soigneux de la peau, sans oublier les cheveux ; prendre bien soin de ne pas provoquer d'éraflures de la peau ;
- les vêtements ne seront pas brûlés, mais placés dans des récipients spéciaux ou, à défaut, enterrés ;
- surveillance médicale dans les jours et les mois qui suivent.

Organisation des secours collectifs. Les destructions étant quasi totales dans la région de l'explosion, les secours ne pourront être organisés qu'à partir de la périphérie.

Les *équipes de secours* pénétrant dans la région contaminée doivent porter des vêtements spéciaux de protection et un masque respiratoire spécial. Elles procèdent :

- au *relèvement des victimes* qui sont traitées à la fois comme des *blessés* et des « *contagieux radioactifs* » ; on note sur la fiche du blessé le lieu exact du ramassage, pour pouvoir évaluer l'importance de l'irradiation subie (qui dépend de la distance au point d'explosion) ;
- à la *détection des zones radioactives* (équipes spécialisées munies d'appareils détecteurs) ;
- à la « *décontamination* » systématique des zones atteintes, en vue de supprimer ou d'atténuer le rayonnement résiduel : décontamination individuelle ; l'eau, les aliments exposés au rayonnement ne seront pas utilisés (notons que les risques de contamination à distance par l'eau des fleuves et le vent sont très importants) ; décontamination des rues et des immeubles.

Il est très important de *ne pas brûler les objets « contaminés »* par le rayonnement radioactif (sauf dans des fours spéciaux), car la fumée et les cendres deviendraient des agents très dangereux de dispersion des éléments radioactifs).

Le danger de la radioactivité en temps de paix

Les substances radioactives sont de plus en plus utilisées dans l'industrie, en médecine, dans la recherche scientifique, pour l'analyse et le contrôle, car les rayons émis par les sources radioactives permettent des mesures rapides, continues, non destructrices. Ces rayons, dits *radiations ionisantes*, présentent des dangers qu'il faut connaître pour s'en protéger. Des prescriptions légales rigoureuses, bien appliquées, permettent de les éviter.

L'intensité du rayonnement se mesure en unités appelées curie, millicurie et microcurie. L'absorption de rayonnement par le corps humain se mesure en rems (J.O. du 30 juin 1966).

Action des radiations ionisantes : elles atteignent les cellules dont elles perturbent le fonctionnement en les détruisant. Les effets sur l'organisme, principalement sur les cellules mères des globules rouges et blancs dans la moelle osseuse et les ganglions lymphatiques, dépendent de l'importance de l'irradiation.

A haute dose, c'est le *syndrome aigu des radiations :* état de choc avec troubles digestifs, cardiaques et sanguins aboutissant à la mort.

A dose moyenne, c'est le « mal des rayons » : état chronique qui évolue en 2 à 5 ans.

A faible dose, on observe :

- une diminution du nombre des globules rouges (anémie) et une baisse des globules blancs ;
- des lésions de la peau : ulcération qui peut se cancériser ;
- des lésions de l'œil : opacité du cristallin (cataracte) ;
- des lésions des organes génitaux : stérilité, avortements, malformations des fœtus.

L'irradiation cutanée peut entraîner des cancers des os et des poumons.

Doses maximales admissibles

Elles sont variables suivant le temps, en fonction de l'âge, l'état physiologique et la profession.

Protection contre les radiations ionisantes

Par le temps : l'intensité décroît progressivement : d'où l'intérêt des abris étanches.

Par la distance : manipuler les sources à distance, d'éloigner les travailleurs.

Par des écrans, des vêtements protecteurs.

Surveillance des taux absorbés par des dispositifs portatifs : dosimètres-stylos et dosimètres-films pour le dépistage des contaminations accidentelles.

Surveillance médicale stricte et régulière comportant des examens biologiques (sang, urine...).

Soins d'urgence

Toute contamination accidentelle doit être suivie d'une décontamination immédiate : lavage et brossage à l'eau tiède et au savon, sans oublier le cuir chevelu.

Les sauveteurs doivent être protégés par un équipement spécial comportant vêtements, gants, cagoules et appareil respiratoire étanche.

6

LA GUERRE BIOLOGIQUE

On entend par guerre biologique l'utilisation des microbes en vue de propager des maladies infectieuses chez l'homme et les animaux domestiques, et aussi de détruire les récoltes.

Conditions de la guerre biologique

Les microbes. Leur emploi comme arme de guerre dépend de plusieurs conditions :

- multiplication très rapide et provocation très aisée d'une maladie ;
- obtention très facile en « quantité industrielle » et possibilité de stockage sans perte de virulence ;
- résistance aux agents atmosphériques (température, lumière, sécheresse) et aux procédés de dispersion (explosion d'une bombe, pulvérisation) ;
- l'absence de possibilité de défense naturelle ou artificielle (immunité, sérum, vaccin).

Les défoliants : ce sont des produits chimiques qui détruisent la végétation et en particulier les feuilles des arbres, les légumes, les jeunes pousses de toute culture.

Procédés de dispersion. Les microbes peuvent être transmis directement ou par l'intermédiaire d'insectes « porteurs de germes ».

Microbes, insectes et produits chimiques sont répandus :

- par voie aérienne : bombes, pulvérisation ;
- par des agents s'introduisant chez l'adversaire : contamination de l'eau, des aliments, des récoltes, du bétail.

Protection des populations contre une agression biologique

On prend les mesures suivantes :

- isolement des malades et protection des sujets sains par les sérums et les vaccins s'ils existent ;

- désinfection de tous les objets souillés (vêtements, ustensiles ménagers, matériel) ;
- destruction des stocks alimentaires contaminés ;
- désinfection de l'eau de boisson ;
- destruction des parasites (puces, poux, tiques, mouches, moustiques) et des animaux nuisibles (rats, souris, chiens et chats errants).

Il semble ne pas y avoir de parade contre l'action des défoliants.

Chapitre X

LA CROIX-ROUGE

1

L'HISTOIRE DE LA CROIX-ROUGE

C'est l'histoire : d'un homme et d'un drapeau ;
de deux organismes ;
de quatre conventions ;
de sept principes.

Un homme

La Croix-Rouge est née d'un acte de secourisme.

Le 24 juin 1859, un Genevois, Henry Dunant (1828-1910), de passage à Castiglione della Stiviere, en Italie, voit l'afflux des blessés français, sardes et autrichiens de la bataille de Solférino. Il est ému par l'insuffisance des soins et les souffrances des blessés. Il improvise des secours avec l'aide de la population.

Il écrit un livre « Un souvenir de Solférino » pour alerter l'opinion internationale sur le sort des blessés de guerre.

Avec quatre autres Genevois : le docteur Appia, le général Dufour, le docteur Maunoir, et le juriste Moynier, il crée en 1863 le « Comité des 5 pour le secours aux blessés ».

Un drapeau

Lors de la conférence organisée à Genève par le « Comité des 5 », 16 pays d'Europe décident en 1863 que l'emblème « *croix rouge sur fond blanc* » assurera la neutralité des blessés et du personnel sanitaire (ultérieurement croissant rouge dans certains pays — lion et soleil rouges en Iran). **Le mouvement Croix-Rouge est né.**

Deux organismes

En 1875 : le « Comité des 5 » s'élargit à 18 membres de nationalité suisse et devient le « Comité international de la Croix-Rouge ». Ce Comité garantit le respect des droits humanitaires en temps de guerre (C.I.C.R.).

En 1919 : les Sociétés Croix-Rouge de nombreux pays se réunissent pour former la Ligue des Sociétés de la Croix-Rouge (L.S.C.R.), c'est la Croix-Rouge du temps de paix. 126 Sociétés Nationales font actuellement partie de cette ligue (250 millions de personnes).

Une commission permanente coordonne à Genève l'action du C.I.C.R. et de la Ligue.

Tous les 4 *ans* la conférence internationale de la Croix-Rouge réunit :

les représentants du Comité International de la Croix-Rouge (C.I.C.R.) ;

les représentants de la Ligue des Sociétés de la Croix-Rouge (L.S.C.R.) ;

les représentants des Sociétés Nationales ;

les experts des gouvernements signataires des Conventions de Genève.

Quatre conventions

Les quatre conventions internationales de la Croix-Rouge constituent un des apports les plus importants au droit international humanitaire contemporain. Elles ont été élaborées par le C.I.C.R. et signées par les gouvernements de 126 Etats.

1864 : Première convention de Genève, visant à l'amélioration du sort des militaires blessés dans les armées en campagne.

1899 : Deuxième convention de Genève concernant la guerre maritime.

1929 : Troisième convention de Genève étendue au traitement des prisonniers de guerre.

1949 : Quatrième convention de Genève relative à la protection des personnes civiles en temps de guerre.

Deux protocoles additionnels complètent la quatrième convention. Ils concernent les victimes des conflits armés internationaux et les victimes des conflits *non armés*.

Le C.I.C.R. veille à l'application internationale de ces conventions et participe aux travaux de limitation des armements.

Sept principes

A Vienne en 1965 ont été définis les sept principes régissant la Croix-Rouge.

1. *Humanité :* respect de la personne humaine.

2. *Impartialité :* action sans faveur ni prévention à l'égard de quiconque.

3. *Neutralité* vis-à-vis des hostilités et des controverses.

4. *Indépendance :* politique, confessionnelle et économique.

5. *Service volontaire :* action de secours volontaire et désintéressée.

6. *Unité :* une société par pays.

7. *Universalité :* toutes les sociétés de Croix-Rouge, Croissant-Rouge, Lion et Soleil Rouges ont des droits et des devoirs égaux.

2

LA CROIX-ROUGE FRANÇAISE*

Comment est née la Croix-Rouge Française

Fondée en 1863, à la suite de démarches personnelles d'Henry Dunant auprès de Napoléon III, la « *Société de Secours aux Blessés Militaires* » (S.S.B.M.) organisa, durant la guerre de 1870, 393 comités de secours avec hôpitaux et ambulances usant de l'emblème de la Croix-Rouge. Ensuite avec deux autres sociétés, l'Association des Dames Françaises (A.D.F., 1879) et l'Union des Femmes de France (U.F.F., 1881), la Société de Secours aux Blessés Militaires entreprit la formation d'infirmières bénévoles du temps de guerre, le stockage de matériel de soins et débuta une action sociale à l'égard des militaires et de leurs familles.

En 1907, ces trois sociétés indépendantes, créèrent le « *comité central de la Croix-Rouge* » pour les représenter dans leurs relations internationales.

Durant la guerre 1914-1918, celui-ci mit à la disposition du service de santé 1 460 hôpitaux, et 70 000 infirmières furent mobilisées.

Après cette guerre, les trois sociétés participèrent à la lutte contre la tuberculose et la mortalité infantile dans leurs dispensaires, leurs maisons de cure et de repos.

En 1940, les trois sociétés fusionnèrent sous le nom de *CROIX-ROUGE FRANCAISE*, qui s'occupa alors du sort des prisonniers de guerre et des populations éprouvées par les hostilités. Depuis 1945, la C.-R.F. connaît un large développement de son personnel et de ses activités.

---

* 17, rue Quentin-Bauchart, 75384 Paris Cedex 08. Tél. : 261-51-05.

Ce qu'est la Croix-Rouge Française

La C.-R.F. est une association nationale privée, et indépendante, reconnue d'utilité publique, qui sert et propage l'idéal de solidarité et de dignité commun à toutes les sociétés de Croix-Rouge : apaiser et prévenir toutes les souffrances physiques et morales. Elle ne dépend pas du gouvernement. Mais, en raison de l'importance du rôle d'auxiliaire des services de santé militaires et des autorités civiles, qu'elle est appelée à jouer en temps de paix comme en temps de guerre, et de ses efforts de protection sanitaire, il est normal que les Pouvoirs Publics s'intéressent à ses activités et puissent lui indiquer leurs désirs relativement à l'aide qu'elle peut leur apporter.

Quelles sont les structures de la Croix-Rouge Française

L'organisation de la C.-R.F. s'appuie sur une hiérarchie fonctionnelle donnant à chaque échelon de direction l'ensemble des responsabilités.

LES ADHÉRENTS (1 100 000)

Chaque année plus d'un million de Français adhèrent à la Croix-Rouge et versent une cotisation. Ces adhérents votent pour choisir les responsables locaux qui éliront les responsables départementaux et nationaux.

LES CORRESPONDANTS LOCAUX (10 000)

Dans un grand nombre de communes, des correspondants locaux établissent et maintiennent un contact direct entre la Croix-Rouge et la population : ils doivent s'informer pour informer, accueillir et comprendre pour aider. Ils travaillent en liaison étroite et constante avec leur comité.

LES COMITÉS (1 100)

En dehors des périodes de crise, les comités représentent la plus grande part de l'activité visible de la Croix-Rouge Française. Chaque comité est administré par un conseil (12 à 15 membres) élu pour six ans possédant un budget autonome. Le président du comité est assisté de 1 à 6 directeurs locaux des services et d'un médecin conseiller pour le secourisme. Chaque comité adapte ses activités selon les besoins locaux, en particulier dans :

l'urgence et les équipes ;

l'action médico-sociale et sociale ;

l'enseignement sous ses différentes formes dont le secourisme..., selon la ligne générale d'action de la C.-R. F.

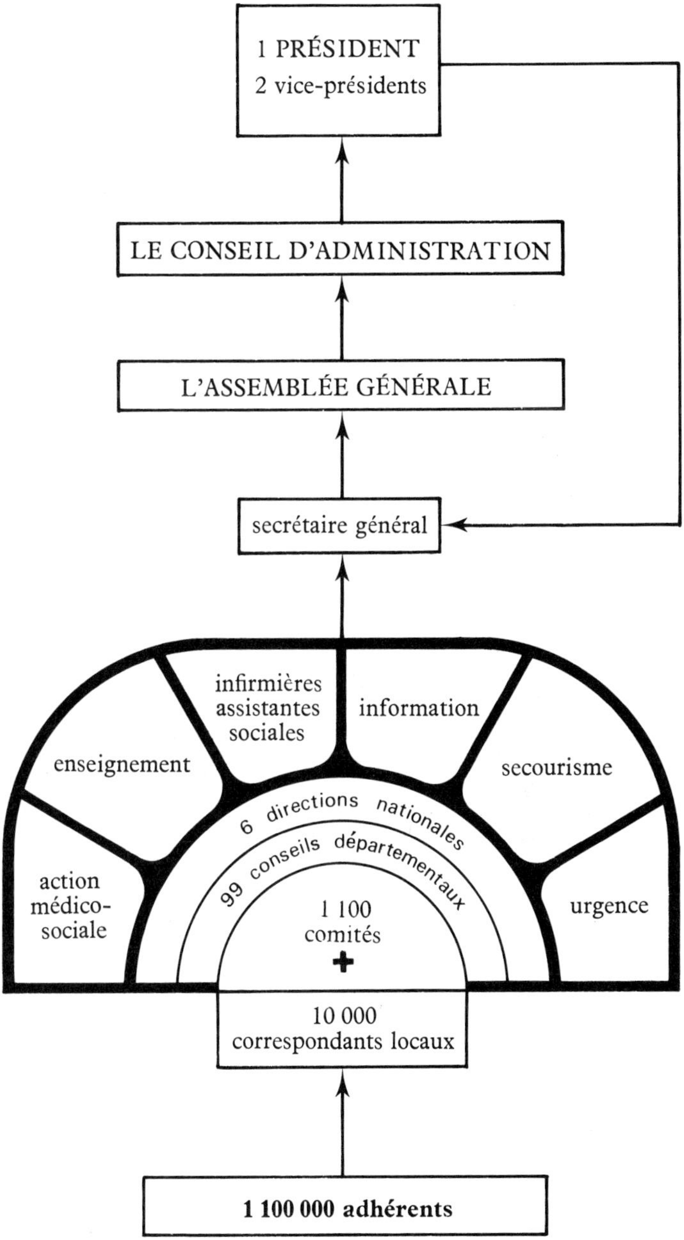

ORGANISATION DE LA CROIX-ROUGE FRANÇAISE

LES CONSEILS DÉPARTEMENTAUX
(99 et 5 Conseils du Territoire)

Ils ont un rôle d'animation, de coordination, de liaison et de représentation. Ses membres (15 à 21) sont élus pour six ans. Le président, assisté de 6 directeurs de services et de médecins conseillers, est responsable de la C.-R.F. dans son département.

LES SIX DIRECTIONS NATIONALES

Coordonnent et diffusent :

les activités médico-sociales ;

l'enseignement ;

la formation et le perfectionnement et l'activité des infirmières et assistantes sociales ;

l'information ;

le secourisme et la Croix-Rouge de la jeunesse ;

l'urgence.

L'ASSEMBLÉE GÉNÉRALE DE LA C.-R.F.
(300 membres environ)

Réunit chaque année les présidents de conseil départemental, les délégués des départements et les membres du conseil d'administration pour :

approuver la gestion du conseil d'administration (C.A.) ;

voter le budget ;

délibérer des questions de doctrine et d'orientation de la Croix-Rouge ;

élire le C.A. tous les trois ans.

LE CONSEIL D'ADMINISTRATION DE LA C.-R.F.

Compte 40 membres : 21 membres élus par l'assemblée générale et 19 membres représentant les principaux ministères, des corps constitués et des grandes organisations nationales. Le C.A. se réunit chaque mois pour délibérer sur toutes les affaires intéressant l'orientation et le fonctionnement de la C.-R.F.

LE PRÉSIDENT DE LA C.-R.F.

Représente la C.-R. F. auprès des pouvoirs publics et auprès des organisations internationales ; il assure la responsabilité légale de toutes les activités de la C.-R.F. Il est aidé par deux vice-présidents et assisté par les services permanents du « Siège Central » dirigés par le Secrétaire Général de la C.-R.F.

Le bénévolat est à la base des activités de la C.-R.F. mais certains postes sont confiés à plein temps à des spécialistes.

A tous les échelons, des médecins assurent le fonctionnement technique médical de la C.-R.F.

Les activités médico-sociales de la C.-R. F.

Auxiliaire des pouvoirs publics, la C.-R.F agit en collaboration étroites avec les œuvres et les services sociaux, privés ou publics, notamment en ce qui concerne la mère et l'enfant.

La C.-R.F. dispose de :

147 établissements d'une capacité de 6 419 lits et 3 821 places,

175 dispensaires et centres de Protection Maternelle et Infantile (P.M.I.),

60 services de soins à domicile.

Elle gère des centres de rééducation pour infirmes moteurs, pour inadaptés physiques et mentaux, des maisons de repos. Chaque année elle résout des milliers de cas sociaux de toute nature.

LES ŒUVRES EN FAVEUR DE L'ENFANCE

Consistent notamment en :

consultations pré et postnatales ;

lactariums, aide aux jeunes mères ;

crèches fixes et crèches familiales à domicile ;

haltes garderies et jardins d'enfants ;

colonies sanitaires et de vacances, etc.

La C.-R.F. a créé le premier établissement de scolarité et de soins pour enfants hémophiles, le premier centre spécialisé pour myopathes, des centres de rééducation destinés aux infirmes moteurs (ils sont 500 000 en France) des internats et externats médicaux-professionnels, médico-pédagogiques, etc.

LES ADULTES

Bénéficient de nombreuses initiatives et actions de la C.-R.F. :

éducation sanitaire, action sociale ;

hôpitaux, dispensaires, centres de soins ;

aide à la transfusion sanguine (qui a besoin de 500 000 litres de sang chaque année) ;

accueil des réfugiés, aide aux migrants ;

recherches en collaboration avec l'« Agence centrale des recherches » du C.I.C.R. créée en 1870 et détenant 45 millions de fiches, etc.

LES PERSONNES AGÉES

Sur les 8 millions de Français âgés de plus de soixante ans, 4 millions vivent seuls. La C.-R.F. a créé des maisons de retraite, des clubs, des foyers-restaurants, des foyers-logements, des services d'aide ménagère à domicile, etc.

Pour toutes ces activités des bénévoles offrent leur temps, leur énergie et leur dévouement.

Les activités d'enseignement

En plus de son action médico-sociale et souvent à cause d'elle, la C.-R.F. a créé et assure de nombreuses activités d'enseignement professionnel ou d'éducation pour la santé.

L'ENSEIGNEMENT PROFESSIONNEL

(Au minimum une année scolaire à temps plein) concerne :

l'année préparatoire aux études d'infirmière dans 16 écoles ayant déjà formé 7 000 élèves ;

le diplôme d'état d'assistant ou d'assistante sociale préparé dans 11 écoles (5 000 diplômes en 30 ans) ;

Enseignements professionnels dispensés par la Croix-Rouge Française

Enseignement	Age	Durée de formation	Nature du diplôme
Infirmier(e)	17 ans	28 mois	Etat
Infirmier(e) spécialisé(e)	20 ans + diplôme d'Etat + ancienneté	puéricultrice : 1 an salle d'opération : 1 an	Etat Etat
Assistant(e) de service social	19 ans	3 ans	Etat
Kinésithérapeute	18 ans	3 ans	Etat
Conductrice-ambulancière (comprend la formation d'ambulancier)	18 ans	3 mois + stage en section automobile sanitaire C.-R.F.	C.-R.F. et Etat (certificat de capacité d'ambulancier)

Enseignements professionnels dispensés par la Croix-Rouge Française
(Suite)

Enseignants	Age	Durée de formation	Nature du diplôme
Ambulancier	18 ans	140 heures de cours 55 demi-journées de stage	Etat (certificat de capacité d'ambulancier)
Auxiliaire de puériculture	17 ans	1 an	Etat
Secrétariat médico-social	17 ans	2 ans	C.-R.F.
Baccalauréat de technicien « sciences médico-sociales »	—	3 ans	Etat
Cadre : infirmier(e) (monitrice, surveillante ; Santé Publique)	diplôme d'Etat + ancienneté	8 mois	Etat
Cadre : kinésithérapeute (moniteur)	diplôme d'Etat + ancienneté	8 mois	Etat
Préparation : convoyeuse de l'air (active)	21 à 25 ans diplôme d'Etat d'infirmière	2 mois	Présentation au concours d'entrée à la formation de convoyeuse de l'air (armée de l'air)
Préparation : année d'orientation, préparation aux études infirmières et médico-sociales	—	1 an	Présentation à l'entrée dans les différents enseignements

le diplôme d'état d'infirmier ou d'infirmière dans 41 écoles. Depuis 1876 la C.-R.F assure la formation des infirmières. Un diplôme d'état sanctionne ces études depuis 1922. En trente ans la C.-R.F. a formé 37 000 infirmières. Ces infirmières peuvent suivre ensuite un enseignement spécialisé de puériculture, d'infirmière, de salle d'opération, d'aide d'anesthésiste, de convoyeuse de l'armée de l'air. Elles peuvent depuis 1960 se perfectionner à l'école des cadres (un an) comportant un triple programme technique, administratif et pédagogique ;

le diplôme d'état d'assistant ou d'assistante de service social préparé dans 11 écoles (5 000 diplômes en 30 ans) ;

le certificat d'auxiliaire de puériculture dans 14 écoles (600 certificats par an) ;

le diplôme d'état de kinésithérapeute que la C.-R.F. emploie dans ses centres de rééducation et perfectionne dans une école de cadres ;

le certificat de secrétaire médico-sociale de la C.-R.F. (3 500 élèves formes dans 15 écoles) ;

Le baccalauréat de technicien des sciences médico-sociales.

LA FORMATION DU PERSONNEL D'URGENCE

Elle s'adresse :

Aux conductrices-ambulancières (1939) formées en cinq mois et pouvant s'engager dans les sections sanitaires automobiles de la C.R. (80 véhicules en temps de paix). La C.-R.F dispose de 500 conductrices d'active ou de réserve.

Aux convoyeuses de l'armée de l'air (1946) infirmières assimilées au grade d'officier, recrutées par un concours préparé par la C.-R.F. en trois mois de cours du soir avec journées d'exercice et de recyclage.

L'ÉDUCATION SANITAIRE DU PUBLIC

Elle comporte l'enseignement de la santé au foyer, la formation des auxiliaires sanitaires et l'enseignement du secourisme.

L'enseignement de la santé au foyer a trois orientations : maintien et rétablissement de la santé, la mère et l'enfant, les personnes âgées.

La diffusion de cet enseignement se fait à deux échelons :

• sessions de formation des monitrices : ces cours sont réservés aux personnes possédant l'un des diplômes suivants : diplôme d'état d'infirmière hospitalière ou diplôme d'état d'assistante sociale, certificat de secrétariat médico-social de la C.R.F. ou monitorat d'enseignement ménager ;

• cours à la population : donnés par ces monitrices à de petits groupes des milieux les plus divers, concernant l'art de bien vieillir, le malade chez lui, le premier enfant, la préparation à la retraite, l'hygiène alimentaire, l'éducation avant quatre ans, l'information sexuelle, les accidents à la maison, etc.

Enseignements non-professionnels de formateurs dispensés par la Croix-Rouge Française (orientés principalement vers l'Éducation pour la Santé)

Enseignement	Age et conditions	Durée minimale de formation	Sanctions de la formation
Moniteur(trice) de secourisme	18 ans secouriste + ranimation	36 heures (3 fins de semaines ou centre national)	Brevet C.-R.F. + Brevet d'Etat
Instructeur(trice) de secourisme	18 ans moniteur de s. + ranimation	36 heures en centre national	Brevet C.-R.F.
Moniteur(trice) de secourisme routier	moniteur ou instructeur + routier	10 jours en centre national	Brevet C.-R.F.
Moniteur(trice) de secourisme nautique	moniteur ou instructeur + nautique 2e ou M.N.S.	10 jours en centre national	Brevet C.-R.F. (en projet)
Monitrice de santé au foyer	infirmière ou ass. sociale ou sage-femme ou puéricultrice, ou enseignante	1 semaine	Attestation C.-R.F.
Monitrice d'auxiliaires sanitaires	infirmière ou ass. sociale, ou sage-femme ou I. puéricultrice	perfectionnement pédagogique de 2 jours	Attestation C.-R.F.

Enseignements non-professionnels dispensés par la Croix-Rouge Française (orientés principalement vers l'Éducation pour la Santé)

Enseignement	Age et conditions	Durée minimale de formation	Sanctions de la formation
« 4 gestes pour une vie » (information)	tous	1 séance de 2 heures	C.-R.F. attestation (sans examen)
Sauvetage - secourisme du travail	régime 101 de la Sécurité sociale	4 séances de 2 heures = 8 h	Certificat de sauvetage - secourisme du travail (I.N.R.S.-C.R.A.M.)
Gestes d'urgence	tous	5 séances d'1 h 1/2 = 8 h	Attestation C.-R.F. (sans examen)
Secourisme	14 ans	14 cours d'1 h 1/2 = 21 h	Brevet C.-R.F. + Brevet d'Etat (Prot. civile)
Spécialisations du secourisme :			
— Ranimation	16 ans	18 à 24 h	Brevet C.-R.F. + Brevet d'Etat (Prot. civile)
— Routier	16 ans	18 à 24 h	Brevet C.-R.F. + Brevet d'Etat (Prot. civile)
— Nautique, Aspirant	18 ans	35 à 40 h	Brevet C.-F.R. + Brevet d'Etat (Jeunesse et Sports : surveillant de baignade)
— Nautique, 2e degré	18 ans	35 à 40 h	Brevet C.-R.F. + Brevet d'Etat (Prot. civile)
— Montagne, Eté	16 ans	35 à 40 h	Br. C.-R.F. } Br. État (P. C.)
— Montagne, Hiver	16 ans	35 à 40 h	Br. C.-R.F. } Br. État (P. C.)
— Aviation	16 ans	18 à 24 h	Br. C.-R.F.
— Rural	16 ans	18 à 24 h	Brevet C.R.F. + Brevet d'Etat (Prot. civile)

Enseignements non-professionnels dispensés par la Croix-Rouge Française (orientés principalement vers l'Éducation pour la Santé)

Enseignement	Age et conditions	Durée minimale de formation	Sanctions de la formation
Santé au foyer : — « Maintenir et rétablir la santé » — « Père-mère-enfant » — « Personnes âgées »	14 ans	6 séances de 2 h = 12 h 6 séances de 2 h = 12 h 6 séances de 2 h = 12 h	Attestations sans examen
Auxiliaire sanitaire	16 ans	36 h cours + 12 demi-journées de stage	Brevet Etat (santé)
Convoyeuse de l'air (réserve)	21 à 35 ans	23 cours de 2 h = 46 h	
Auxiliaire de transfusion sanguine	18 ans auxiliaire sanitaire ou secouriste	40 heures	Brevet d'Etat (C.N.T.S.-Santé publique)

La formation des auxiliaires sanitaires (22 500 depuis 1954) a pour but de préparer du personnel qui, en cas de crise, serait apte à donner des soins aux victimes militaires et civiles sous l'autorité d'une infirmière et de diffuser les règles d'éducation sanitaire concernant l'hygiène, les soins d'urgence, la puériculture. L'enseignement comporte 36 heures de cours théoriques et pratiques et 48 heures de stages hospitaliers.

L'enseignement du secourisme doit être adapté aux besoins locaux et aux circonstances. Il peut s'agir :

d'une séance d'information (2 h) destinée à diffuser les « 4 gestes pour une vie » (alerte, position latérale de sécurité, bouche-à-bouche, compression d'une hémorragie) ;

d'une initiation pratique en huit heures aux « gestes d'urgence » et au « sauvetage secourisme du travail » ;

de la préparation du « Brevet de secouriste de la Croix-Rouge » et du « Brevet national de secourisme » qui nécessite 14 cours théoriques et pratiques (âge minimum quatorze ans). Ce secourisme de base dispensé par des moniteurs, des instructeurs et des médecins peut être complété par un enseignement comportant l'option « milieu rural ».

Les spécialisations et l'enseignement du secourisme sont réservés aux équipiers C.-R.F.

On voit donc que ces activités d'enseignement et d'éducation peuvent intéresser tous les *publics d'adultes* et d'adolescents ; les principaux éléments, adoptés et simplifiés, sont accessibles aux *enfants* d'âge scolaire et même pré-scolaire.

Le secourisme et les équipes Croix-Rouge

Henry Dunant a été le premier secouriste.

LES EQUIPES CROIX-ROUGE sont nées pendant la guerre 1939-1945 lorsque la situation nécessitait de la part de la Croix-Rouge une action quotidienne et permanente. Elles sont destinées à porter les secours d'urgence en tous lieux et en toutes circonstances. Elles sont ouvertes à partir de seize ans, aux secouristes brevetés, aux aides d'urgence et à toute personne demandant à servir bénévolement la C.-R.F.

« Je m'engage à servir la Croix-Rouge dans son action nationale et internationale au service des misères humaines, dans l'esprit d'Henry Dunant son fondateur. »

LES 66 000 EQUIPIERS D'ACTIVE (et les 15 000 équipiers de réserve) encadrés par leurs chefs d'équipes et leurs directions locales participent à toutes les activités de leur comité.

1. *Exercices et manœuvres* d'entraînement aux interventions réelles de jour et de nuit. L'efficacité d'une équipe dépend de cet entraînement, de la qualité de son matériel mais aussi, de la camaraderie et de l'idéal commun et désintéressé animant tous ses membres.

2. *Postes de secours* dont la très grande variété impose parfois une spécialisation des équipiers en :

Ranimation (12 cours) complément indispensable du secourisme de base.

Secourisme d'aviation (12 cours) pour les postes de secours à la disposition des commandants de l'aérodrome.

Secourisme de montagne d'hiver pour les postes de secours aux abords des pistes et d'été pour les secouristes accompagnant des promeneurs ou des randonneurs (12 cours + 20 heures de piste).

Secourisme nautique (12 cours + 20 heures d'entraînement dans l'eau) pour les postes de secours des plans d'eau, sanctionné par le brevet d'état de surveillant de baignade (1er degré) et celui de sauveteur nautique (2e degré).

Secourisme routier (12 cours) pour intervention sur les victimes de la route.

Secourisme rural (12 cours) permettant la diffusion des règles de prévention concernant les accidents spécifiquement ruraux.

3. *Participation aux activités sociales de la* C.-R.F. : aide aux infirmes, aux handicapés, aux malades, aux personnes âgées, à la transfusion sanguine, à l'information C.-R.F. dans le comité.

4. *Participation aux activités sociales* de la cité et aux grandes campagnes d'entr'aide sociale.

L'ORTHODOXIE DE L'ENSEIGNEMENT du secourisme nécessite une stricte hiérarchie des enseignants :

1. *Les aides moniteurs* assistent à deux sessions de secourisme avant de préparer leur monitorat. Cet enseignement, réservé aux équipiers actifs âgés d'au moins dix-huit ans et titulaires de la spécialisation en ranimation, s'effectue en trois fins de semaine ou en session continue d'une semaine : il est sanctionné par un examen.

2. *Les moniteurs* ont la responsabilité d'un petit groupe d'auditeurs : ils doivent commenter et exécuter les démonstrations pratiques. Ils sont recyclés tous les trois ans, et peuvent recevoir une formation complémentaire pour l'enseignement des gestes d'urgence et du sauvetage secourisme du travail.

3. *Les instructeurs* sont des médecins ou des moniteurs âgés d'au moins vingt-cinq ans ayant suivi une session de trois fins de semaine ou d'une semaine continue. Ils sont les responsables techniques de l'ensemble de la formation théorique et pratique des secouristes et les animateurs des moniteurs. Recyclage obligatoire tous les trois ans.

4. *Les médecins instructeurs nationaux :* la direction nationale dispose d'une équipe de médecins instructeurs nationaux chargés de mettre au point, d'enseigner et de perfectionner les techniques

et la pédagogie du secourisme et de former les moniteurs et les instructeurs. Ils sont placés sous l'autorité du médecin conseiller national.

Les états d'urgence

L'urgence est une situation imposant une intervention immédiate de la Croix-Rouge.

1. *L'urgence individuelle* relève de l'action sociale ou de l'intervention d'un secouriste.

2. *L'urgence locale* comporte la mise en place d'un dispositif d'alerte et l'intervention des équipes Croix-Rouge du comité en cas de sinistre local.

3. *L'urgence nationale collective* dite « **L'urgence** » concerne les calamités.

Dans le cadre du déclenchement du plan O.R.S.E.C., la Croix-Rouge :

- *apporte une aide de première urgence* en évacuant, soignant et hébergeant les blessés ;
- *distribue* immédiatement des secours, des repas, des médicaments ;
- *aide à reconstituer* un embryon de foyer.

Le service d'urgence de la Croix-Rouge (1952) dispose de relais d'urgence (dépôt de matériel) dans chaque région. La direction nationale de l'urgence Croix-Rouge assure une permanence de jour et de nuit au numéro 261-51-05, 17, rue Quentin-Bauchart, à 75384 Paris Cedex 08. Chaque directeur local de l'urgence peut faire appel aux « équipes d'intervention immédiate » formées par des secouristes Croix-Rouge.

En cas de crise, la Croix-Rouge :

- *coopère avec le service de santé des armées* grâce à ses infirmières de réserve (soignantes ou spécialisées) ayant suivi des cours de remise à jour et des stages et grâce à ses conductrices ambulancières ;

- *participe aux* 408 *équipes sanitaires mobiles* (1959) pour l'assistance aux victimes civiles le long des itinéraires d'évacuation et pour l'application des mesures prophylactiques. Chaque équipe sanitaire mobile est composée de 29 membres, dont 1 chef secouriste, 5 brancardiers et 6 auxiliaires sanitaires, et dispose du Poste de Secours mobile dont l'entretien doit être effectué régulièrement.

4. *L'urgence internationale* impose une action coordonnée de la C.-R.F. avec les organismes internationaux.

La Croix-Rouge de la jeunesse

S'adresse aux enfants et leur propose 3 thèmes principaux en liaison avec les autorités scolaires :

la protection de la santé : 4 gestes pour une vie, gestes d'urgence (pour tous) ; secourisme (à partir de 14 ans) ;

la solidarité et l'entr'aide ;

l'amitié internationale : 108 sociétés nationales de Croix-Rouge de la jeunesse réunissent actuellement 81 millions de jeunes pouvant participer aux programmes des comités locaux, nationaux et internationaux de la Croix-Rouge.

Action internationale de la Croix-Rouge Française

Comme chaque société nationale, la C.-R.F. est un élément de la C.-R. internationale.

Elle participe aux opérations internationales d'assistance du *C.I.R.C.* grâce à ses équipes d'intervention immédiate.

Elle fournit des médicaments, des vivres aux victimes des guerres ou des cataclysmes dans le monde entier.

Elle fournit à la *Ligue* des délégués techniques et des instructeurs.

3

L'ACTION DE LA CROIX-ROUGE INTERNATIONALE

En temps de paix : la *Ligue* réunissant les représentants de 126 sociétés de Croix-Rouge intervient :

Dans les *pays en voie de développement :* la Ligue apporte une assistance technique :

aide médico-sociale ;

programmes destinés à la jeunesse ;

premiers secours : enseignement du secourisme.

En cas de cataclysme : la Ligue apporte un secours adapté au pays :

aide aux réfugiés ;
lutte contre les épidémies.

En temps de conflit : le Comité International de la Croix-Rouge, composé de 25 citoyens suisses, intervient :

En cas de situation de guerre :

Le C.I.C.R. contrôle l'application des 4 conventions de Genève signées par 126 états, concernant : les blessés, les prisonniers, les civils, les internés civils.

En cas de situation interne de conflit :

L'action des représentants du C.I.C.R. est facilitée par les protocoles additionnels à la quatrième convention de Genève signés en 1945.

Conclusion

La Croix-Rouge, née de l'idée initiale de secours aux blessés militaires sur les champs de bataille, représente actuellement un principe moral de droit humanitaire et international.

En temps de guerre comme en temps de paix, la Croix-Rouge a pour but de « prévenir et d'apaiser toutes les souffrances physiques et morales ».

CONCLUSION
SECOURISME ET RÉALITÉ

L'apprentissage du secourisme se fait sur des cas simples : comment reconnaître ? Que faire ? Le secouriste apprend ainsi les divers gestes d'urgence, *mais la réalité est souvent complexe.* C'est dire l'intérêt des exercices, des manœuvres où l'on se trouve en présence de « blessés » maquillés et préparés à « jouer leur rôle ». Le secouriste s'entraîne à juger de situations aussi proches que possible de la réalité.

* * *

Voici quelques *cas réels.* A quoi faut-il penser ? Quels gestes d'urgence faut-il faire et dans quel ordre ?

1. — Vous circulez de nuit en voiture : venant vers vous un motocycliste fait une embardée et tombe sur la chaussée humide. Il semble incapable de se relever, il a des plaies au visage, il a les jambes engourdies, d'autres véhicules arrivent.

2. — Sa passagère sans casque s'est relevée en apparence indemne et s'est assise sur le bas-côté. Elle insiste pour « qu'on la conduise chez ses parents ». Vous remarquez un peu de sang au niveau de son oreille.

3. — Vous êtes sur une plage, des enfants jouent dans l'eau avec un matelas pneumatique qui se retourne. L'un des enfants crie puis coule. Un témoin se précipite, le sort de l'eau et le transporte sur la plage. Vous constatez que la respiration est arrêtée mais que le cœur bat.

4. — Une voisine vous appelle : elle vient de « trouver son époux sans connaissance dans la cave où il bricolait » : il tient à la main une baladeuse électrique, il ne respire pas. Il a une plaie profonde à l'arrière du crâne.

5. — Sur un chantier, un mur en construction s'effondre. Un maçon a la cuisse écrasée sous les matériaux. Ses camarades s'emploient à le dégager, mais cette opération va prendre un certain temps.

6. — En rentrant du travail, votre voisin « a trouvé sa femme sans connaissance avec, à côté d'elle, uu tube vide de médicament pour dormir ». Elle est couchée sur le dos, elle ronfle, sa respiration est peu ample, chaque inspiration semble un effort, elle transpire beaucoup. Par instant sa respiration semble s'arrêter.

7. — Une dame âgée a perdu l'équilibre en descendant l'escalier de son immeuble. Lorsque vous arrivez, un témoin, constatant une hémorragie à la jambe, veut poser un garrot. Elle est assise sur le palier et elle geint. Vous constatez l'existence de varices. Elle a un gros hématome sur la tempe : elle se plaint de la tête.

8. — Dans un virage en rase campagne une voiture a quitté la route et percuté un arbre. Lorsque vous arrivez, 2 blessés ont déjà été évacués. Le conducteur est coincé sous son volant, on n'arrive pas à le dégager de son véhicule. Vous constatez sa pâleur, ses mains sont froides. Il se « sent mal » par instants.

9. — Sur un parking, en été, vous rencontrez des amis rejoignant leur véhicule, un enfant d'un an est resté dans son berceau, couché sur le dos. La voiture est au soleil toutes vitres fermées. Le bébé a vomi, il crie, il est agité, il est rouge et son « front est brûlant ».

10. — Dans un atelier un ouvrier a été heurté violemment à la poitrine par un chariot automoteur. Il est étendu sur le sol, sa chemise est tachée de sang : il respire avec difficulté.

11. — Vous êtes en pique-nique : un enfant de 5 ans se plaint dans l'après-midi de « mal au cœur et au ventre ». Tout semble s'arranger, mais un peu plus tard il se plaint de nouveau : il est pâle, il se met à vomir.

12. — Une voisine appelle « au secours » : son jeune fils a mis le feu à son lit en jouant avec des allumettes. Les vêtements de l'enfant sont enflammés, il hurle.

13. — Dans la rue vous apercevez un attroupement : par terre, un homme jeune, sans connaissance, est agité de violents soubresauts : 2 témoins le tiennent solidement.

14. — En posant des rideaux dans son appartement, grimpé sur un tabouret et une caisse, votre voisin est tombé. Il gît sur le sol souffrant beaucoup de la cuisse, vous constatez une importante déformation de cette cuisse : rapidement il se sent mal. Il est pâle.

15. — Un enfant assis à l'avant droit d'un véhicule accidenté, présente une importante plaie du cuir chevelu, des débris de verre sur le visage et une plaie du bras droit saignant beaucoup. Il perd connaissance.

DANS CES DIVERS CAS QUE FERIEZ-VOUS EN SACHANT QUE :

ON NE DOIT JAMAIS

- transporter un accidenté avant *bilan* et *gestes d'urgence* ;
- plier un accidenté ;
- coucher sur le dos un sujet inconscient ;
- mettre un garrot inutile ou le desserrer ;
- toucher à une plaie grave ;
- laisser rentrer chez lui un traumatisé du crâne, de l'abdomen, un intoxiqué respiratoire.

IL FAUT :

- manipuler un accidenté en respectant le bloc tête-cou-tronc-jambes ;
- basculer en arrière avec prudence la tête d'un asphyxié avant ventilation ;
- allonger un accidenté *conscient* à *plat*, *inconscient en position latérale de sécurité* ;
- *Appuyer sur une plaie qui saigne, emballer les plaies graves et les brûlures graves* ;
- *Immobiliser les fractures* ;
- *Rassurer les accidentés.*

TOUJOURS CRAINDRE UN ACCIDENT A RETARDEMENT :

- l'état de choc peut apparaître plus tard ;
- l'intoxication respiratoire peut se déclencher plus tard ;
- la plaie sèche peut saigner plus tard ;
- l'hémorragie interne après un coup à la tête, au ventre, aux reins peut se manifester plus tard ;
- le tétanos peut survenir plus tard.

AVERTIR ET CONVAINCRE L'ACCIDENTÉ L'ACCOMPAGNER A L'HOPITAL.

Vos proches, vos compagnons de travail ou de loisirs vous savent compétents. Ils feront souvent appel à vous, secouriste.

INDEX

A

B

C

N

O

P

Q

R

S

T

U

V

Y

Z

ACHEVÉ D'IMPRIMER
SUR LES PRESSES DE LA NÉOGRAVURE
EN OCTOBRE 1974 (N° 46116)
DÉPOT LÉGAL : 2e TRIMESTRE 1971
FLAMMARION ET Cie, ÉDITEURS (N° 9190)